U0127920

火龙药灸疗法

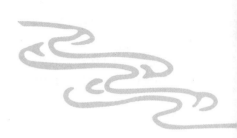

郝重耀

张天生◎主编

中国健康传媒集团

中国医药科技出版社

内容提要

本书总结了火龙药灸疗法的基础理论、临床操作及对常见病的治疗方法。全书力求立论精当，内容充实，客观实用，简明扼要，从而适应临床工作的需要。第一章叙述了灸法的源流与发展，系统介绍了发展、分类和流派，详细阐述了灸法的特点、适用范围以及灸疗与保健养生等。第二章介绍了火龙药灸疗法的源流与发展，腧穴与灸区，常用药灸方，重点介绍了火龙药灸疗法的操作规程。第三章到第九章为火龙药灸疗法临床应用的核心内容，对火龙药灸疗法临床常见疾病的治疗方法进行详细论述，客观实用，简明扼要。

本书适合针灸、中医临床医务人员、研究人员、教育工作者及学生阅读使用，也可供中医爱好者参阅。

图书在版编目（CIP）数据

火龙药灸疗法 / 郝重耀，张天生主编. —北京：中国医药科技出版社，2024.5

ISBN 978-7-5214-4383-7

Ⅰ.①火… Ⅱ.①郝…②张… Ⅲ.①灸法—基本知识 Ⅳ.①R245.8

中国国家版本馆CIP数据核字（2023）第235624号

美术编辑 陈君杞
版式设计 南博文化

出版 **中国健康传媒集团** | 中国医药科技出版社
地址 北京市海淀区文慧园北路甲22号
邮编 100082
电话 发行：010-62227427 邮购：010-62236938
网址 www.cmstp.com
规格 710×1000 $^1/_{16}$
印张 21 $^1/_4$
字数 352千字
版次 2024年2月第1版
印次 2024年2月第1次印刷
印刷 河北环京美印刷有限公司
经销 全国各地新华书店
书号 ISBN 978-7-5214-4383-7
定价 79.00元

获取新书信息、投稿、为图书纠错，请扫码联系我们。

《火龙药灸疗法》
编委会

主　编： 郝重耀　张天生

副主编： 孟宪军　杨发明　侯玉铎　盛　强　刘清清　杨凤芹

编　委： 王　姝　王天曜　王文钰　王晓旭　王彩霞　刘　洋

刘晓波　刘清清　刘越清　任淑云　任慧渊　孙佳姿

陆经霞　张　晴　张天生　张向悦　张妙凤　杨发明

杨凤芹　吴红全　范永飞　范丽娜　孟宪军　周逸潇

赵　云　赵晓斌　郝日雯　郝重耀　侯玉铎　秦　静

柴瑶茹　郭建荣　盛　强　蒋金序　裴俐媛　穆金霞

作者简介

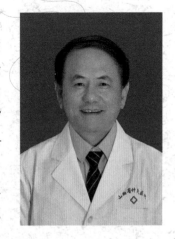

郝重耀，男，1969年4月出生，山西文水人。研究生学历，教授，硕士生导师。师从国医大师吕景山教授，为山西省政协"智库"专家，山西省"三晋人才"支持计划拔尖骨干人才，山西省学术技术带头人，国家中医药管理局"十二五"中医药重点学科《中医康复学》学科带头人，全国第四批名老中医药继承工作继承人。

现任山西省针灸研究所副所长、山西中医药大学附属针灸推拿医院副院长、山西省针灸医院副院长，山西省针灸学会秘书长。为中国针灸学会新九针专业委员会副主任委员、中国康复医学会针灸与康复技术专业委员会副主任委员、中国中医药研究促进会针灸康复分会副会长、中国针灸学会疼痛专业委员会副主任委员、世界中医药联合会热敏灸专业委员会常务委员、中国针灸学会腧穴分会常务委员等，为《中国针灸》第四届编委，《中国医药导报》审稿专家。

为《经络腧穴学》（科学出版社出版）主编，"十四五"规划教材《经络腧穴学》副主编，研究生教材《针灸医案学》和"十三五"本科统编教材《康复评定学》副主编。为山西省"四个一批"创新团队负责人，主持省科技厅自然基金课题3项、省科技厅专利推广项目1项、省卫生厅公关课题3项，发表学术论文28篇，曾获山西省科学技术进步二等奖1项，中华中医药学会科技进步奖1项。获国家发明专利2项。结合多年临床研究的成果，提出了"督领全身"的针灸理论，为针灸治疗颈腰椎病和中风病提供了新的思路。

作者简介

张天生，男，博士，硕士研究生导师，山西省针灸医院灸疗科主任。全国第五批名老中医药专家继承人，北京中医药大学博士，中国中医药研究促进会灸疗技术产业合作共同体秘书长，光明中医科普工程专家委员，山西省针灸学会副秘书长。

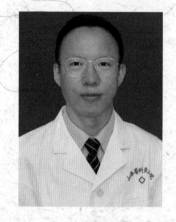

获得"山西省科技进步二等奖"一项，"中华中医药学会科学技术进步三等奖"一项，"中国中医药研究促进会学术成果二等奖"一项。发明专利四项，其中"抗疲劳肚脐贴"获得山西省科教文卫体工会系统"五小"竞赛成果优秀奖。主编《药物贴敷（视频版）》和《针灸穴位治疗溃疡性结肠炎》，副总主编《全国基层名老中医经验集丛书》，副主编《中医穴位埋线疗法》。主持山西省青年基金课题一项，山西省卫健委重大科技攻关项目一项，山西省中医药管理局科研课题三项。参与国家支撑计划一项，国家自然基金两项。擅长运用通督灸、麦粒灸、火龙药灸等灸法与烧山火、飞经走气等针法相结合治疗颈、腰、膝等关节疾病以及脾胃病、失眠等内科疾病。

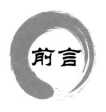

前言

　　灸法是一种操作简便、安全效验、经济节约的医疗技术。据国内外医学资料报道，灸法可以活跃脏腑功能，促进新陈代谢，对心血管、呼吸、消化、神经、内分泌、生殖等系统的功能有明显的调整作用。灸法不仅可以治疗疾病，而且是一种保健方法，健康人长期施灸，可以使体质增强，精力充沛，身心舒畅，增强免疫功能，达到祛病延年的目的。

　　火疗法是利用乙醇燃烧产生的温热作用与中药药效的有机结合，将药物直接作用于患部，利用温热之性，促使药物有效成分直达病所，从而达到消炎、消肿、松解肌肉痉挛、缓解关节疼痛等目的。火龙药灸是在火疗基础上发展而来，在《备急千金要方》与《外台秘要》的理论基础上，综合民间火龙疗法，运用最新科学方法，将名贵中药加工提炼而成的中医火龙增温液与传统火疗法相结合，在临床上应用广泛。火龙药灸具有"温、通、调、补"的功效："温"可以火攻邪，祛寒散滞，促进血液循环；"通"可通经活络，使气血运行通畅；"调"可平衡脏腑气机，调节神经功能，暖宫调经；"补"可扶正祛邪，补益强身，增强机体免疫功能。本法施灸面积大，可通过与皮肤的广泛接触、浸润，由表皮吸收渗透到体内肌肉、血液及骨骼中去，直达病灶根源，具有快速镇痛、消炎消肿的功效，在治疗风湿病、类风湿关节类、支气管哮喘、骨质增生等疾病时获得满意疗效。

　　本书总结了火龙药灸疗法的基础理论、临床操作及常见病的治疗方法。全书力求立论精当，内容充实，客观实用，简明扼要，从而适应临床工作的需要。第一章叙述了灸法的源流与发展，系统介绍了灸法的源流、发展、分类和流派，详细阐述了灸法的特点与适用范围以及灸疗与保健养生等。第二章介绍了火龙药灸疗法的源流与发展，灸区与腧穴，常用药灸方，重点介绍了火龙药灸疗法的操作流程及规范。第三章到第九章为火龙药灸疗法临床应用的核心内容，对火龙药灸疗法治疗临床常见疾病的方法进行详细论述，客观实用，简明扼要。

　　火龙药灸疗法是在继承基础上的创新，仍处在不断完善的过程中，加之编者水平有限，编写时间仓促，难免存在遗漏和错误，恳请广大读者批评指正。

　　本书图文并茂，深入浅出，适用于广大基层针灸医生、针灸爱好者及家庭自疗者阅读及参考。

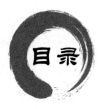

目录

下　篇

第三章　火龙药灸疗法在骨伤科的应用………………68

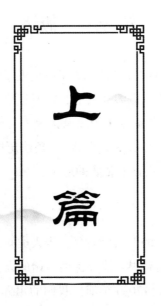

上篇

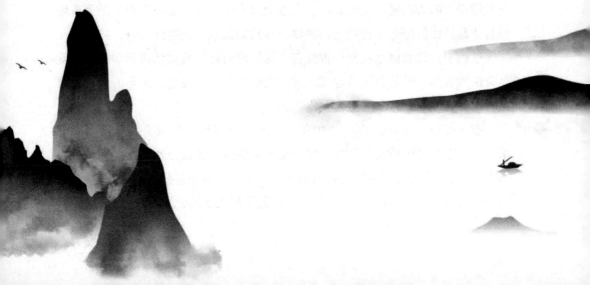

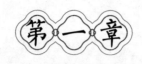

灸疗的源流与发展

第一节　概述

灸法是将艾绒为主要材料点燃，置于或接近于体表穴位，借助灸火的热力与药力，透过皮肤肌肉，以温通气血，疏通经络，调整脏腑功能，从而达到祛病保健的目的。《外台秘要·中风及诸风方一十四首》载灸法乃"医之大术，宜深体之，要中之要，无过此术"。灸法历史悠久，是中医最古老的外治法之一，在中医学中占据着重要的地位。

一、灸疗的源流

灸法起源于原始社会的旧石器时代，当人类知道用火后，灸与火便有了千丝万缕的联系。至今仍有很多民族保留原始的火神崇拜，考古发现人类用火的历史可追溯到距今约170万年前。我们的祖先面临着恶劣的自然环境，防治疾病的条件也非常差，这就要求人们运用各种方式方法与恶劣的环境、疾病做斗争。据考古研究，早在距今大约5万年前的旧石器时代，我们的祖先就懂得了以火取暖、烧烤食物。在这个过程中，人们意外发现了经火熏烤的身体部位比较舒适，特别是因寒冷而导致的某些不适得到缓解，或者是在用火过程中导致身体某些部位被烧伤，却发现由此某些症状得到缓解，这就是灸法的雏形，也是灸法的起源。火的发现和使用，促进了人类的生活和繁衍，同时也为灸法的产生创造了必要条件。

据《左传》记载，鲁成公10年（公元前581年），晋景公病重，向秦王求医，秦王派遣医缓前去治疗。医缓还没有到达，晋景公梦中见疾病化身为两个童子，一个说："医缓是高明的医生，恐怕他会伤害我，往哪里逃呢？"另一个说道："躲在肓之上，膏之下，他能把我怎么样？"医缓到后说："疾不可为也，病在肓之上，膏之下，攻之不可，达之不及，药不治焉。"这里所说的"攻"即灸法，"达"即针刺，说明当时灸疗已被使用。《孟子》中说："今之欲王者，犹七年之病，求三年之艾也。"可以看出那时人们已经知道7年的久病，需求3年的陈艾。《素问·异法方宜论》曰："北方者，天地所闭藏之域也。其地高陵居，风寒冰冽，其民乐野处而乳食，脏寒生满病，其治宜灸焫。故灸焫者，亦从北方来。"说明灸法的产生与我国北方的地势、地形、地质、气候、物质及居民的生活习惯及发病特点等都有着密切的关系。1973年在我国湖南长沙马王堆三号汉墓中出土的帛书《足臂十一脉灸经》和《阴阳十一脉灸经》中提及了灸法，同时出土的医学方书《五十二病方》和《脉法》中详细记载了施灸的部位，这4本帛书的成书年代可追溯到春秋时期甚至更早，说明春秋战国时期已经产生了灸法。

远古时期，人类最早可能在煮食、挡兽、烤火时取火来熏、熨、灼、烫身体，用以消除病痛，这只是灸法的雏形。随着人们对人体的认识，尤其是对经络穴位的不断发现和总结完善，人们开始意识到在特定的部位上进行灼烧熏蒸，可以达到更好的治疗效果。再通过对多种施灸材料的筛选，最终逐渐选定"艾"为主要灸材，灸法发展日趋完善。

二、灸疗的发展

（一）汉代以前

这一时期是灸法的奠基时期，灸法在春秋战国时期已经日趋完善。东汉时期的张仲景，十分重视灸法，《伤寒论》中涉及灸法的条文有12条，其中4条为其适应证，8条为其禁忌证，提出灸法宜于治疗三阴病，或于少阴病初起，禁忌太阳表证、阳实热盛、阴虚发热等证，并指出"阴证宜灸"，还有"可火，可不火"的记载，对后世医家产生了深远的影响。

（二）晋、隋、唐时期

这一时期为灸法的发展时期，涌现出了许多有关灸法的专著。代表作如西晋皇甫谧的《针灸甲乙经》，总结了魏晋以前针灸的成就，这是我国第一部针灸专著。这本书不仅对针刺进行了详细的论述，也对艾灸也进行了详细的论述，包括灸的壮数、禁灸、灸禁忌证、灸剂量以及误灸的不良后果。在这本书中，艾灸经常被用来治疗各种临床症状，这为艾灸的学科建立奠定了基础。葛洪在《肘后备急方》中用艾灸治疗卒死、五迟、霍乱吐利等严重急性疾病，由此证明，艾灸不仅能治疗感冒虚证，还能有效抢救危重患者。书中不仅记载了不同的灸法配方，而且开创了隔物灸和蜡灸的先河。魏晋南北朝时期，许多医生用灸法预防霍乱，强身健体，发明了瓦甑灸，开创了器械灸的先河，有力地推动了灸法的发展。唐代不仅设有医科学校，而且学校专门开设针灸课，由"医博士"教授。在此时也出现了大力倡导针灸疗法和极力推崇灸法的孙思邈、王焘等对后世影响深远的医家。孙思邈说："汤药攻其内，针灸攻其外，则病无所逃矣。方知针灸之功，过半于汤药矣。"其所著的《备急千金要方》关于针灸治疗内科、外科、妇科、儿科等疾病的记录较多，并丰富和完善了隔蒜灸、豆豉灸、黄蜡灸、隔盐灸、黄土灸等多种施灸材料。王焘著有《外台秘要》，言针不言灸，对灸法极其推崇，对灸法、灸材、灸法注意事项进行了详细的阐述。据记载，他用灸法治疗各种疑难疾病，如心绞痛、偏风、骨坏疽、脚气病等，取得了良好的疗效。在唐代甚至有了"灸师"专职之称，自此灸法逐渐发展成为一门独立学科。

（三）宋、金、元时期

这一时期为灸法的鼎盛时期，众医家通过对早期灸法的发展和改善，获得了丰富的临床经验。这时，不仅艾灸相关的发明很多，且著述丰富，可谓到达了发展的顶峰。宋代设立太医局，将针灸列为专科，宋太祖曾亲自为太宗皇帝施灸，并取艾自灸，《宋史》记载："太宗尝病亟，帝往观之，亲为灼艾，太宗觉痛，帝亦取艾自灸。"宋代的《太平圣惠方》《普济本事方》《圣济总录》《扁鹊心书》《针灸资生经》及《备急灸法》等多部专著均专门论述了灸法的应用。如《太平圣惠方》一书倡导针与灸并重。《扁鹊心书》论述了各种临床疾病的治疗方法，其中约80多种疾病的治疗采用灸法。《针灸资生经》一书在总结前人经验、发挥自己优势的基础上，以灸法为主治疗疾病，对灸感流注有相关的记述首次记载了"天灸法"这一特殊的灸疗方法。"天灸法"即利用一些刺激性的药物贴敷于相关穴位，使之发疱，又称自灸、敷灸、药物灸、发疱灸，是不同于温热刺激的另一类灸法。《备急灸法》是除《肘后备急方》外另一部采用灸法治疗急危重症的专著，书中记载："凡仓卒救人者，惟艾灼为第一。"可见在宋代灸法应用的广泛性及重要性。金、元时期，随着针刺疗法的研究和应用的崛起，灸法的发展受到一定重视，元代窦桂芳辑《针灸四书》，同时将《太平圣惠方》及《小儿明堂经》一起重新整理抄录，改名为《黄帝明堂灸经》刊行。书中大量收录了古人的灸疗经验，还提出古人用火灸病，忌松木、柏木、竹木、榆木、桑木、枣木、枳木、橘木火等。

（四）明、清时期

这一时期为灸法的总结时期，但也逐渐走向衰落。明代灸法专著明显增多，是我国针灸史上重要的文献总结时期，涉及内、外、妇、儿各科几十种病证。明代，针灸学家辈出，其中朱权的《寿域神方》及杨继洲的《针灸大成》，与其后相继出现的徐凤《针灸大全》、高武《针灸聚英》、张介宾《类经图翼》、汪机《针灸问对》、龚居中《红炉点雪》、龚廷贤《寿世保元》等，均对针灸学的发展做出了巨大贡献。如《寿域神方》一书出现了艾卷灸法，这种方法后来发展为药末与艾绒混合制成艾卷熏熨的"雷火神针"及"太乙神针"，还有用"桑枝""桃木"为灸料的"神针火灸"，及"灯火灸"（用灯草蘸油点火在皮肤上直接烧灼）和"阳燧灸"（用铜镜聚集日光）。这些方法均体现了古代灸法和熨法的结合运用。《针灸大成》中载有16个针灸案例，在艾灸的应用中，详细介绍了艾灸的适应证、禁忌、选穴方法、艾灸材料、调理方法等，对艾灸的理论和临床研究具有重要意义。《寿世保元》则专立"灸法"一章，详述灸法的注意事项、取穴，对艾灸疗法的理论和临床研究有较大的指导意义。清代关于灸法的专著较少，其中以吴谦等人奉敕著《医宗金鉴》为代表，书中以歌诀的形式记述刺灸内容，并配有插图和注解，如"灸难产穴图""灸疝气穴图""灸反胃穴图"等，书中介绍了19种病症的灸方，灸方用穴小而精，大多是使用单穴、奇穴进行治疗，并记载禁灸穴47个。此外，该书对传染性疾病也提出了灸治方法。

然而到了清代，尤其是晚清，由于封建君主专制思想和西医的兴起，针灸逐渐没落。至1822年，灸法以"针刺火灸，究非奉君之所宜"为由彻底被禁止，且永久地废除了太医院的针灸科，至此灸法彻底没落。

（五）1949年以后

这一时期是艾灸的复兴和发展时期。1949年后，针灸恢复了生机，关于针灸的报道不断增加。艾灸可以预防和治疗200多种疾病，针灸方法越来越完善。结合现代科学技术，又发展了光灸、冷冻灸、电热灸、铝灸等方法。

众多中医专家经过大量细致的研究，不仅明确了灸法的疗效，而且还明确了灸法的作用机制，使得灸法无论是在临床治疗还是在保健养生方面都得到了广泛使用。

据了解，国家科技部于2009年设立"灸法作用的基本原理与应用规律研究"专项课题"973计划"中医理论基础研究专项，资助经费1200万元，由来自上海、江西、成都、湖南、南京、北京等地117名专家及科研人员组成研究团队。

该项目通过对艾灸治疗溃疡性结肠炎、克罗恩病、肠易激综合征、慢性胃炎和膝骨性关节炎等3400例患者的临床研究，基于《灸法文献数据库》数据，回顾了1954年以来有关灸法的论文，采用计量分析方法进行统计分析，明确了灸法疾病谱（364种疾病）；创新性总结出艾灸疗法温通温补的效应规律，阐明了艾灸的温热刺激、艾灸对穴位的红外辐射共振是艾灸起效的重要机制。该研究成果获2013年国家科技进步二等奖、2012年上海市科技进步一等奖和高等学校科学研究优秀成果奖（科学技术）、科技进步一等奖。

第二节　灸法分类

灸法在其长期的自身发展过程中，根据施灸材料的不同，分为艾灸类和非艾灸类（图1-1）。近现代医家在此基础上不断发展，形成各色流派。

一、艾灸法

艾叶为灸治的专用材料，艾是多年生草本菊科蒿属植物，分布于全国大部分地区，而以湖北蕲州为最佳，其艾叶厚而绒毛多，性质浓厚，功力最大，故被称为"蕲艾"。明代药物学家李时珍在其所著的《本草纲目》中说"凡用艾叶，须用陈久者，治令软细，谓之熟艾，若生艾，灸火则易伤人肌脉"。吴亦鼎的《神灸经纶》亦说"凡物多用新鲜，惟艾取陈久者良。以艾性纯阳，新者气味辛烈，用以灸病，恐伤血脉。故必随时收蓄、风干、净去尘垢，捣成熟艾，待三年之后，燥气解，性温和，方可取用"。新艾由于其含挥发油较多，燃之不易熄灭，易令人灼痛，因此，施行艾灸时必须用陈艾，而且越陈越好。将艾叶制成艾绒及艾条，在临床上应用广泛。

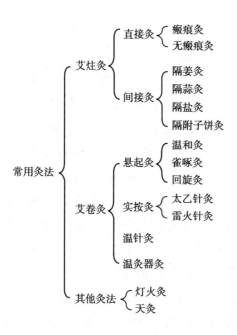

图 1-1　灸法的分类

（一）艾炷灸

将艾绒制成大小不等的圆锥形艾炷，根据病情及施灸部位选择大小适宜的艾炷（图1-2），将艾炷直接或间接置于应灸部位上施灸的方法即艾炷灸。艾炷灸又分为直接灸和间接灸两类。

图 1-2　艾炷

1.直接灸　将艾炷直接放置在皮肤上施灸的方法，称为直接灸。唐代孙思邈在其《备急千金要方》中说"炷令平正着肉，火势乃至病所也"。根据艾灸后是否有热损伤和化脓，又分为化脓灸和非化脓灸（图1-3）。

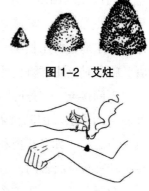

图 1-3　直接灸

（1）化脓灸（瘢痕灸）：即用大小适宜的艾炷直接放在穴位上施灸，局部组织产生无菌性化脓反应。目前，这种方法在临床上常用于治疗哮喘、功能性胃肠病、发育迟缓等疾病。操作方法：选择适宜的体位，按要求制作好所需的艾炷，除单纯采用细艾绒外，也可在艾绒中加入一些芳香性药末，如丁香、肉桂（丁桂散）等，有利于热力的渗透。为了增加粘附力和刺激性，可使用少量洋葱、大蒜汁或纱线。艾炷放好后，用线香将之点燃。每灸完一壮,用纱布蘸冷开水抹净所灸穴位,重复前法再灸,一般可灸7~9壮,每次选择1~2穴。施灸时由于艾火烧灼皮肤,可产生剧痛,此时可用手在施灸腧穴周围轻轻拍打,以缓解疼痛。在正常情况下,灸后1周左右,施灸部位化脓,形成灸疮,5~6周灸疮可自行痊愈,结痂脱落后而留下瘢痕。

灸治完毕后,应将局部擦拭干净,然后在施灸穴位上敷贴玉红膏,可1~2日换贴1次。灸后1周,灸穴逐渐出现无菌性化脓反应(脓色淡,多为白色),如脓液多,膏药应勤换,经3~6周灸疮结痂脱落,局部留有疤痕。在灸疮化脓时,局部应注意清洁,避免污染,以免并发其他炎症。同时,可多食一些营养较丰富的食物,促使灸疮的正常透发,有利于提高疗效。如偶尔发现有灸疮久不愈合者,可采用外科方法予以处理。对糖尿病患者、身体虚弱者,以及面部、关节部位不宜使用此法。

(2)非化脓灸(无瘢痕灸):即施灸以温熨为度,不致透发成灸疮,不留瘢痕。其具体操作方法:在所灸腧穴部位涂少量的凡土林,以使艾炷便于粘附,然后将大小适宜的艾炷,置于腧穴上点燃施灸,当艾炷燃剩2/5或1/4且患者感到微有灼痛时,即可易炷再灸,待将规定壮数灸完为止。一般应灸至以局部皮肤出现红晕而不起疱为度。本法适应于慢性、虚寒性、轻症疾病。需注意的是,如施灸部位出现小水疱,不需处理,可待其自行吸收;若出现大水疱,可用消毒针刺破,排出液体后外涂碘伏;对于小儿等皮肤娇嫩者,施灸时应注意防止烫伤。

2.间接灸 又称间隔灸或隔物灸,指在艾炷下垫一衬隔物施灸的方法。因其衬隔药物的不同,又可分为多种类型。其火力温和,具有艾灸和衬隔药物的双重作用,患者易于接受,较直接灸法常用,适用于慢性疾病和疮疡等(图1-4)。

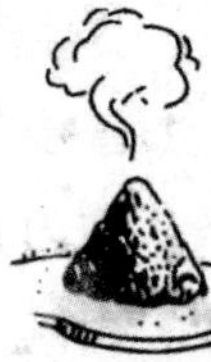

图1-4 间接灸

(1)隔姜灸:隔姜灸古已有之。明代杨继洲的《针灸大成》记载:"灸法用生姜切片如钱厚,搭于舌上穴中,然后灸之。"之后的名医张景岳在《类经图翼》中提到治疗痔疾"单用生姜切薄片,放痔痛处,用艾炷于姜上灸三壮,黄水即出,自消散矣"。从以上两则隔姜灸的应用来看,隔姜灸在古代能够用于一些特殊部位、特殊疾病的治疗,对现代临床有很大的启发。操作方法:隔姜灸即将鲜姜切成直径2~3cm,厚0.2~0.3cm的薄片,中间针刺数孔,然后将姜片置于应灸的腧穴部位或患处,再将艾炷放在姜片上点燃施灸，当患者感到灼痛时，可将姜片略微上提，使之离开皮肤片刻，旋即放下，再行灸治，反复进行。或在姜片下衬一些纸片，放下再灸；每穴可连续灸5~10壮，姜片不需更换，也可1片姜片灸1壮；当艾炷燃尽，再易炷施灸。灸完所规定的壮数，以皮肤红润而不起疱为度。

本法简便易行，一般不会引起烫伤，临床应用较广。生姜味辛，性微温，入脾肺二经，具有解表散寒、温中止呕的作用。故此法多用于治疗外感表证和虚寒性疾病，如感冒、咳嗽、风湿痹痛、呕吐、腹痛、泄泻等。

（2）隔蒜灸：此法最早见于葛洪的《肘后备急方》："灸肿令消法，取独颗蒜，横截，厚一分，安肿头上，炷如梧桐子大，灸蒜上百壮，不觉消，数数灸，唯多为善，勿令大热。但觉痛即擎起蒜，蒜焦更换用新者，不用灸损皮肉。"隔蒜灸可分为隔蒜片灸和隔蒜泥灸两种。宋代医家陈言所撰《三因极一病证方论》中有较详细的论述："痈疽初觉肿痛，先以湿纸复其上，其纸先干处即是结痈头也……大蒜切成片，安其送上，用大艾炷灸其三壮，即换一蒜，痛者灸至不痛，不痛者灸至痛时方住。"该书还提到另一种隔蒜灸法，即隔蒜泥饼灸："若十数作一处者，即用大蒜研成膏作薄饼铺头上，聚艾于饼上灸之。"可见，古代医家善于应用隔蒜片灸和隔蒜泥灸治疗外科痈疽。具体操作为：用鲜大蒜头，切成厚0.2~0.3cm的薄片，中间以针刺数孔（捣蒜如泥亦可），放在穴位或肿块上（如未溃破化脓的脓头处），然后将艾炷放在蒜片上，点燃施灸。每灸4~5壮，换去蒜片（或蒜泥），每穴一次可灸5~7壮。待艾炷燃尽，易炷再灸，直至灸完规定的壮数。因大蒜液对皮肤有刺激性，灸后容易起疱，故应注意灸后防护。

大蒜味辛，性温。有解毒、健胃、杀虫之功。本法多用于治疗肺痨、腹中积块及未溃疮疖等。

（3）隔盐灸：隔盐灸是用干燥的食盐填敷于脐部施灸的治疗方法。隔盐灸历史悠久，是临床最常用的隔物灸之一。隔盐灸最早载于《肘后备急方》，葛洪主张用食盐填平脐窝，上置大艾炷施灸，用以治疗霍乱等急症。后世《备急千金要方》《千金翼方》及元代危亦林的《世医得效方》等都有介绍，《本草纲目》记载："霍乱转筋，欲死气绝，腹有暖气者，以盐填脐中，灸盐上七壮，即苏。"又曰："小儿不尿，安盐于脐中，以艾灸之。"古人以盐作为介质，主要在肚脐处施灸。本法又称神阙灸，其操作方法是：患者仰卧屈膝，用干燥的食盐（以青盐为佳）填敷于脐部，填平脐孔，或于盐上再置一薄姜片，上置大艾炷施灸。如患者脐部凸出，可用湿面团搓条围脐如井口，再填盐于脐中，如上法施灸。一般每次灸5~7壮，急症可根据症状而灸，不拘泥于壮数。加施姜片的目的是隔开食盐和艾炷的火源，以免食盐遇火起爆，导致烫伤。这种方法对急性腹痛、吐泻、痢疾、四肢厥冷和虚脱等病症，具有回阳救逆的作用。凡大汗亡阳、肢冷脉伏之脱证，可用大艾炷连续施灸，不计壮数，直至汗止脉起，体温回升，症状改善为度。

（4）隔附子（饼）灸：隔附子灸是间接灸法之一，分隔附子片灸和隔附子饼灸两种。此法的应用首见于唐代孙思邈的《千金翼方》："削附子令如棋子厚，正着肿上，以少唾湿附子，艾灸附子，令热彻以诸痈肿牢坚。"这是隔附子片灸的最早记载，用隔附子片灸治外科痈肿。后来发展出隔附子饼灸，如明代薛己的《外科发挥》记载，治疮口不收敛者"用炮附子去皮脐，研末，为饼，置疮口处，将艾置于饼上灸之。每日数次，但令微热，勿令痛"。隔附子灸在古代常用于一些急难杂症的治疗，往往能够回阳救逆，起死回生。具体操作为：以附子片或附子饼（将附子切细研末，以黄酒调和做饼，直径约2cm，厚约0.5cm）作间隔，中间针刺数孔，放在应灸腧穴或患处，上面再放艾炷施灸，直至灸完所规定壮数为止。由于附子辛温火热，有温肾补阳的作用，故用来治疗各种阳虚证，如阳痿、早泄以及外科疮疡、窦道瘘管久不收口，或既不化脓又不消散的阳虚外证。可根据病情选取适当部位灸治，可多次更换附子饼，以皮肤出现红晕为度。近人有以附子或其他一些温热、芳香性药物如胡椒等制成药饼做间隔灸。灸时在药饼下衬垫纱布，以防烫伤，药饼灸后可重复再用。因附子有一定毒性，使用时应注意：施灸时应保持室内通风；隔附子饼灸须在医务人员指导下进行；应选择较平坦不易滑落的穴位或部位施灸；灸饼灼烫时应及时取下更换以防灼伤皮肤；对阴虚火旺及体质过敏者、孕妇均禁用附子饼灸。

（二）艾条灸

艾条灸又被称为艾卷灸，是指将艾条悬放在距离穴位一定高度上进行施灸，不使艾条点燃端直接接触皮肤（图1-5）。艾条是用棉纸或者桑皮纸将艾绒裹成长条状而制成的，其中不添加药粉的称为清

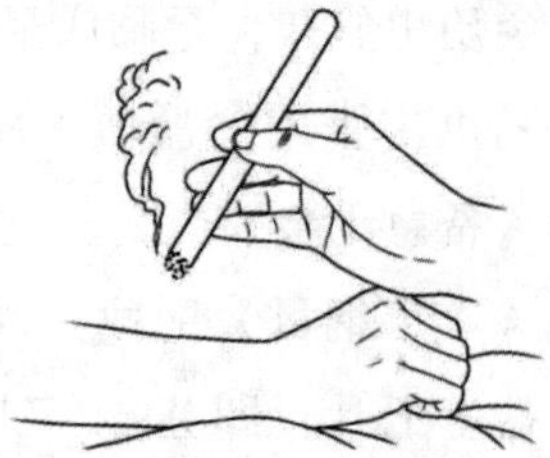

图1-5 艾条灸

艾条，掺入某些中药药粉的称为药艾条，目前还可以见到无烟艾条。艾条灸早在明代就已使用，沿用至今，现已经发展成较为普遍的施灸方法。艾条灸又可分为悬起灸和实按灸。

1.悬起灸　悬起灸又名悬灸，是将点燃的艾条悬于施灸部位进行施灸的一种灸法。可分为温和灸、回旋灸及雀啄灸。

（1）温和灸：施灸时将艾条的一端点燃，对准应灸的腧穴或患处，约距皮肤2~3cm（1寸），进行熏烤，使局部产生温热感而无灼痛为度，一般每处灸5~10分钟，以皮肤出现红晕为度。对于昏厥、局部知觉迟钝的患者，医者可将食、中二指分张，置于施灸部位的两侧，这样可以通过医者手指的感觉来测知患者局部的受热程度，以便随时调节施灸的距离和防止烫伤。这种灸法的特点是温度较恒定和持续，对局部的气血阻滞起到温经散寒的作用，主要用于风寒痹痛以及慢性病的灸疗。

（2）回旋灸：回旋灸又称熨热灸，施灸时使艾条点燃的一端与穴位皮肤保持一定的距离（大约1寸），但艾条的位置不固定，而是左右平行移动或反复旋转移动施灸，以局部出现温热红晕而不灼痛为宜。应注意，艾条不可长时间不动而固定施灸，这种灸法的特点是温度呈渐凉渐温互相转化，除对导致局部病痛的气血阻滞有消散作用外，还能对经络气血的运行起到促进作用，主要用于治疗患病面积较大的风湿病、软组织损伤以及皮肤病等。

（3）雀啄灸：雀啄灸在施灸时，艾条点燃的一端与施灸部位的皮肤并不固定在一定距离，而是像鸟雀啄食一样，一上一下活动地施灸。频率多随呼吸的节奏进行雀啄，一般可灸15~20分钟。这种灸法的特点是温度突凉突温，对唤起腧穴和经络的功能有较强的作用，适用于灸治急性病、远端病痛和内脏疾病。

2.实按灸　将艾条（通常用药艾条）点燃一端，隔数层布或棉纸，紧按在穴位上施灸，使热气透入皮肉，待火灭热减后，再重新点火按灸，每穴可按灸几次至几十次（图1-6）。

（1）太乙针灸：又称太乙神针，是一种药艾条实按灸疗法。由于其操作很像针法，故而将其称为"针"，主治感冒、咳嗽、头痛、风寒湿痹、周围性面神经麻

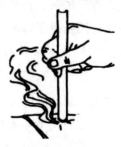

图1-6　实按灸

痹等病症。清代韩贻丰所撰的《太乙神针心法》（1717）是最早问世的关于太乙针灸的著作。之后，范毓锜的《太乙神针附方》、陈修园的《太乙神针》及孔广培的《太乙神针集解》等都有记载，但各家对艾绒中所掺药物所载不一。目前多采取韩贻丰《太乙神针心法》中的制法：艾绒100g，硫黄6g，麝香、乳香、没药、松香、桂枝、杜仲、枳壳、皂角、细辛、川芎、独活、穿山甲、雄黄、白芷、全蝎各3g。除艾绒外，将上述其他药物研成细末，和匀。以30cm×30cm桑皮纸1张，摊平。先取艾绒24g，均匀铺在纸上，次取药末6g，均匀掺在艾绒里，然后卷紧如爆竹状，外用鸡蛋清涂抹，再糊上桑皮纸1层，两头留空纸3cm许，捻紧即成。每次应准备两支以上。具体操作方法：将两支太乙针同时点燃，于施灸处覆盖7层棉布或10层棉纸，将1支太乙针的艾火隔着棉布或棉纸紧按在选定的施灸穴位上1~2秒，火灭可再点，每穴按灸10次左右。如火熄、冷却，可改用备用的药艾条同法施灸。此法操作时火力不可太大，应以患者感到温热舒适为度。本法适应证为风寒湿痹、腹痛、泄泻、半身不遂、漏肩风、冻疮、脱肛、阴挺、痛经等。

（2）雷火针灸：其制作与适应证与太乙神针相同，但药物配方不同。《本草纲目》配方为艾绒30g、乳香3g、没药3g、麝香1.5g、穿山甲3g、硫黄3g、雄黄3g、川乌3g、草乌3g、桃树皮3g。

（3）百发神针灸：其药物配方为乳香、没药、生白附子、血竭、川乌、草乌、檀香、降香、麝香、丁香等药物，其制作同太乙神针，主要用于治疗偏正头痛、漏肩风、鹤膝风、手足瘫痪、痈疽发背等疾病的治疗。

（三）温针灸

温针灸即针刺与艾灸相结合的一种方法。又称针柄灸、传热灸。即在留针过程中，将艾绒搓团捻裹于针柄上点燃，通过针体将热力传入穴位。本法具有温通经脉、行气活血的作用。适用于寒盛湿重，经络壅滞之证，如关节痹痛，肌肤不仁等（图1-7）。

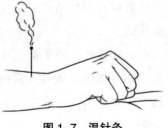

图1-7 温针灸

温针灸的主要刺激区为体穴、阿是穴。先取长度在1.5寸以上的毫针，刺入穴位得气后，在留针过程中，于针柄上或裹以纯艾绒的艾团，或取约2cm长的艾条段，套在针柄之上，无论艾团、艾条段，均应距皮肤2~3cm，再从其下端点燃施灸。在燃烧过程中，如患者觉灼烫难忍，可在该穴区置一硬纸片，以稍减热力。

（四）温灸器灸

温灸器又名灸疗器，是一种专门用于施灸的器具，用温灸器施灸的方法叫做温灸器灸。此法最早见于《肘后备急方》中的"瓦甑"，其云"若身中有掣痛不仁，不随处者，取干艾叶一斛许，丸之，纳瓦甑下，塞余孔，唯留一目。以痛处着甑目下，烧艾以熏之，一时间愈矣"。清代医家雷少逸在其所著的《灸法秘传》中绘有"灸盏图"，这些都是我国最早发明的艾灸器具。常用的温灸器灸有温灸盒和温灸筒两种。施灸时，将艾绒、艾条或药物，点燃后装入温灸器中，用盖将温灸器盖好，置于腧穴或应灸部位，即可以来回移动熨灸，也可以固定在局部进行熨灸，一般灸治15~20分钟，以所灸部位的皮肤红润温热为度。此法有调和气血、温中散寒的作用。温灸器使用安全方便，对小儿、妇女及畏惧灸治者最为适宜，是一种自我及家庭保健的理想方法。

二、非艾灸类

非艾灸法是指不以艾绒作为刺激源的灸法，是我国丰富多彩灸法的重要组成部分。非艾灸法因其刺激源的不同主要分为两类，一类是以温热作为刺激源的热灸法；一类是在常温下以某些对皮肤有一定刺激作用的物质进行灸治的冷灸法，也称为天灸法，现代亦称为发疱或引疱疗法。非艾灸法在我国有着悠久的历史。早在晋代《肘后备急方》中就载有使用蜡灸法治狂犬咬伤，方法是"火灸蜡以灌疮中"。唐代的《千金翼方》治疗疔疮以竹茹为热源："刮竹箭上取茹作炷，灸上二七壮。"在宋代的《针灸资生经》中更对冷热两类灸法作明确记述。如热灸法，就提到用干燥的鼠粪燃着施灸："旧传有人年老而颜如童子者，盖每岁以鼠粪灸脐中一壮故也。"另如冷灸法："乡居人以旱莲草捣碎，置在手掌上一夫，当二筋中以古文钱压之，系之以故帛，未久即起小疱，谓之天灸。尚能愈疟。"到明代，非艾热灸法有进一步发展，出现了类似艾条灸的桑枝灸、桃枝灸等，如李梴的《医学入门》："桑枝燃着，吹息火焰，以火头灸患处。"而《本草纲目》所载的桃枝灸则更类似雷火针法："取东引桃枝，削为木针，如鸡子大，长五六寸，干之。用时，以棉纸三五层衬于患处，将针蘸麻油点着，吹灭，乘热针之。"除此之外，明清时期还出现了各种不同形式的非艾灸法，诸如灯火灸、神灯照法、药锭灸法、药捻灸法以及水灸等法。如今，非艾灸法的发展取得了较大的进展，一方面是对传统方法取其精华，即淘汰一些已不适应现代临床的灸法如桑枝灸、桃枝灸及鼠粪灸等，而对一些确有价值的灸法予以挖掘、完善、推广、提高，特别是一些少数民族的灸法，如壮族的药线灸，更加得以继承发扬。另一方面，随着现代科技的参与，出现了大量新的非艾灸法。

（一）灯火灸

灯火灸是灸法之一，指用灯草蘸植物油点火后在穴位上直接点灼的灸法。又称灯草灸、打灯火、焠法（图1-8）。操作时应蘸油适量，动作迅速，以防燃油下滴引起烫伤。当灯火灼及穴位皮肤时可听见轻微"啪"声，灯火即灭，称为"一燋"。每穴一般只灸一燋。灸后局部皮肤稍起红晕，应注意清洁，避免感染。《本草纲目》："灯火，主治小儿惊风、昏迷、搐搦、窜视诸病，又治头风胀痛。"临床还用于腮腺炎、呃逆、呕吐、阴痧腹痛、小儿消化不良、功能性子宫出血、手足厥冷等病症。

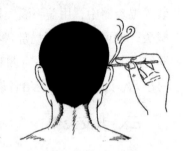

图1-8 灯火灸

一般操作法：选定穴位之后做好标记。取10~15cm长的灯心草或纸绳，蘸麻油或其他植物油，浸渍长3~4cm，取出后用软棉纸或脱脂棉吸去浮油，以防油过多点燃后油珠滴落造成烫伤。施术者用拇食二指捏住灯心草或纸绳之上1/3处，即可点火，但要注意火焰不可过大。然后将燃端向穴位缓缓移动，并在穴旁稍停（此时浸油端宜略高于另一端，或呈水平状，以防火焰过大），待火焰由小刚一变大时，立即将燃端垂直接触穴位标记点（注意：勿触之太重或离穴太远，要似触非触，若即若离），此时从穴位处引出一股气流，从灯心草头部爆出，并发出清脆的"啪、啪"爆炸声，火亦随之熄灭。灸火顺序为先上后下、先背后腹、先头身后四肢。点灸次数宜灵活掌握，一般3~5日施灸1次，急性病症可每日1次（但须避开原灸点），5~7次为1个疗程。

（二）天灸

天灸，是中医灸治疗法中非火热灸法的主要方法，又称发疱疗法。天灸疗法是中医传统的外治疗法，是借助药物对穴位的刺激，使局部皮肤发红充血，其至起疱，以激发经络、调整气血而防治疾病的一种方法。通过将特殊调配的药物贴敷于特定的穴位，可使药物持续刺激穴位，通经入络，达到温经散寒、疏通经络、活血通脉、调节脏腑功能的效果，既可改善临床症状，又可提高身体免疫力。古人文献中记载的天灸种类很多，兹择要介绍数种如下。

（1）毛茛灸：采毛茛叶子揉烂，贴于寸口部，隔夜即发水疱，如被火灸，可治疗疟疾。

（2）斑蝥灸：斑蝥为一种甲虫。灸治时，将斑蝥浸于醋中，擦抹患部，可治癣痒。

（3）旱莲灸：用墨旱莲捣烂，敷置穴位上，使之发疱，可治疟疾等病症。

（4）蒜泥灸：用蒜泥贴于手太阴经的鱼际穴处，使之发疱，可治喉痹。

（5）白芥子灸：用白芥子研末敷患处，使局部充血、发疱，可治疗阴疽、膝部肿痛等。

（三）药线灸

药线灸是以特制的药线进行点灸的灸法，具体操作如下。

药线制备：取雄黄10g、火硝10g、硼砂10g、樟脑3g、人造麝香10g及棉线50g备用，将前5味药分别置于乳钵中，研为极细末，以无声为度，注意不可合研，以免发生意外。然后将4~6股棉线，搓成直径1.5~2.0mm粗细，棉线搓好后，用黄蜡捋光滑，以曲酒适量浸泡1日。取出湿润之药线，撒上混合均匀的药末，使之黏于线上，并用手充分搓入线内，阴干，收入瓷瓶中，勿令泄气，置于干燥处，备用。

应用时，根据病情，嘱患者选择适当体位，充分暴露施术部位，严格消毒后，医生右手持药线，将一端在酒精灯上点燃，对准穴区快速点灸，如雀啄食，一触即起，此为1壮，或以火灭为1壮，每穴3~5壮，每日或隔日一次，主要用于痹证、头痛、胃脘痛、扁平疣、痔核等病症。

（四）蜡灸

蜡灸是将黄蜡或白蜡烤热熔化，用以施灸的一种方法。此法最早载于《肘后备急方》用以治疗狂犬咬伤："火灸蜡以灌疮中。"本法主要用于治疗痈疽疮毒。具体操作方法：先以湿面团沿疮疡的肿根围成一圈，高出皮肤

3cm左右，圈外围布数层，以防火烘肤，圈内放入约1cm厚的上等蜡片，随后用铜勺盛炭火在蜡上烘烤，使蜡融化，皮肤有灼热痛感时移去铜勺。若疮疡肿毒较深，可随灸随添黄蜡，以添到围圈满为度。灸后洒冷水少许于蜡上，冷却后揭去围布、面团及蜡。

三、灸法流派

（一）谢氏灸法

谢锡亮老先生1926年生于河南省新乡市原阳县，1948年开始接触并学习中医，并于1953年在承淡安先生创建的"中国针灸学研究社实习研究班"毕业，后在山西省襄汾县人民医院工作30多年，于1987年创建襄汾县中医医院，历任副主任医师、主任医师、中医院院长。曾任山西省针灸学会副理事长、中国针灸专家讲师团教授、中华自然疗法世界总会顾问、中国澄江学派侯马针灸医学研究所所长。谢锡亮老先生从医近60年，历年来医治了大量的常见病及一些疑难病。尤其善用针灸之术，擅长深刺风府针法和灸法。主张用药贵专而不在多，取穴宜精而不在繁。谢老本着"针所不为，灸之所宜"的原则，认真研究人体免疫性疾病的防治方法。他发展了古人的直接灸法，从当时最多见的乙型肝炎入手研究，经过30多年的临床实践，总结出一套简便的治疗方法，积累了大量的验案病例。实践证明，用直接灸法治疗乙肝，优于常规西医治疗，而且疗效确切，花费较低。同时，谢老在一些慢性难治性疾病方面开展相关研究，历年来在肿瘤、类风湿关节炎、强直性脊柱炎、肺结核、造血系统疾病、儿童发育不良等疾病的治疗上，使用灸法如直接灸、通督灸等都取得了很好的效果。谢老的直接灸操作手法如下：先将施术部位（穴位）涂少许凡士林或植物油，以增加粘附作用，再将艾绒搓成锥状如麦粒大小，粘附于穴位上引燃，当艾炷燃烧至患者感觉可以接受的灼痛时（嘱患者以"嘘"声示意）即可施行手法。应用直接灸是谢氏灸法的点睛之笔，它进一步体现了灸的特色和功能，弥补了灸法长期以来无手法的空白。

1.直接灸

（1）补法

①重补（亦称封补、按补）：医生用拇指或食指将燃着的艾炷（待患者示意时）呈90°垂直按下，按灭时速度要快，力度要适宜（否则会烧灼皮肤

导致起疱或灼伤医生手指），按住穴位3~5秒后缓慢离开。②平补（亦称温补）：用拇指及食指将艾炷捏灭后用拇指或食指轻按穴位5~10秒即可。

（2）泻法

①推泻：将艾炷燃至患者示意时用拇指或食指将艾炷轻轻向四肢末端方向推灭（速度不宜太快，压力不宜太重，以防皮肤擦伤，但速度也不宜太慢，以免灼伤皮肤）。②抽泻：用拇指和食指将穴位皮肤及艾炷捏起轻轻向体外呈90°抽出（不宜捏得太紧以免拉伤皮肤）。③平补平泻：施术者用拇指及食指将艾炷捏灭后（不能捏及皮肤）轻轻离开穴位；或者将艾炷燃至灼痛时将艾炷快速吹离穴位，注意此法不能涂粘附剂，吹离的艾炷不能烧灼其他部位或衣物。

2.通督灸

谢氏通督灸是在挖掘《内经》理论的基础上，融合了传统灸法与现代药物透皮吸收技术，在督脉上进行铺灸的疗法，主要以背部督脉为主，可涉及两侧膀胱经，施灸部位于督脉正中线上，起自"大椎"，止于"长强"，古代又称之为"长蛇灸"。

药材准备：肉桂1g、丁香1g，研末，生姜500g洗净，粉碎为泥，将生姜泥多余的水分去掉，放入容器之中，加入面粉等粘合剂，调匀后置于微波炉中温火加热1分钟，然后将生姜泥放入专用的容器之中，制备成2cm×8cm×25cm的生姜饼，在生姜饼的中央压出1条2cm×5cm的浅槽，将药粉均匀地洒在生姜饼的浅槽中，适度按压使药粉完全接触生姜，待用。将艾绒放置于专用的器具中，制成底边长3cm，高10cm，重14g的三棱柱状艾炷。患者选择俯卧位，以患者舒适为度，充分暴露腰背部，以患者督脉为施灸部位，将备好的生姜饼，药面朝下放置于背部督脉上，然后将制好的三棱柱状艾炷放于生姜饼的中间，根据施灸部位的大小放置防火洞巾，同时注意给患者保暖。取95%乙醇，在三棱柱状艾炷的上端尖部，均匀的每隔1~2cm滴上乙醇，然后将抽烟装置移动至可完全盖住艾炷，点燃艾炷，开始施灸。当三棱柱状艾炷燃尽后更换新的三棱柱状艾炷，注意避免烫伤患者，连续置换3次为1次治疗。当3壮艾炷全部燃烧完毕并确定温度降低，不足以烫伤患者后，将抽烟装置移动到床末端，取下防火洞巾和药饼，用毛巾擦拭干净施灸部位，方可让患者离开诊疗床。每次治疗约1.5小时。施灸后，施灸部位皮肤红晕灼热属正常现象，若施灸部位出现水疱，嘱患者不必惊慌，如水疱直径较小，在1cm左右，待其自行吸收即可，无需处理；若水疱较大，可用消毒针刺破疱皮放出水疱内容物，涂抹消炎药膏以防止感染，起疱部位可在5~8天内结痂并自行脱落，愈后一般不留瘢痕。本法适用于呼吸系统疾病，如慢性阻塞性肺病、哮喘及脊柱相关疾病，如强直性脊柱炎。另外本法在失眠、盆腔炎、子宫肌瘤等疾病中应用也较广泛。

（二）何氏铺灸

何天有教授生于1952年，1974年毕业于北京中医学院（现北京中医药大学），从事中医针灸临床、教学、科研工作已30余年。曾任甘肃中医学院（现甘肃中医药大学）附属医院副院长、针灸骨伤学院（现针灸推拿学院）副院长。现任甘肃中医药大学针灸推拿系主任，甘肃中医药大学附属医院针灸科主任，全国针灸临床研究中心甘肃分中心主任，主任医师、教授、研究生导师。中国针灸学会理事，甘肃省针灸学会第一副会长。在其所著的《何氏药物铺灸疗法》一书中，论述了药物铺灸疗法对60余种疾病的治疗，如风湿性关节炎、强直性脊柱炎、慢性鼻窦炎等。

具体操作方法：取鲜姜500g（榨取姜泥和汁），细艾绒250g，何氏自拟中药（如威灵仙、羌活、桑寄生、肉桂、丁香、细辛、川芎等各适量，研细末备用）。嘱患者取适宜体位，充分暴露施术部位；施术者以手或棉签蘸适量姜汁涂抹于施术部位，将中药药粉均匀撒在涂有姜汁的部位（药粉厚度约为1mm）；然后将姜泥制成条形饼状铺在药粉之上，厚约1cm，具体施术部位根据患者病变部位可适度调整，长度及宽度根据患者具体情况进行调整，将艾绒制成三棱柱状艾炷，置于姜条之上，从三棱柱状艾炷上缘分多点位点燃，使其自然燃烧，待患者有灼热感且不能忍受时将艾炷去掉，再换新的艾炷，依次更换3~5次，最后取掉艾炷，保留尚有余热的药末与姜饼，以胶布固定，待患者感觉姜饼无温热感时，取尽所有铺灸材料，完成灸疗。

此法是何天有教授在继承传统长蛇灸疗法的基础上，加以改进而创制的一种新灸法。近年来被广泛应用于颈椎病、腰椎间盘突出症、肩周炎、骨关节炎、类风湿关节炎等疾病的治疗中，均取得较好的疗效。本疗法以艾绒、姜泥将药物覆盖，使药物不易向外挥发，药效可直接作用于病所，将药物与姜泥用胶布固定，可使药物及灸疗作用更持久。现代研究表明，本法具有抗炎及抗变态反应的作用，还可减少氧自由基，降低其终产物丙二醛水平，增加超氧化物歧化酶的活力，改善体内自由基代谢的失衡，起到消炎、抗氧化和细胞保护作用。此外，还可减轻神经及周围软组织的炎症，改善血液循环、局部营养及新陈代谢，以达到治疗目的。

（三）罗氏铺灸

罗诗荣教授生于1923年，安徽合肥人氏，主任医师，现为国家级、浙江省、杭州市名老中医，杭州市针灸学会会长。1938年矢志岐黄，师从伯父罗茂洲。1943年悬壶杭州，从医针灸。1958年参加联合诊所（杭州针灸专科医院）至今，从事针灸临床50余年。罗老重视"督肾证治"，善用"铺灸"疗法，享誉海内外。本法可强壮补虚，以治疗虚劳顽痹之证。

具体操作方法：铺灸疗法时间选暑夏三伏天，以白天为宜。取督脉，从大椎穴至腰俞穴。灸料由斑麝粉、大蒜泥、陈艾绒组成。操作时令患者俯卧，裸露背部。脊柱皮肤常规消毒后，涂以蒜汁，在大椎至腰俞穴节段敷上斑麝粉，斑麝粉上铺5cm宽、2.5cm高的蒜泥，蒜泥上再铺以3cm宽、2.5cm高的三棱柱状艾炷，点燃艾炷头、身、尾3点，让其自然烧灼施灸，燃尽后，再重新铺上艾炷灸治。灸2~3壮，灸毕移去蒜泥，用湿热纱布轻轻揩干。灸后皮肤潮红，让其自然出水疱，在此期间严防局部感染。至第3天用消毒针刺破水疱引流组织液，揩干后搽以碘伏，覆盖一层消毒纱布，隔日消毒更换纱布1次，直至灸疱结痂脱落，皮肤愈合。灸后1个月内饮食忌生冷辛辣、肥甘厚味及鱼腥发物等。慎洗冷水澡，可用温水，避风寒，忌房事，休息1个月。

本法适用于虚寒性的慢性疾病，如慢性支气管炎、支气管哮喘、类风湿关节炎、风湿性关节炎、强直性脊柱炎、慢性肝炎、慢性胃炎、慢性肠炎、慢性腹泻、慢性腰肌劳损、增生性脊柱炎、神经衰弱等。孕妇及年幼老弱者或阴虚火旺之体，不适宜用本法治疗。

（四）崇氏督灸

崇桂琴教授生于1949年，山东青州人，硕士研究生导师。1974年毕业于山东中医学院（现山东中医药大学），现任山东中医药大学附属医院主任医师，中国针灸学会刺法灸法委员会贴敷专业委员，中国民间中医药研究开发协会熨法专业委员会委员，山东针灸学会刺法灸法专业委员会主任委员。作为督灸发明人，崇桂琴教授擅长用督灸治疗强直性脊柱炎等风湿骨痛疾病，这种方法也被评选为国家中医药管理局中医药适宜技术。

具体操作方法：患者治疗前1周饮食以清淡食物和植物蛋白为主，忌食一切水产品、酒类、肥甘及辛辣之品。治疗时，令患者裸背俯卧于床上，取大椎穴至腰俞穴的脊柱节段，常规消毒后涂抹姜汁，再沿棘突均匀地铺撒督灸粉（主要成分为肉桂、丁香、麝香、斑蝥），呈线条状，之后在其上敷贴桑皮纸，然后再在纸上铺生姜泥，呈梯形，最后在姜泥上面置三棱柱状艾炷。点燃艾炷的上、中、下三点，任其燃烧至自灭。连灸3壮后移去姜泥及艾灰，用湿热毛巾轻轻揩干净。灸后局部皮肤红润，4~6小时后慢慢起少许水疱如珍珠状。第2天刺破水疱，引流出其中的组织液。灸痂一般于3~5天后自行脱落。督灸疗法巧妙地运用中药的配伍技巧，汇经络、腧穴、药物、艾灸的综合作用于一体，充分发挥其补精益髓、温肾壮阳通督的作用。

（五）赵氏雷火灸

赵时碧教授生于1937年，重庆人，重庆赵氏雷火灸创始人，著名老中医。曾任重庆赵氏雷火灸传统医药研究所所长、中国针灸学会理事，曾任重庆市民营科技委员会副理事长。赵氏雷火灸根据中医辨证施治的原则，采用多种药物粉末加上艾绒，配制成不同的雷火灸灸条，常用药物为：沉香、木香、乳香、茵陈、羌活、干姜、麝香等。其在操作手法上一改雷火灸的实按灸为悬灸，且研制的雷火灸灸条燃烧时具有独特的热力及红外线辐射作用，最高温度可达240℃。

具体操作方法：协助患者选取适当体位，充分暴露施灸部位，注意保暖。根据病症选择施灸部位，将点燃的雷火灸灸条投入灸盒中，放在相应的施灸部位，以患者感到温热，局部皮肤起红晕为度。本法可以疏经通络、活血通窍，雷火灸灸条燃烧时产生的辐射能谱是红外线及近红外线，在人体的面、位、穴形成高浓药区，在热力的作用下，渗透到人体组织深部来调节人体各项功能，对疾病起到治疗作用。本法广泛应用于妇科、男科、疼痛类疾病。

（六）陈氏热敏灸

陈日新教授是江西中医药大学首席教授，主任医师，博士生导师，现为江西中医药大学针灸推拿学院院长，附属医院副院长，世界中医药学会热敏灸专业委员会会长，江西热敏灸医院院长，国家中医药管理局热敏灸重点研究室主任，中国针灸学会常务理事，江西省针灸学会会长。

热敏灸的操作方法为：使用点燃的艾条悬灸于热敏化腧穴，产生透热、扩热、传热、局部不（微）热远部热、表面不（微）热深部热、非热感觉等六种热敏灸感，并施以个体化的饱和灸量。其理论基础为"灸之要，气至而有效"。陈日新教授提出十六字技术要诀：探感定位、辨敏施灸、量因人异、敏消量足。热敏化穴位对外界刺激可以产生"小刺激，大反应"，热敏灸临床应用广泛，据有关文献记载，热敏灸治疗病种主要集中于肌肉骨骼和结缔组织、泌尿生殖、神经、消化、呼吸、精神和行为障碍等系统的相关疾病。

消化系统、呼吸系统、泌尿生殖系统疾病的热敏腧穴主要分布于相关病变脏器的腹部和腰背部体表投影区以及经过投影区的相关经脉上。肌肉骨骼系统及结缔组织疾病的热敏腧穴主要分布于病变部位经穴附近的压痛点及硬结和经过病变部位的相关经脉上。神经系统疾病的热敏腧穴主要分布于病变神经分布区域的附近。亚健康热敏腧穴主要分布于背俞穴及气海、关元等具有补益作用的穴位附近。

第三节　灸疗的治疗特点及作用

随着针灸学的不断进步、不断探索，灸疗的特点、适应范围、注意事项以及操作过程中的补泻、体位、处理等方面都有了不同程度的补充与发展，现对其进行总结性概括。

一、灸疗的特点

灸疗作为中医的一大特色，具有其独特的特点，可以概括归纳为以下几点。

1.适应范围广　灸疗的适应范围广泛，临床各科都有其适应证。内科、外科、妇科、儿科、男科、皮肤科、骨伤科、眼科和耳鼻喉科的诸多常见病都可用本疗法治疗。

2.治病有奇效　无数的临床实践证明，灸疗在临床治疗上具有见效快、疗效突出的特点，同时还可以弥补针药之不足。适合本疗法的疾病以及美容、保健，都会收到较好的疗效。

3.方便又及时 本疗法不仅可在医院使用，在家庭中也可作自疗和互疗之用，方便及时。艾灸操作简便，易于学习，指定灸的部位和时间，患者可以自行操作。

4.简便而易学 灸疗具有简便易学、容易入门、易于掌握与应用的特点。因此，基层医生和普通群众都可使用，若具有中医基础，则学起来更快，效果更好。

5.安全且价廉 本疗法安全可靠，经济实惠，较针刺疗法更加安全。所用艾草可自采，艾炷和艾条的加工较为简便，点燃即可治病。在缺医少药的地区，特别是医疗条件薄弱的边远地区更适用本疗法。

二、灸疗的补泻

（一）艾灸施补

在点燃艾炷后，若燃烧端有火焰，不吹灭，待其慢慢消失，艾炷灸火力微缓而温和，且时间较长，壮数较多，灸毕要用手按住施灸部位，使灸气聚而不散。如用艾条灸，可采用雀啄灸弱刺激，每穴灸0.5~2分钟，或温和灸、回旋灸3~5分钟，以促进机体生理功能，解除过度抑制，引起正常兴奋。

（二）艾灸施泻

在点燃艾炷后，吹旺火焰，促其燃烧，则火力较猛，快燃快灭，当患者感觉灼烫时，即迅速更换艾炷再灸，灸治时间较短，壮数较少。灸毕不按其穴，使邪气易散。若用艾条灸，可选用温和灸或回旋灸，每穴每次灸10分钟以上，以达镇静之效，促进身体正常的抑制功能。

三、灸疗的体位及顺序

（一）施灸的体位选择

临床施灸应选择合适的体位，以方便医生施灸操作，有利于准确选穴和安放艾炷施灸。患者感觉自然舒适则能坚持施灸，或根据施灸操作要求，适当变换体位。总之要求体位自然（仰靠坐位、仰卧位、俯卧位、侧伏坐位、侧卧位、屈肘拱手位），腧穴暴露，艾炷放稳，方便操作。

（二）施灸的顺序

施灸的顺序，临床上一般是先灸上部，后灸下部；先灸背腰部，后灸腹部；先灸头部，后灸四肢。先灸阳经，后灸阴经，施灸壮数先少后多，施灸艾炷先小后大。按这种顺序进行，取其从阳引阴而无亢盛之弊。如不按顺序施灸，先灸下部，后灸头部，患者可能会出现头面烘热、口干咽燥等不适感。

当然临床施灸应结合患者病情，因病制宜，灵活应用。如脱肛施灸，就可先灸长强穴以收肛，再灸百会穴以举陷。

四、灸疗的适用范围

灸疗的适应证广泛。归纳起来主要有：外感表证、咳嗽痰喘、咯血衄血、脾肾虚证、气滞积聚、风寒湿痹、上盛下虚、厥逆脱证、妇儿诸疾、顽癣疮疡、瘰疬肿瘤等。

灸疗对寒热虚实诸证都可以应用，但目前临床应用多以寒证、慢性病以及阳虚久病者为主，也可用于一些实热证的治疗。无论用于何种疾病，医者都必须详察病情，选择合适的穴位和施灸方法，以期取得预期效果。

五、灸疗的禁忌及注意事项

（一）灸疗的禁忌

1.**禁忌部位** 关于施灸部位的禁忌，古代文献有大量的记载。《针灸甲乙经》记载的禁灸穴位有24穴，《医宗金鉴》记载的禁灸穴位有47穴，《针灸大成》记载的禁灸穴位有45穴，《针灸集成》记载的禁灸穴位有49穴。主要禁灸穴位有：脑户、风府、哑门、承光、脊中、心俞、承泣、人迎、乳中、渊腋、鸠尾、天府、阴市、迎香、地仓、少府、足通谷、天柱、头临泣、头维、攒竹、睛明、下关、阳池、中冲、少商、鱼际、隐白、漏谷、阴陵泉、条口、承扶等。

这些穴位大部分分布在头面部、重要脏器和大血管附近以及皮薄肌少、筋肉结聚的部位。因此，对这些部位尽可能避免施灸，特别是瘢痕灸应更加注意。妊娠期妇女的少腹部、腰骶部、乳头、阴部等均不宜施灸。

2.**禁忌证** 由于灸法是温热刺激，而热能伤阴，故阴虚阳亢和邪热内积的病证都不可灸，例如阴虚内热、咯血吐血、多梦遗精、中风闭证、高热神昏等。西医当中的高热、高血压危象、肺结核晚期、大量咯血、呕吐、严重贫血、急性传染性疾病、皮肤痈疽疮疖并有发热者，均不宜使用艾灸疗法。

另外，器质性心脏病伴心功能不全，精神分裂症，妊娠期妇女的腹部、腰骶部也不宜施灸。若热病误用灸法，可损阴血。从脉象和舌象来辨别灸疗的禁忌，凡是洪、大、弦、数、滑、实等脉，以及舌苔光绛、黄糙等候均为阴津已亏，阳热有余，都不宜使用灸疗。所以，灸疗在临床应用时，必须细察病情，随证而治。

3.禁忌时机 主要是指不宜在过饥、过饱、过劳、酒醉、大渴、大汗淋漓时施灸。对于情绪不安，大惊、大恐、大怒、妇女经期亦不宜施灸，但治疗大出血时除外。这些特殊情况的禁忌，临床施灸时应倍加注意，以避免发生晕灸等意外。

（二）灸疗的注意事项

1.施术者应严肃认真，专心致志，精心操作。艾灸前，应向患者解释艾灸的必要性，消除焦虑，寻求患者的配合。若需选用瘢痕灸时，必须先征得患者同意。

2.临床施灸应选择正确的体位，要求患者的体位平正舒适，既有利于准确选定穴位，又有利于艾炷的安放和施灸的顺利完成。

3.艾炷灸的施灸量常以艾炷的大小和灸壮的多少为标准。一般情况，凡初病、体质强壮者的艾炷宜大，壮数宜多；久病、体质虚弱者的艾炷宜小，壮数宜少。按施灸部位的特点，在头面胸部施灸不宜大炷多壮，在腰腹部施灸可大炷多壮，在四肢末端皮薄而多筋骨处不可多灸。如属陈寒痼冷，阳气欲脱者，非大炷多灸不可奏效；若属外寒内热之表证、痈疽痹痛，则应适度掌握，否则易使邪热内郁产生不良后果。

4.灸治应用广泛，虽可益阳亦能伤阴，临床上凡属阴虚阳亢、邪实内闭及热毒炽盛等证，应慎用灸法。

5.施灸时，对颜面五官、阴部、有大血管分布等部位不宜选用直接灸法，对于妊娠期妇女的腹部及腰骶部不宜施灸。

6.在施灸或温针灸时，要注意防止艾火脱落，以免烧灼皮肤及衣物。灸疗过程中，要随时了解患者的感受，及时调整灸火与皮肤间的距离，掌握灸疗的量，以免造成施灸太过，甚至引起灸伤。艾灸后若局部出现水疱，只要不擦破，可任其自然吸收。若水疱过大，可用消毒针从疱底刺破，放出组织液后，再涂以碘伏。

7.施术的诊室，应通风，保持空气新鲜，避免过度吸入艾烟。

六、灸疮的处理及灸后调养

（一）灸疮的处理

1.产生灸疮的原因 灸疮是因灸后起疱所致。其原因是：艾炷捻得太松，燃时部分艾绒掉落灼伤皮肤；艾炷大而壮数多；起疱后被抓破导致感染。灸后起疱只有化脓后才能形成灸疮，故疱后化脓是因疱破感染所致。

2.灸疮的防止与处理 首要是艾炷要捻紧，避免大艾炷直接施灸；适量控制施灸壮数和施灸时间，便不致起水疱或起大水疱；起疱后，要保持局部清洁，小者可自行吸收；发生痒感时，绝对不可抓破。水疱较大者，可用消毒针管抽出组织液，用消毒纱布或淡膏药覆盖并固定。若偶因不慎而擦破时，应消毒后严密包扎，如是则不致化脓溃烂。若灸火较重，产生灸疮，除上述抽取组织液外，还要保护灸疮，避免感染，并可用赤皮葱、薄荷适量煎汤，乘热淋洗灸疮之周围，然后外贴玉红膏，促进结痂，使之自然而愈。

一旦灸疮感染化脓，应给予抗菌治疗。若疮愈后，新肌黑色不退，可以取桃枝嫩皮适量煎汤温洗之；如灸疮痛不可忍者，可用桃枝、柳枝、芫荽、黄连各适量煎汤温洗之，立可止痛；灸疮久不收口，多为气虚，宜内服内托黄芪丸（黄芪48g，当归12g，肉桂、木香、乳香、沉香各6g，以上研末制成小丸）；天热时，灸疮分泌物较多，宜常用医用纱布或棉球拭干，不宜用凉水冲洗；天寒时，肉芽不易生长，宜常以葱汤淋洗其周围，以助药膏之不及。灸疮脱痂后，除用桃枝、柳枝汤温洗外，应保护局部皮肤，免受风寒侵袭。

（二）灸后调养

瘢痕灸后，对患者的精血、津液多少会有些影响，故宜重视灸后调养。个别体质虚弱者，灸后可能会出现低热、口渴、疲劳等不适，此时不用停灸，继续施灸不适症状即可消失。如不适感较重，且出现口渴、尿黄、便秘等症状，为灸火伤阴之象，可予加味增液汤（生地黄、麦冬、玄参、肉苁蓉各15g，水煎服，每日1剂），即可消除。

七、灸感与灸量

（一）灸感

灸感是指施灸时患者的自我感觉。同针感一样，灸感既有施灸部位的局部感觉，也有向远处传导或循经感传的感觉。由于灸疗主要是靠灸火直接或间接地在体表施以适当的温热刺激来达到治病和保健的目的，故除瘢痕灸外，一般以患者感觉灸处局部皮肤及皮下温热或有灼痛为主，温热刺激可直达深部，经久不消，或可出现循经感传现象。在局部感觉中，化脓灸局部为烧灼疼痛的感觉，其他灸法多为温热或微有灼痛的感觉。

（二）灸量

古人在运用灸疗时，对灸治的量非常重视。《千金要方》载："手臂四肢，灸之须小熟，亦不宜多；胸背腹灸之尤宜大熟，其腰脊欲须少生。"《外台秘要》曰："衰老者少灸，盛壮强实者多灸。"所谓"生"是少灸之意；"熟"是多灸之意。《扁鹊心书》说道："大病灸百壮……小病不过三五七壮。"由此可以看出，对灸量的掌握是根据患者的体质、年龄、施灸部位、所患病情等方面来确定的。临床上施灸的量，多以艾炷的大小和壮数的多少来计算。施灸疗程的长短，也是灸疗量的另一个方面，可根据病情灵活掌握。急性病疗程较短，有时只需灸治1~2次即可；慢性病疗程较长，可灸数月乃至1年以上。一般初灸时，每日1次，3日后改为2~3天1次。急性病亦可1天灸2~3次，慢性病需长期灸治者，可隔2~3日灸1次。

八、灸疗的原则

1.标本缓急 标与本、缓与急是一个相对的概念，在疾病的发生、发展过程中，标本缓急复杂多变。根据《内经》"治病必求于本"的治疗思想和临床实践的经验总结，标本缓急的运用原则有以下4点。

（1）治病求本：就是针对疾病的本质进行治疗。临床症状只是疾病反映于外的现象，通过辨证，由表及里，由现象到本质地进行分析，找出疾病发生的原因、病变的部位、病变的机制，归纳为某一证型，这一证型可概括出疾病的本质。然后，针对这一具体证型立法处方，以达到治病求本的目的。

（2）急则治标：在特殊情况下，标与本在病机上往往相互夹杂，其证候表现为标病急于本病，如未及时处理，标病可能转为危重病证，论治时则应随机应变，先治标病，后治本病。

（3）缓则治本：在一般情况下，本病病情稳定，或虽可引起其他病变，但无危急证候出现，或标本同病，标病经治疗缓解后，均可按"缓则治本"的原则予以处理。

（4）标本兼治：当标病与本病处于俱缓或俱急的状态时，均可采用标本兼治法。

2.补虚泻实 补虚泻实是指导灸疗的基本原则。"虚"是指人体的正气虚弱，"实"是指邪气偏盛。补虚就是扶助人体的正气，增强脏腑器官的功能，补益人体的阴阳气血以抵御疾病。泻实就是祛除邪气，以利于正气的恢复。灸疗的"补虚"与"泻实"，是通过艾灸的方法激发人体本身的调节功能，从而产生补泻作用，达到扶正祛邪的目的。

灸法的补泻包括取穴的不同和操作方法上的差异。取穴上补虚主要是通过补其本经、补其表里经和"虚则补其母"的方法选穴配伍，达到"补"的目的。泻实，主要通过采取泻其本经、泻其表里经和"实则泻其子"的方法选穴配伍，达到"泻"的目的。操作方法上，补法施灸，须艾火自灭，使火力缓缓透入深层，以补虚扶羸，温阳起陷。而泻法施灸须用口吹使艾火速燃，不燃至底端近皮肉处即移除艾炷，力促而短，以起消散作用。

3.三因制宜 "三因制宜"，指因时、因地、因人制宜，即根据季节（包括时间）、地理和治疗对象的不同情况而制定适宜的治疗方法。

（1）因时制宜：即根据不同的季节和时间特点，制定适宜的治疗方法。四时气候的变化对人体的生理功能、病理变化均可产生一定的影响。一天内的不同时间，各经脉的气血盛衰亦有差异。季节的影响，时间的变化，产生取穴的不同或灸治方法的差异。因时制宜还应把握灸疗的有效时机，如治疗痛经一般宜在月经来潮前1周开始治疗等。

（2）因地制宜：即根据不同的地理环境特点制定适宜的治疗方法。由于地理环境、气候条件和生活习惯的不一样，人体的生理活动和病理特点也有区别，治疗方法亦有不同选择。

（3）因人制宜：即根据患者的性别、年龄、体质等的不同特点制定适宜的治疗方法。男女性别不同，各有其生理特点，尤其是女性患者会有经期、妊娠、产后等特殊情况，治疗时须加以考虑。年龄不同，生理功能和病理特点亦不同，治疗时应予区别对待。

九、灸疗的主治作用

1.疏风解表，温散寒邪　灸法是用艾绒等材料烧灼治病的方法，其热力能深透肌层，温经行气，而艾草能温阳气、行气血、通诸经、逐寒湿，两者相合，更加强温经气、散寒邪的作用，其"寒"包括外感寒邪和中焦虚寒。中医学认为，外感寒邪可因外感寒邪或过食生冷等所致，多见恶寒、畏冷、肢冷、冷痛、喜暖、蜷卧等症状；中焦虚寒多因内伤久病，人体阳气损耗所致，表现为肢冷蜷卧、口不渴、痰涎涕清稀、小便清长、大便稀溏等。用灸法能祛除寒邪，恢复阳气，使寒邪尽散，肢冷渐温。按西医学的观点，灸法的热特性可使人体局部毛细血管扩张，组织充血，血流加速，代谢加快，使缺血、缺氧、缺营养的部位得到改善，故可以依据该作用治疗风寒表证及中焦虚寒的呕吐、腹痛、泄泻等症状。

2.温通经络，活血逐痹　中医学认为，人体气血津液是人生存的基本物质，且周身运行。其运行的通道是人体全身经脉，若经脉阻塞不通或通行不畅时，则四肢关节疼痛，或活动无力，或脏腑气机失调，从而出现疾病。痹证的产生多由于气血失调，而灸法能通十二经，入三阴，温暖经络，宣通气血，化瘀散结，以治百病。故温经通痹，乃为灸法的长项。经脉通行不畅而表现为四肢活动障碍、关节疼痛、头痛、腰痛、腹痛、痛经或中风瘫痪、口眼歪斜等症状。艾灸作用于穴位，可起到温通经脉的作用。根据西医学观点，灸法可加速局部组织代谢，促使炎症致痛物排出体外，故灸有温经止痛、活血逐痹的作用。

3.回阳固脱，升阳举陷　阴阳平衡为人之本。人体以阳气为生化之本，"阳气者，若天与日，失其所，则折寿而不彰"，故阳病则阴盛。阴盛则为寒、为厥，或元气虚陷，脉微欲脱。人体常因久病体虚，或气血暴脱等而卫阳不固，腠理疏松，易伤风感冒；及至中气下陷，脏器下垂，甚或阳衰至极，出现面色苍白，四肢厥冷，大汗淋漓，血压下降等。由于艾叶有纯阳的性质，火亦属阳，两阳相得，往往可以起到扶阳固脱、回阳救逆、挽救垂危之疾的作用。从西医学的角度来看，灸法可以调整人体应激性，提高耐受力，调整各种腺体功能，维护机体生理功能。故用灸可以治疗脾肾阳虚所致的久泻久痢、遗精、阳痿、虚脱，以及中气下陷所致的脏器下垂以及崩漏等症。

4.消瘀散结，拔毒泄热 中医学认为，寒凝或气滞可致痰湿阻滞或血瘀，产生痈疽、痞块或血瘀。灸能使气机通调，营卫和畅，故瘀结自散。所以，临床常用于气血凝滞之疾，如乳痈初起、瘰疬、瘿瘤等。按西医学研究，灸法可使中性粒细胞增多，吞噬能力增强，炎症渗出减少，故灸法可散寒凝、消肿，使痈疽消散，或令脓成者速溃，令气不足、收口慢者腐去肌生，达到消瘀散结、活血止痛的效果。

5.防病保健，延年益寿 《扁鹊心书》曰："人于无病时，常灸关元、气海、命门、中脘，虽未得长生，亦可保百余年寿矣。"无病自灸，可增强抗病能力，使精力充沛，长寿不衰。由此说明灸法可起防病保健的作用；西医学研究认为，艾灸足三里、百会等穴能降低血液凝聚，降低血脂及胆固醇，故无病自灸，可以激发人体的正气，增强抗病能力，使人精力充沛，长寿延年。

十、灸疗的配穴处方

灸疗处方是在中医理论尤其是经络学说的指导下，依据取穴原则和配穴方法，选取腧穴并进行配伍，确立施灸方法而形成的治疗方案。穴位是灸疗处方的第一组成要素，穴位选择是否精当直接关系着灸疗的治疗效果。在确定处方穴位时，我们应该遵循基本的取穴原则和配穴方法。

（一）取穴原则

取穴原则是灸疗临证选取穴位应遵循的基本法则，包括近部取穴、远部取穴、辨证取穴和对症取穴。近部取穴和远部取穴是针对病变部位而确定腧穴的取穴原则。辨证取穴和对症取穴是针对疾病证候或表现出的症状而选取穴位的原则。

1.近部取穴 是在病变局部或邻近部位选取穴位的方法，是腧穴局部治疗作用的体现。其应用非常广泛，凡症状在体表反映较为明显和较为局限的病症，均可按近部取穴原则选取腧穴，予以治疗。如胃痛取中脘，耳鸣取听宫，面瘫取颊车、地仓等。

2.远部取穴 是在病变部位所属和相关的经络上，距病位较远的部位选取穴位的方法，是"经络所过，主治所及"治疗规律的体现。远部取穴应用非常广泛，临床上多选择肘膝以下的穴位进行治疗。在具体应用时，既可取所病脏腑经脉的本经腧穴（本经取穴），也可取与病变脏腑经脉相表里的经脉上的腧穴（表里经取穴）或名称相同的经脉上的腧穴（同名经取穴）进行治疗。如胃痛选足阳明胃经的足三里，上牙痛选足阳明胃经的内庭，下牙痛选手阳明大肠经的合谷等。

3.辨证取穴 是根据疾病的证候特点，针对某些全身症状或疾病的病因病机而选取腧穴，这一取穴原则是根据中医理论和腧穴主治功能而提出的。临床上有些病症，如发热、多汗、盗汗、虚脱、抽风、昏迷等均无明显局限的病变部位，而呈现全身症状。有些内脏病症必须以脏腑辨证为主取穴。如肾阴不足导致的虚热选肾俞、太溪；肝阳上亢引起的头痛选太冲、行间等。另外对于病变部位明显的疾病，根据其病因病机而选取穴位也是治病求本原则的体现，如牙痛根据病因病机可分为风火牙痛，胃火牙痛和肾虚牙痛，风火牙痛选风池、外关，胃火牙痛选内庭、二间，肾虚牙痛选太溪、行间。

4.对症取穴 是根据疾病的个别特殊症状而选取穴位的原则，是腧穴特殊治疗作用及临床经验在灸疗处方中的具体运用，又称经验取穴。如哮喘选定喘穴，小儿疳积选四缝，腰痛选腰痛点等。

（二）配穴方法

配穴方法是在取穴原则的指导下，针对疾病的病位、病因病机等，选取主治作用相同或相近，或对于治疗疾病具有协同作用的腧穴进行配伍应用的方法。临床上穴位配伍的方法多种多样，但总体可归纳为两大类，即按部位配穴、按经脉配穴。

1.按部配穴 按部配穴是结合腧穴分布的部位进行穴位配伍的方法，主要包括远近配穴法、上下配穴法、前后配穴法、左右配穴法。

（1）远近配穴法：远近配穴是以病变部位为依据，在病变局部和远部同时取穴配伍成方的方法，临床应用最为广泛。如牙痛以局部的颊车与远部的合谷、内庭相配，腰痛以局部的夹脊穴与远部的承山、昆仑相配。

（2）上下配穴法：上下配穴法也叫上下肢相应法，是指将腰部以上或上肢腧穴和腰部以下或下肢腧穴配合应用的方法，在临床上应用较为广泛。如胃脘痛可上取内关、下取足三里，头项强痛可上取大椎、下取昆仑，阴挺可上取百会、下取三阴交。

（3）前后配穴法：前后配穴法是将人体前部和后部的腧穴配合应用的方法，主要指将胸腹部和背腰部的腧穴配合应用。本配穴方法常用于治疗脏腑疾患，如膀胱疾患，前取水道或中极、后取膀胱俞或秩边；肺病可前取中府、后取肺俞；胃脘痛可前取中脘、后取胃俞。

（4）左右配穴法：左右配穴法是指将人体左侧和右侧的腧穴配合应用的方法。本方法是基于人体十二经脉左右对称分布和部分经脉左右交叉的特点总结而成的。如胃痛可选双侧足三里、梁丘等。当然左右配穴法并不局限于选双侧同一腧穴，如左侧偏头痛，可选同侧的太阳、头维和对侧的外关、足临泣；左侧面瘫可选同侧的太阳、颊车、地仓和对侧的合谷。

2.按经配穴 按经配穴是以经脉和经脉相互联系为基础而进行穴位配伍的方法，主要包括本经配穴法、表里经配穴法、同名经配穴法和子母经配穴法。

（1）本经配穴法：是指某一脏腑、经脉发生病变时，即选该脏腑、经脉的腧穴配成处方。如胃火循经上扰导致的牙痛，可在足阳明胃经上近取颊车，远取该经的荥穴内庭；又如后头痛，可取局部的脑户、天柱，远取该经的昆仑。

（2）表里经配穴法：是以脏腑、经脉的阴阳表里配合关系为依据的配穴方法。当某一脏腑经脉发生疾病时，取该经和其相表里的经脉腧穴配合成方。如风热袭肺导致的感冒咳嗽，可选肺经的尺泽和大肠经的曲池、合谷。

（3）同名经配穴法：是将手足同名经的腧穴相互配合的方法，是基于同名经"同气相通"的理论。如阳明头痛取手阳明经的合谷配足阳明经的内庭；手少阳型肩周炎取手少阳经的肩髎配足少阳经的阳陵泉。

（4）子母经配穴法：是根据脏腑、经脉的五行属性，基于"虚则补其母，实则泻其子"的理论而选取穴位的配穴方法。如肺虚咳嗽，除肺经腧穴和肺俞等以外，可同时选用脾经的太白和胃经的足三里。

第四节　灸疗与保健养生

灸疗运用于保健有着悠久的历史。唐代名医孙思邈云其养生之要："余旧多疾，常苦短气，医者教灸气海，气遂充足，每岁一二次灸之，以救气祛故也。凡脏气虚惫及一切真气不足，久疾不痊，皆宜灸之。"《扁鹊心书》中亦指出："人于无病时，常灸关元、气海、命门、中脘，虽未得长生，亦可得百余岁矣。"说明我国古代的人们很重视保健灸，在灸疗养生方面已有丰富的实践经验。往往把灸疗当成生平大事，定期施灸，终生不渝，以促进身体健康。时至今日，保健灸仍是广大群众所喜爱的养生方法之一。

一、保健灸疗的作用

1.温通经脉，行气活血 《灵枢·刺节真邪》曰："脉中之血，凝而留止，弗之火调，弗能取之。"气血运行具有得温则行、遇寒则凝的特点。气行则血行，血凝则气滞。气血运行不畅则经络不通，不通则痛。灸法可使热力渗透肌层，温通经络，促进气血运行。

2.培补元气，预防疾病 《扁鹊心书》指出："夫人之真元，乃一身之主宰，真气壮则人强，真气虚则人病，真气脱则人死，保命之法，灼艾第一。"艾为辛温阳热之药，以火助之，两阳相得，可补阳壮阳，使"人之真元"充足、人体健壮。采用灸法可振奋人体阳气，终达回阳固脱之效。"正气存内，邪不可干"，故艾灸有培补真元、预防疾病的作用。

3.健脾益胃，培补后天 灸法对脾胃有着明显的强壮作用，《针灸资生经》指出："凡饮食不思，心腹膨胀，面色萎黄，世谓之脾胃病者，宜灸中脘。"在中脘施灸，可以温运脾阳、补中益气。常灸足三里，不但能使消化系统功能旺盛，增加人体对营养物质的吸收，以濡养全身，亦可收到防病治病、抗衰防老的效果。坚持施灸，可达保健养生之效。

4.升举阳气，密固肤表 《灵枢·经脉》曰："陷下则灸之。"气虚下陷，清阳不得升散，则皮毛不任风寒，因而卫阳不固，腠理疏松。常施灸法，可以升举阳气，密固肌肤，抵御外邪，调和营卫，起到健身、防病治病的作用。

二、保健灸疗的操作要领

要根据患者体质情况及所需的养生要求选好穴位，将点燃的艾条或艾炷对准穴位，使局部感到温和的热力，以感觉温热舒适并能耐受为度。艾灸时间可在3~5分钟，最长以10~15分钟为宜。一般来说，保健灸时间可略短，病后康复施灸时间可略长。春夏二季施灸时间宜短，秋冬二季宜长，四肢、胸部施灸时间宜短，腹背部位时间宜长。老人、妇女、儿童施灸时间宜短，青壮年时间可略长。

三、保健灸疗的注意事项

1.定时施灸　生活在自然环境中的人类时刻受到自然环境改变的影响，尤其是气候变化。为适应季节气候的变化，故每年、每季、每月、每日定时施灸，能及时增强身体抗病能力。

2.贵在恒心　人们往往是在生病时急于求医，而平时疏于保健。养生贵在坚持，需要有恒心，终身施灸，方可延年益寿。

3.数法并灸　人体的五脏六腑是一个相互统一的整体。当某一脏腑有病时常影响其他脏腑功能。故施灸时，可防病治病相结合，综合运用各种灸法，还可以和其他保健养生方法结合应用。

4.慎防烫伤　艾绒易燃，施灸时防止艾火跌落，谨防烫伤，尤其是老年人和小孩，灸后要彻底熄灭艾火，慎防火灾。

四、保健灸疗的常用腧穴及灸法

（一）常用腧穴

一般来说，针刺保健的常用穴位，大都可以用于保健灸法。如足三里、神阙、关元、气海、膏肓、中脘、身柱、大椎、风门、命门、肾俞、曲池、合谷、三阴交、涌泉等。

（二）常用保健灸法

1.调和脾胃灸法　取足三里、脾俞、胃俞、中脘、天枢等穴。

2.预防感冒灸法　取肺俞、大椎、合谷、足三里、膻中等穴。

3.养心安神灸法　取内关、心俞、神门、足三里、膻中、巨髎等穴。

4.健脑益智灸法　取百会、太阳、风池、风府、大椎、合谷、足三里等穴。

5.补肾强身灸法　取肾俞、太溪、关元、涌泉、三阴交、关元俞等穴。

6.眼睛保健灸法　取光明、曲池、肝俞、合谷、太阳、阳白、四白等穴。

7.小儿保健灸法　强身保健取身柱、天枢；健脾和胃取中脘、脾俞、胃俞、神阙、天枢；补肺益气取风门、肺俞、身柱、大椎、膏肓；健脑益智取身柱、大椎、膏肓、肾俞。

8.中老年保健灸法　调节血压，预防和治疗中风取足三里、曲池等；益气固精，补肾助阳取气海；祛风补肺取肺俞、风门、大椎；健脾补肾取三阴交、肾俞、关元。

五、灸疗的材料

灸疗用的材料，古今均以艾为主，但也常常针对不同病症采用其他材料施灸。

1.艾草 艾草的别名有冰台、艾蒿、灸草、医草等。为多年生草本，植株有浓烈香气。艾草的产地分布极广，主要分布于亚洲东部，我国的东北、华北、华东、华南、西南以及陕西及甘肃等地均有分布。生长于低海拔至中海拔地区的荒地、路旁、河边及山坡，也见于森林及草原地区，除极干旱与高寒地区外，艾草极易繁殖生长。喜温暖、湿润的气候，以潮湿肥沃的土壤生长较好。南阳地处黄河、淮河、汉江三水分流处，为伏牛山、桐柏山二山环抱的一块盆地，该地艾草蕴藏量极为丰富，约在千万吨以上。此外，南阳作为医圣张仲景故里，中医医疗养生文化底蕴丰厚，艾草在南阳备受民众的青睐。1997年起，南阳有识之士围绕艾草相关产品开始了深入、全方位的开发研究，已形成成熟产业。

2.艾绒、艾炷、艾条 艾草经反复碾轧、筛罗产生艾绒。艾绒作为施灸材料，有通经活络、散寒止痛、温经止血、回阳救逆等作用，《本草从新》中记载："艾叶纯阳之性，能回垂绝之元阳，通十二经，走三阴，理气血，逐寒湿，暖子宫，止诸血，温中开郁，调经安胎……以之灸火，能透诸经而除百病。"艾绒根据含绒量做等级区分，有2∶1、5∶1、10∶1、20∶1、30∶1等不同等级。艾绒由机械挤压成大小不一的圆锥型、圆球形，即艾炷、艾粒。经卷条机滚压包装制成粗细、长短不同的艾条。艾条分清艾条、药艾条。清艾条不添加其他成分，药艾条中可以依据不同体质、不同病症加入不同功效的相应药物，个性化使用，以达到治病、养生保健的目的。

3.艾条质量鉴别 由于艾条属于农副产品，为了规范企业生产行为，确保艾条质量，南阳艾草产业协会组织会员企业制定出台了企业联盟标准，通过南阳市质量技术监督局备案后于2019年9月中旬举办的张仲景医药文化节上向全社会发布。该标准对艾条质量做出如下规定：原料为艾绒；感官可见形状规整、色黄、味清香、无杂质；有理化/微生物检验报告；外包装标志、标签印制规范（包括：产品名称、商标、规格、净含量、净重量、企业名称及地址、联系电话、生产日期及批号、生产认可证号、执行标准号、使用方法、注意事项等）。

4.其他材料　临床上，除用艾作为施灸的材料外，还有其他一些物质可作为灸材，分火热类和非火热类两种。

（1）火热类（点燃熏烤法）：灯心草灸、黄蜡灸、桑枝灸、硫黄灸、桃枝灸、药锭灸、药捻灸等。

（2）非火热类（药物贴敷法）：毛茛灸、斑蝥灸、旱莲灸、白芥子灸、甘遂灸、蓖麻子灸等。

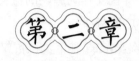

火龙药灸疗法概论

第一节　作用及机制

一、临床作用

火龙药灸最具代表性的功效是"温、通、调、补"。"温"即以火攻邪，散滞祛寒，促进血液循环。火龙药灸通过艾绒或乙醇反复燃烧产生的温热刺激，使局部皮肤充血，毛细血管扩张，促进局部血液与淋巴循环，缓解和消除平滑肌痉挛，同时温热作用还能促进温阳药物的透皮吸收。"通"即通经活络，打通经络。"调"即平衡脏腑气机，暖宫调经，调节神经功能。火龙药灸以经络学说为理论基础，在人体皮部施以大面积的温热刺激，通过"皮部—络脉—经脉—腑—脏"这一路径，对经络系统产生整体调节作用。经络系统协调平衡，气血温通，则人体阴阳协调平衡，疾病得以治愈。"补"即扶正祛邪，补益强身，增强机体免疫功能，这种作用主要是通过调节体液免疫与细胞免疫来实现的。具体作用如下。

1.调和阴阳　中医学认为，疾病发生发展的根本原因是人体的阴阳出现了偏盛偏衰。运用火龙药灸的补泻作用，补其不足，泻其有余，以达到调和阴阳的效果。

2.温通经脉，散寒祛湿　《素问·调经论》云："喜温而寒，寒则泣不能流，温则消而去之。"火疗通过逐渐加温，可使热力达到肌层，敷药后效力达到病灶，温气而行血。可见，火龙药灸具有良好的温通经脉、散寒除湿之效。

3.行气活血，消瘀散结　气遇热则行，遇寒则凝，气温则血滑。火龙药灸产生的温热刺激，可使气血协调，营卫和畅，行血中之气，气中之滞，以消瘀散结。

4.温阳补差，补中益气 《灵枢·官能》云："上气不足，推而扬之。"火龙药灸对气血运行能起到"推而扬上"的引导作用。

5.回阳救逆 火龙药灸在治疗疾病上有回阳复脉之功，临床上对于阳气衰微，阴寒内盛之证，用火疗药灸治疗，能达到回阳救逆的功效。

6.防病保健、强身益寿 人以阳气为本，得其所则体强而寿彰，失其所则体弱而寿夭。火龙药灸有温阳之效，如作用于足三里、大椎、关元等穴位，能激发人体正气，提高免疫力，起到防病保健，延缓衰老，强体益寿之功。

二、机制研究

火龙药灸是一种融合多种疗法、多种效用于一体的复合性疗法，其机制为多种刺激同时发挥作用，形成一种复杂、柔和而持久的非特异性刺激，为人体提供必要的热量，提高人体抗应激能力。火龙药灸能促进病灶部位血管床的增加，使毛细血管迅速扩张，血流量增大，血液微循环、淋巴液循环及血管通透性均得到改善，增强组织代谢能力，利于排出代谢产物且促进药物吸收，使经络得以疏通，并可振奋阳气，提高人体免疫力，帮助人体恢复健康。

（1）局部作用：临床上火龙药灸通过乙醇反复燃烧产生的温热刺激，使局部皮肤充血，毛细血管扩张，增强局部的血液循环与淋巴循环，缓解和消除平滑肌痉挛，从而使局部皮肤组织的代谢能力加强，促进粘连、炎症、渗出物、血肿等病理产物的消散吸收；同时药物与皮肤有广泛接触与浸润，经过火的温热刺激、辐射渗透，使药效直达病灶根源。相关研究证明火龙药灸还可以引起大脑皮质抑制性物质的扩散，使神经系统的兴奋性降低，发挥镇痛、镇静作用，并同时消除疲劳，恢复体能。

（2）全身作用：火龙药灸对人体的免疫功能具有双向调节作用，即纠正免疫缺陷，激活免疫活性。这种作用主要是通过调节细胞免疫与体液免疫来实现的。有研究表明外源性温热刺激可以增加白细胞数量并提高平均迁徙速度，增强白细胞的攻击能力，加强外周循环。火龙药灸对细胞免疫的影响主要是通过促进Th细胞数量、提高Th/Ts比例及IL-2水平，从而调整T细胞亚群的平衡，促进IL-2的合成、释放，恢复细胞的免疫功能，提高局部的免疫应答，达到治疗疾病的目的。另一方面，火龙药灸对体液免疫的作用主要体现在对免疫球蛋白与补体系统的调节作用，补体属于非特异性体液免疫，能使特异性免疫效应得以扩大，如溶菌、溶血、吞噬和趋化相关的免疫反应几乎均有补体参与。

三、临床研究

目前关于火龙药灸的临床研究主要集中在呼吸系统疾病、脊柱相关性疾病、妇科疾病等方面，且多以虚寒性疾病为主。

火龙药灸在临床应用中常联合其他治疗方法，常用方法有针灸、刮痧、推拿、中药内治法等，且临床观察结果显示联合疗法的疗效更为显著，尤其对于寒湿证型疾患具有独特疗效。

目前火龙药灸疗法的优势病种有原发性痛经、腹痛、强直性脊柱炎、腰痛、慢性盆腔炎、膝骨性关节炎、崩漏、腰椎间盘突出症、肺胀、急性脊髓炎、颈椎病、慢性浅表性胃炎、腰肌劳损、水肿、肩周炎、失眠、风湿性关节炎、乳腺增生、带状疱疹后遗神经痛等。火龙药灸可以调动和加强全身生理功能，迅速调整人体气机升降，使机体升降平衡，气血通畅，从而促使全身代谢平衡，从而改变人体亚健康状态，达到缓解压力、治疗疾病的目的。

冯有亮等采用八卦头针配合火龙药灸治疗原发性失眠，治疗组采用八卦头针配合火龙药灸法治疗。火龙药灸制备：选用产地为河南南阳的精品艾绒，取适量艾绒用手捏成圆锥状放入火龙罐内，并留有适量的空隙以通风助燃。中药材由本院药剂科统一购置，并打磨成粉，再用姜汁调配成中药药泥，其基本配方为我院经验方。施灸方法：患者取仰卧位，沿任脉循行从膻中至关元均匀涂敷中药药泥，再将5个盛有艾绒的火龙罐同时点燃，分别放置在患者的膻中、中脘、神阙、气海、关元穴上施灸2分钟，以透热为度；患者另取俯卧位，沿督脉循行从大椎至腰俞均匀涂敷中药药泥，再将5个盛有艾绒的火龙罐同时点燃分别放置于大椎、至阳、筋缩、命门、腰俞5穴上施灸20分钟，以透热为度。每天治疗1次，单日取腰背部穴位，双日取胸腹部穴位，交替治疗。注意事项：控制火力及热度，随时与患者沟通温度感觉，必要时放置隔热垫防止烫伤。对照组给予复合维生素B族和舒乐安定治疗。复合维生素B族每次口服20mg，每晚1次；舒乐安定每次口服2mg，每晚1次。结果：治疗组和对照组总有效率分别为95%、76.9%，差异有统计学意义。

赵俐黎等应用火龙药灸对阳虚体质进行干预治疗，同时观察其疗效。结果发现，应用火龙药灸的治疗组总有效率为88.9％，而采用普通艾灸的对照组总有效率为62.2％，低于火龙药灸组。操作方法：根据患者病情，选择合适的灸疗中药处方和灸疗部位（腰部肾体表投影区和背部督脉循行部位）；嘱患者放松，充分暴露施灸部位；在施灸部位的四周平铺干治疗巾，起到保暖和防止烫伤的作用。将提前用中药浸泡好的纱布条取出，摆放在施术部位上，然后再铺盖4~6层的适温湿治疗巾；用20ml注射器抽取95％酒精，自上而下、缓慢而均匀地在治疗巾上喷洒酒精；用止血钳夹持酒精棉球点燃施灸部位的酒精，可以看到施灸部位形成一条"火龙"，持续10~20秒后（或患者有温热感时）立刻用湿毛巾从侧面扑灭火焰，停留约10秒后，用手由上至下轻按局部，以增强温热感，重复以上操作。

马银梅认为劳淋主要是因久病损伤脾肾之阳气，导致肾阳亏虚，膀胱气化无权，则固摄无力。故采用火龙药灸和针刺足三里、三阴交的综合方法治疗150例劳淋并观察其疗效。操作方法：令患者充分暴露背部，俯卧于床上，取督脉大椎至长强节段及两侧的足太阳膀胱经（从附分至秩边的脊柱两旁）。常规消毒后将自配中药药粉（保密处方）涂抹在治疗部位上，之后在其上覆盖纱布，然后再在纱布上铺生姜泥如梯状，宽约8cm，厚约1.5m，最后在姜泥上面平铺艾绒，宽约8cm，厚度约1.5cm，然后点燃艾绒，连续灸治3次后把姜泥和艾灰去除。然后用适温湿毛巾把治疗部位擦干净。灸疗后皮肤局部潮红湿润；然后嘱患者仰卧于床上，取任脉膻中至耻骨结节节段，常规消毒后将自配中药药粉（保密处方）涂抹在治疗部位上，之后在其上覆盖纱布，然后再在纱布上铺生姜泥如梯状，宽约6cm，厚约1.5cm，最后在姜泥上面平铺艾绒宽约6cm，厚约1.5cm，然后点燃艾绒，连续灸治3次后把姜泥和艾灰去除。结果：观察组总有效率为96%。

第二节　灸区与腧穴

火龙药灸疗法的施灸范围大，其作用部位主要是经络和腧穴。它是以腧穴为中心，由数个腧穴组成一个穴区来进行施灸。根据火龙药灸的适应证及施灸特点，一般选取胸腹背腰部、四肢部及其腧穴作为火龙药灸疗法的常用部位。现分部位介绍如下。

一、四肢部

（一）上肢部灸区

1.手三阴灸区　在上肢内侧面，由手太阴肺经、手少阴心经、手厥阴心包经经穴组成。用于治疗肺、心、胃病等脏腑疾病及循行所过的病症如胸痛、心痛、心悸及局部肘臂挛痛、肱骨外上髁炎、手臂麻木无力等。

【侠白】在臂内侧面，肱二头肌桡侧缘，腋前纹头下4寸，或肘横纹上5寸处。该穴具有清降肺浊、润肺除燥之功。主治：咳嗽，气喘，干呕，烦满，臑痛。

【尺泽】手太阴肺经合穴。在肘横纹中，肱二头肌腱桡侧凹陷处。该穴具有止咳平喘、清利咽喉、清热和中、息风通络之功。主治：咳嗽，气喘，咳血，潮热，胸部胀满，咽喉肿痛，小儿惊风，吐泻，肘臂挛痛。

【少海】手少阴心经合穴。屈肘，在肘横纹内侧端与肱骨内上髁连线的中点处。该穴具有宁心安神、通络散结、清热开窍之功。主治：心痛，肘臂挛痛，臂丛神经损伤，头项痛，腋胁部痛，瘰疬。

【曲泽】手厥阴心包经合穴。在肘横纹上，肱二头肌腱尺侧缘凹陷中。该穴具有宁心安神、清热和中、通络止痛之功。主治：口渴咽干，逆气，丹毒，疔疮，肘窝囊肿，心痛，心悸，善惊，胃痛，呕血，呕吐，暑热，肘臂挛痛。

【郄门】手厥阴心包经郄穴。在前臂掌侧，当曲泽与大陵的连线上，肘横纹上5寸处。该穴具有宁心安神之功。主治：肘臂痛，腋肿，心痛，心悸，胸痛，心烦，咳血，呕血，衄血，疔疮，癫狂痫，膈肌痉挛。

【间使】手厥阴心包经经穴。在前臂掌侧，当曲泽与大陵的连线上，腕掌侧远端横纹上3寸，掌长肌腱与桡侧腕屈肌腱之间。该穴具有宁心安神、清热截疟、理气和胃、通络止痛之功。主治：烦躁不安，失音，面赤，目黄，乳癖，心痛，心悸，胃痛，呕吐，热病，疟疾，癫狂。

【内关】手厥阴心包经络穴，八脉交会穴，通阴维脉。在前臂掌侧，当曲泽与大陵的连线上，腕掌侧远端横纹上2寸，掌长肌腱与桡侧腕屈肌腱之间。该穴具有宁心安神、宽胸理气、清热和胃之功。主治：健忘，痴呆，腹满痞胀，脾胃不和，腋肿，无脉症，神经衰弱，妊娠恶阻，心痛，胸闷，心悸，胃痛，呕吐，呃逆，中风，失眠，郁证，癫狂痫，耳源性眩晕，肘臂挛痛。

【灵道】手少阴心经经穴。在前臂掌侧，当尺侧腕屈肌腱的桡侧缘，腕横纹上1.5寸。该穴具有宁心安神、清热利窍之功。主治：肘臂挛急疼痛、麻木不仁，心悸，心痛，眩晕，舌强不语，暴喑，狂证。

【通里】手少阴心经络穴。在前臂掌侧，当腕横纹上1寸，尺侧腕屈肌腱的桡侧缘。该穴具有清心开窍、益气安神之功。主治：心悸，怔忡，舌强不语，暴喑，腕臂痛，头痛头晕，热病，喉痹，月经过多，小便不利，遗尿，脏躁、崩漏。

【太渊】手太阴肺经输穴、原穴，八会穴之脉会。在腕掌侧横纹桡侧缘，桡动脉的桡侧凹陷中。该穴具有理血通络、宣肺平喘、清热和胃之功。主治：咳嗽，气喘，咽喉肿痛，胸中烦满，胃气上逆，无脉症，肘关节炎，腕臂痛。

2.手三阳灸区 在上肢外侧面，由手阳明大肠经、手少阳三焦经、手太阳小肠经经穴组成。用于治疗头、鼻、口、齿、胁肋、肩胛部病症和咽喉病，以及热病如头痛、耳鸣耳聋、咽喉肿痛、腕臂疼痛等，也是治疗腕关节病症的重要灸区。

【阳溪】手阳明大肠经经穴。在腕背横纹桡侧，当拇短伸肌腱与拇长伸肌腱之间的凹陷中。该穴具有清热消肿、舒筋通络之功。主治：手腕痛，头痛，目赤肿痛，耳鸣耳聋，惊风癫痫，手足烦热，肘臂疼痛。

【阳池】手少阳三焦经原穴。在腕背侧远端横纹上，当指伸肌腱的尺侧缘凹陷中。该穴具有清热止痛、舒筋通络之功。主治：手腕痛，肩臂痛，耳鸣耳聋，疟疾，消渴，口干，喉痹。

【养老】手太阳小肠经郄穴。在前臂背面尺侧，以手面向胸，当尺骨茎突近端桡侧凹陷中。该穴具有舒筋通络、行气活血、清肝明目之功。主治：目视不明，肩、背、肘酸痛，腰痛不可忍，落枕，呃逆。

【外关】手少阳三焦经络穴。八脉交会穴，通阳维脉，在前臂背侧，腕背侧远端横纹上2寸，当阳池与肘尖的连线上，尺骨与桡骨之间。该穴具有疏风解表、聪耳利咽、舒筋通络之功。主治：发热恶风，胸满拘急，头痛，偏正头风，瘰疬，胁肋胀痛，腹满，便秘，感冒，疟腮，热病，目赤肿痛，耳鸣耳聋，手足麻木，上肢痿痹不遂。

【支沟】手少阳三焦经经穴。在前臂背侧，腕背侧远端横纹上3寸，当阳池与肘尖的连线上，尺骨与桡骨之间。该穴具有清热通便、利咽散结、舒筋通络之功。主治：心痛，目痛，呕吐，四肢水肿，肩臂酸重，肘臂痛，手指麻木，产后血晕，带状疱疹，便秘，耳鸣耳聋，暴喑，瘰疬，胁肋疼痛、热病。

【会宗】手少阳三焦经郄穴。在前臂背侧，当腕背横纹上3寸，支沟尺侧，尺骨的桡侧缘。该穴具有定痫开窍、舒筋通络之功。主治：耳聋耳鸣、痫证、上肢痹痛、肌肤痛、胆囊炎。

【三阳络】在前臂背侧，腕背横纹上4寸，支沟上1寸，尺骨与桡骨之间。该穴具有清热开窍、通络止痛之功。主治：暴喑，失语，耳聋，热病，手臂挛痛，齿痛。

【手三里】在前臂背面桡侧，在阳溪与曲池连线上，肘横纹下2寸。该穴具有清泻阳明、舒筋通络、理气和中之功。主治：手臂无力，上肢不遂，肩臂疼痛，半身不遂，腹痛，腹泻，虚劳诸疾，霍乱，齿痛，颊肿。

【曲池】手阳明大肠经合穴。在肘横纹外侧端，屈肘呈直角时在肘横纹外侧端与肱骨外上髁连线的中点。该穴具有清热解毒、祛风理血、清热降压、调和肠胃、舒筋通络之功。主治：手臂痹痛，热病，高血压，癫狂，腹痛，吐泻，咽喉肿痛，齿痛，目赤肿痛，瘾疹，湿疹，瘰疬，肢体不遂、月经不调。

【小海】手太阳小肠经合穴。在肘内侧，屈肘时当尺骨鹰嘴与肱骨内上髁之间的凹陷处。该穴具有祛风解表、镇惊通络之功。主治：肘臂疼痛，麻木，寒热往来，汗出不畅，龋齿，头晕目眩，颊肿，耳聋目赤，心中懊恼，脊背振寒。

【肘髎】在臂外侧，屈肘时当曲池上方1寸，肱骨边缘处。该穴具有舒筋通络之功。主治：肘臂部疼痛，麻木，瘫痪，嗜睡。

【臂臑】在臂外侧，三角肌止点处，当曲池与肩髃连线上，曲池上7寸处。该穴具有舒筋活络、清热明目之功。主治：肩臂疼痛，颈项拘挛，瘰疬，目疾，肩周炎。

【臑会】在臂外侧，当肘尖与肩髎的连线上，肩髎下3寸，三角肌的后下缘。该穴具有消肿散瘀、舒筋通络之功。主治：肩臂痛，肩胛肿痛，瘿气，瘰疬、目疾、咽喉肿痛。

（二）下肢部灸区

1.足三阴灸区　在下肢内侧面，由足太阴脾经、足厥阴肝经、足少阴肾经经穴组成。用于治疗肝、脾胃、肾等脏腑疾病及咽喉病、生殖系统疾病，如胃痛、腹痛、胁痛、水肿、月经不调、痛经、阳痿、遗精、围绝经期综合征、附件炎、不孕症等。

【复溜】足少阴肾经之经穴。在小腿内侧，太溪上2寸，当跟腱的前缘。该穴具有滋阴益肾、清热敛汗、调经通络之功。主治：肠鸣腹泻，腹胀腹痛，寒热往来，耳鸣耳聋，消渴，滞产，水肿，汗证（无汗或多汗），腰脊强痛、下肢痿痹。

【三阴交】在小腿内侧，当内踝尖上3寸，胫骨内侧面后缘处。该穴具有疏肝理气、宁心安神、舒筋通络、健脾化湿、调经止血、益肾利水、祛风利湿之功。主治：肠鸣，腹胀，泄泻，食谷不化，血晕，疝气，月经不调，带下，阴挺，痛经，不孕，滞产，遗精，阳痿，遗尿，心悸，失眠，高血压，下肢痿痹。

【地机】足太阴脾经郄穴。在小腿内侧，当内踝尖与阴陵泉的连线上，阴陵泉下3寸处。该穴具有健脾利湿、调经固经、舒筋活络之功。主治：痛经，崩漏，月经不调，腹痛，泄泻，小便不利，水肿，疝气，完谷不化，遗精。

【阴陵泉】足太阴脾经合穴。在小腿内侧，当胫骨内侧髁后下方凹陷处。该穴具有健脾利湿、补益肾气之功。主治：厌食，腹坚，遗精，霍乱，下肢麻木，腹胀，水肿，黄疸，小便不利或失禁。

【阴谷】足少阴肾经合穴。在腘窝内侧，屈膝时当半腱肌肌腱与半膜肌肌腱之间。该穴具有益肾调经、通利下焦、舒筋活络之功。主治：腹胀满，阴囊潮湿、瘙痒，癫狂，阳痿，小便不利，月经不调，膝股内侧痛。

【曲泉】足厥阴肝经合穴。在大腿内侧，屈膝时当膝关节内侧端，股骨内侧髁的后缘，半腱肌、半膜肌止端的前缘凹陷处。该穴具有通痹止痛、调经止带之功。主治：头痛，目眩，癫狂，月经不调，痛经，白带，阴挺，阴痒，产后腹痛，膝膑肿痛，下肢痿痹，遗精，阳痿，疝气，小便不利。

【膝关】在小腿内侧，当胫骨内上髁的后下方，阴陵泉后1寸，腓肠肌内侧头的上部。该穴具有舒筋活络、利湿止痛之功。主治：膝膑肿痛，寒湿走注，历节，咽喉肿痛，下肢痿痹。

【血海】屈膝时在髌骨内侧缘上2寸，当股四头肌内侧头的隆起处。该穴具有理血调经、祛风除湿、养血健脾、舒筋通络之功。主治：月经不调，痛经，瘾疹，湿疹，气逆，丹毒，皮肤瘙痒。

【然谷】足少阴肾经荥穴，在足内侧缘，足舟骨粗隆下方，赤白肉际处。该穴具有滋阴益肾、化湿通络之功。主治：胸胁胀满，热病，烦心，喘逆少气，消渴，黄疸，阴挺，不孕，小儿脐风，口噤，足趾痛，破伤风，月经不调，阴痒，白浊，遗精，阳痿，小便不利，咯血，咽喉肿痛，腹泻。

2.足三阳灸区 在下肢外侧面，由足阳明胃经、足少阳胆经、足太阳膀胱经经穴组成。用于治疗胃肠、胆腑及头面五官、咽喉、胁肋、腰背部疾病，如胃痛、腹痛、胆囊炎、胆绞痛、黄疸、腰膝疼痛、下肢痿痹、虚劳。

（1）足阳明灸区：由足阳明胃经下肢部的髀关至解溪的腧穴组成。主治：头面、口齿、咽喉、胃肠疾病，如胃痛、腹痛、脘腹胀满、呕吐泄泻、下肢痿痹、虚劳。

【梁丘】足阳明胃经郄穴。在股前区，屈膝时在髂前上棘与髌骨外侧端连线上，髌底上2寸处。该穴具有舒筋通络、祛风胜湿、理气和胃之功。主治：急性胃病，膝肿痛，下肢不遂，乳痈，乳痛。

【犊鼻】在膝部，屈膝时在髌韧带外侧凹陷中。该穴具有散寒通络、消肿止痛之功。主治：膝痛，下肢屈伸不利，下肢痿痹。

【足三里】足阳明胃经合穴，胃腑下合穴。在小腿前外侧，胫骨前缘外1横指处，犊鼻下3寸。该穴具有健脾和胃、降气化痰、疏肝泻胆、安神降逆、舒筋通络、补中益气、回阳固脱、强身健体之功。主治：胃痛，呕吐，噎膈，腹胀，肠鸣，泄泻，痢疾，便秘，下肢痿痹，癫狂痫，乳痈，肠痈，脚气，疳积，水肿，心悸，气短，虚劳。

【上巨虚】大肠下合穴。在小腿前外侧，胫骨前缘外1横指处，当犊鼻下6寸，胫骨前缘外1横指处。该穴具有理气调肠、健脾利水、祛风通络之功。主治：泄泻，便秘，肠鸣，腹痛，肠痈，下肢痿痹。

【条口】在小腿前外侧，当犊鼻下8寸，距胫骨前缘1横指处。该穴具有祛风胜湿、舒筋活络之功。主治：脘腹疼痛，下肢痿痹，下肢疼痛，转筋，跗肿，肩臂痛，膝关节炎，肩周炎。

【下巨虚】小肠下合穴。在小腿前外侧，当犊鼻下9寸，上巨虚下3寸处。该穴具有理气调肠、通络止痛之功。主治：腹泻，小腹痛，痢疾，乳痈，下肢痿痹。

【丰隆】足阳明胃经络穴。在小腿前外侧，胫骨前外2横指（中指）处，当外踝尖上8寸，条口外1寸。该穴具有清热化痰、醒神降逆、健脾和胃、祛风通络之功。主治：咳嗽痰多，头痛，眩晕，腹胀，便秘，癫狂痫，下肢痿痹。

（2）足少阳灸区：由足少阳胆经下肢部的环跳至悬钟间的腧穴组成。主治：侧头、耳及胁肋等部位的疾病，如胆囊炎、胆绞痛、黄疸等。

【环跳】在股外侧部，侧卧屈股时，当股骨大转子最凸点与骶管裂孔连线的外1/3与内2/3交点处。该穴具有舒筋通络、强健腰膝、祛风止痛之功。主治：手足顽麻、腰胯疼痛、下肢痿痹、坐骨神经痛、半身不遂、风疹。

【风市】在大腿外侧部的中线上，腘底上7寸，髂胫束后缘，或直立垂手时中指尖处。该穴具有祛风散寒、行气止痛之功。主治：脚气，足膝无力，皮肤瘙痒，瘾疹，下肢痿痹、麻木，半身不遂。

【中渎】在大腿外侧正中，当风市下2寸或腘横纹上5寸，股外侧肌与股二头肌之间。该穴具有祛风通络、补益肝肾之功。主治：下肢痿痹、麻木，半身不遂，脚气，坐骨神经痛。

【膝阳关】在膝外侧，当股骨外上髁上方的凹陷处。该穴具有通络止痛之功。主治：膝膑肿痛，腘筋挛急，小腿麻木，坐骨神经痛。

【阳陵泉】足少阳胆经合穴，胆腑下合穴，八会穴之筋会。在小腿外侧，当腓骨小头前下方凹陷中。该穴具有疏肝利胆、清利湿热之功。主治：善太息，头痛，眩晕，遗尿，胆囊炎，胆石症，高血压，带状疱疹，耳鸣耳聋，黄疸，胁痛，口干口苦，呕吐，吞酸，膝肿痛，下肢痿痹、麻木，小儿惊风。

【光明】足少阳胆经络穴。在小腿外侧，外踝尖上5寸，腓骨前缘。该穴具有疏肝明目、通络止痛之功。主治：目痛，夜盲，乳胀痛，膝痛，下肢痿痹。

（3）足太阳灸区：由足太阳膀胱经下肢部的承扶穴至昆仑穴间的腧穴组成。主治后头部、腰背部疾病以及脏腑病，如腰膝疼痛、屈伸不利，阳痿，月经不调等。

【殷门】在大腿后面，半腱肌与股二头肌之间，当承扶与委中的连线上，承扶下6寸处。该穴具有益肾通络止痛之功。主治：腰腿疼痛，下肢痿痹，坐骨神经痛，小儿麻痹。

【委阳】三焦下合穴。在腘横纹外侧端，当股二头肌腱的内侧。该穴具有清泻下焦、舒筋活络、利水通淋之功。主治：腹满，小便不利，腰脊强痛，腿足痛，胸满，身热，癫狂痫，瘕疝，癃闭，腋下疼痛，遗尿，转筋。

【委中】足太阳膀胱经合穴，膀胱下合穴。在腘横纹中点。当股二头肌肌腱与半腱肌肌腱之间。该穴具有舒筋活络、强健腰膝、和胃理肠、祛风清热、醒神开窍、通调水道之功。主治：腰背痛，下肢痿痹、麻木，腹痛，急性吐泻，小便不利，遗尿，丹毒，少腹坚肿，癫痫，瘕疝，风湿痹痛，头痛，半身不遂，中暑，身热，咽喉疼痛，风疹，湿疹。

【承山】在小腿后面正中，腓肠肌两肌腹之间凹陷的顶端处，约在委中与昆仑之间的中点处。该穴具有舒筋凉血、疗痔和肠之功。主治：下肢酸痛，咽喉肿痛，脱肛，脚气，泄泻，痢疾，寒热疟疾，腰腿拘急，小腿转筋、疼痛，痔疾，便秘。

【飞扬】足太阳膀胱经络穴。在小腿后面，当外踝后，昆仑直上7寸，承山外下方1寸处。该穴具有舒筋活络、通窍安神、清头明目之功。主治：癫狂，疟疾，鼻衄，鼻塞，高血压，三叉神经痛，头痛，目眩，腰腿疼痛，痔疾。

（4）足底灸区：在足底部，由涌泉、足底阿是穴组成。主治：足底痛，足心热，足底冰凉，头痛，头晕，癫痫，昏厥等。

【涌泉】足少阴肾经井穴。在足底部，足趾跖屈时，约当足底前1/3凹陷处。该穴具有益肾清热、宁心苏厥、疏通经络之功。主治：喘逆，身热，腹胀，胁下胀满，黄疸，泄泻，痿厥，暴喑，齿痛，风疹，高血压，滞产，痛风，昏厥，中暑，小儿惊风，癫狂痫，头痛，头晕，目眩，失眠，咯血，喉痹，大便秘结，小便不利，奔豚，足心热。

二、躯干部

（一）项部灸区

颈部灸区在颈部，由督脉$C_{3\sim7}$节段、$C_{3\sim7}$节段夹脊穴及足太阳膀胱经腧穴和经外奇穴组成。主治颈椎病、颈项强直、后头痛、肩臂痛、上肢疾病等。

【天柱】在斜方肌外侧缘之后发际凹陷中，约当后发际正中旁开1.3寸处。该穴具有祛风清热、止痛明目、醒神健脑之功。主治：头痛，眩晕，项强，肩背疼痛，目赤肿痛，鼻塞，咽肿，癫狂痫，热病。

【大椎】在后正中线上，第7颈椎棘突下凹陷中。该穴具有清热解表、宣肺益气、镇惊安神、滋阴养血、舒筋通络之功。主治：伤寒热盛，头痛，喉痹，衄血，虚劳，泄泻，夜卧不安，小儿惊风，中暑，破伤风，颈椎病，热病，疟疾，恶寒发热，咳嗽，气喘，骨蒸潮热，盗汗，狂痫，项强，脊痛，风疹，痤疮。

【定喘】在上背部，横平第7颈椎棘突下，后正中线旁开0.5寸。该穴具有宣肺定喘、舒筋通络之功。主治：落枕，肩背痛，上肢麻木疼痛，瘾疹，肺痨，局部神经痛，咳嗽，哮喘。

（二）肩部灸区

肩部灸区在肩胛部，由于肩部循行所过的足太阳膀胱经、手太阳小肠经、手阳明大肠经的相关腧穴组成。主治肩部疾患，如肩周炎、颈椎病引起的颈肩疼痛、肩臂痛、臂不能举、上肢瘫痪等。

【肩井】在肩上，大椎与肩峰连线的中点处。该穴具有祛风散寒、通乳消痈之功。主治：中风偏瘫，痰涎壅盛，暴喑，呕吐，咳逆上气，虚劳，乏力，嗜睡，颈项强痛，肩背疼痛，上肢不遂，难产，乳痈，乳汁不下，乳癖，瘰疬。

【天宗】在肩胛部，肩胛冈下窝中央凹陷处，约当肩胛冈下缘与肩胛下角之间的上1/3折点处。该穴具有舒筋活络、宽胸散结、止咳平喘之功。主治：肩胛疼痛，肩背部损伤，咳嗽气喘，咳逆强心，乳腺炎，乳腺增生，落枕。

【秉风】在肩胛部，肩胛冈上窝中央，天宗穴直上，举臂有凹陷处。该穴具有祛风通络、止咳化痰之功。主治：肩胛疼痛，肩周炎，上肢酸麻，咳嗽喘逆。

【曲垣】在肩胛部，肩胛冈上窝内侧端，当臑俞与第2胸椎棘突连线的中点处。该穴具有舒筋活络止痛之功。主治：肩胛疼痛，肩周炎，肩背疼痛。

【肩外俞】在背部，当第1胸椎棘突下旁开3寸处。该穴具有祛风散寒、舒筋通络之功。主治：肩背疼痛，颈项强急，上肢冷痛，肩胛神经痛。

【肩中俞】在背部，当第7颈椎棘突下旁开2寸处。该穴具有祛风散寒、舒筋通络之功。主治：咳嗽，气喘，肩背疼痛，落枕，目视不明，咯血。

【肩前】在肩部，正坐垂臂，当腋前皱襞顶端与肩髃连线的中点处。该穴具有通络止痛之功。主治：臂不能举，肩臂痛。

【肩髃】在肩部，肩峰端下缘，当肩峰与肱骨大结节之间，三角肌上部中央。臂外展或平举时，肩部出现两个凹陷，当肩峰前下方凹陷处。该穴具有祛风清热、舒筋散结之功。主治：肩臂挛痛，上肢不遂，肩臂无力，风热瘾疹。

【肩髎】在肩部，肩峰后下方，上臂外展时，当肩髃穴后寸许凹陷处。该穴具有祛风胜湿、舒筋通络之功。主治：中风瘫痪，风疹，肩周炎，肋间神经痛，肩臂挛痛不遂。

（三）背部灸区

1. 上背部灸区　在上背部，由T_{1-7}节段的督脉、足太阳膀胱经循行线及相关腧穴和夹脊穴、经外奇穴组成。主治心肺系统疾患，如感冒、咳喘、心悸、心痛、胸背痛、肋间神经痛、神经衰弱等。

【陶道】在背部，当后正中线上，第1胸椎棘突下凹陷中。该穴具有清热解表、开窍宁神、镇惊通络之功。主治：项背强急，脊背酸痛，颈椎病，恶寒发热，感冒，咳喘，胸痛，骨蒸潮热，疟疾，癫狂痫，角弓反张。

【大杼】八会穴之骨会。在背部，当第1胸椎棘突下，旁开1.5寸处。该穴具有解表散寒、强壮筋骨、舒筋通络之功。主治：咳嗽，项强，肩背痛，头痛，腰背痛，胸满，气喘，疟疾，癫狂痫，支气管炎，骨蒸潮热，感冒发热。

【风门】在背部，当第2胸椎棘突下，旁开1.5寸处。该穴具有散寒泄热、宣肺止咳之功。主治：感冒，咳嗽，发热，头痛，项强，胸背痛，鼻塞流涕，咳逆上气，胸中热，背疽，疮疖，黄疸。

【身柱】在背部，第3胸椎棘突下凹陷中，当后正中线上，约与两侧肩胛冈高点相平。该穴具有醒神定惊、清热宣肺、活血通络之功。主治：胸中热，谵语，口干烦渴，虚劳，百日咳，癔病，身热，头痛，咳嗽，哮喘，惊厥，狂痫，腰脊强痛，疔疮，发背。

【肺俞】肺之背俞穴，在第3胸椎棘突下，旁开1.5寸处。该穴具有宣肺解表、祛风清热、利湿宁神之功。主治：咳嗽，鼻塞，气喘，咯血，吐血，骨蒸潮热，盗汗，肺胀，肺痿，喘满上气，胸胁支满，腰脊痛，癫狂痫，时行痰盛，失音。

【厥阴俞】心包之背俞穴，在背部，当第4胸椎棘突下，旁开1.5寸处。该穴具有宣肺宁心、和胃止痛之功。主治：咳嗽胸满，心痛心悸，胸闷，胃脘疼痛，恶心呕吐，神经衰弱，失眠健忘，肋间神经痛。

【膏肓】在背部，当第4胸椎棘突下，旁开3寸处。该穴具有滋阴润肺、益气健脾、舒筋通络之功。主治：虚劳羸瘦，遗精滑精，骨蒸潮热，盗汗，咳血吐血，头晕目眩，四肢倦怠，健忘，消化不良，久病体弱，咳嗽，气喘，胸闷，脊背强痛。

【神道】在背部，第5胸椎棘突下凹陷中，当后正中线上。该穴具有镇惊安神、理气降逆、舒筋通络之功。主治：心痛，失眠健忘，惊悸，怔忡，癫狂痫，中风不语，肩背痛，腰脊强硬，咳嗽，气喘。

【心俞】心之背俞穴。在背部，当第5胸椎棘突下，旁开1.5寸处。该穴具有疏通心脉、清热理肺、宁心安神之功。主治：心痛，惊悸，失眠，健忘，癫狂，咳嗽，吐血，盗汗，遗精。

【灵台】在背部，当后正中线上，第6胸椎棘突下凹陷中。该穴具有清热解毒、清肺泻火、舒筋通络之功。主治：咳嗽，气喘，项强，脊痛，身热，瘰疬，疔疮。

【至阳】在背部，当后正中线上，第7胸椎棘突下凹陷中。该穴具有宣肺利气，健脾除湿，舒筋活络之功。主治：足胫酸痛，少气懒言，胃痛，胆囊炎，胆道蛔虫病，疟疾，黄疸，胸胁胀满，咳嗽，气喘，腰背疼痛，脊强。

【膈俞】八会穴之血会。在背部，当第7胸椎棘突下，旁开1.5寸处。该穴具有凉血宽胸、健脾和胃之功。主治：呕吐，呃逆，气喘，吐血，贫血，潮热，盗汗，腹胀，咳喘上逆，血证，血热妄行，肠风脏毒，寒热骨痛，胸胁疼痛，瘾疹，皮肤瘙痒。

2.下背部灸区　在下背部，由T_{8-12}节段的督脉、足太阳膀胱经循行线及相关腧穴和夹脊穴、经外奇穴组成。主治肝、胆、脾、胃疾患，如胁肋与胃脘痛、胃炎、肝炎、胆囊炎、黄疸、水肿、泄泻等。

【筋缩】在背部，当后正中线上，第9胸椎棘突下凹陷中。该穴具有平肝息风、舒筋缓急之功。主治：癫狂，惊痫，抽搐，脊背强痛，胃脘不适，黄疸，四肢不收，筋挛拘急。

【肝俞】肝之背俞穴，在背部，当第9胸椎棘突下，旁开1.5寸处。该穴具有疏肝利胆、清头明目、和血宁神之功。主治：胁痛，黄疸，目赤，目视不明，夜盲，迎风流泪，癫狂痫，脊背痛，鼻衄，咳嗽，腹胀，完谷不化，积聚，痞满，痈疽，瘰疬。

【胆俞】胆之背俞穴。在背部，当第10胸椎棘突下，旁开1.5寸处。该穴具有清肝利胆、理气和胃之功。主治：黄疸，口苦，胁痛，肺痨，潮热，呕吐，短气，瘰疬，神经衰弱，月经不调。

【中枢】在背部，当后正中线上，第10胸椎棘突下凹陷中。该穴具有理气和胃、利湿退黄，舒筋活络之功。主治：黄疸，呕吐，腹满，胃痛，食欲不振，腰背疼痛。

【脊中】在背部，当后正中线上，第11胸椎棘突下凹陷中。该穴具有调理肠胃、通络宁神之功。主治：腰脊强痛，黄疸，腹泻，痢疾，小儿疳积，肝炎，痔疾，脱肛便血，神经衰弱，癫狂痫。

【脾俞】脾之背俞穴。在背部，当第11胸椎棘突下，旁开1.5寸处。该穴具有健脾和胃、益气摄血之功。主治：腹胀，纳呆，呕吐，泄泻，痢疾，水肿，背痛，胁痛，喉痹，虚劳，咯血，吐血，便血，阴挺，瘾疹。

【胃俞】胃之背俞穴。在背部，当第12胸椎棘突下，旁开1.5寸处。该穴具有健脾和胃、理气化湿、消食导滞之功。主治：胃脘痛，呕吐，腹胀，肠鸣，完谷不化，痢疾，泄泻，脱肛，鼓胀，小儿吐乳，失眠。

（四）腰部灸区

腰部灸区在腰部，由T_{1-5}的节段的督脉、足太阳膀胱经循行线及相关腧穴和夹脊穴、经外奇穴组成。主治下焦疾患，如虚劳、腰痛、泄泻、遗精、遗尿、尿闭、月经不调等病症。亦常用于泌尿生殖系统炎症，如膀胱炎、尿道炎、盆腔炎、性功能障碍等疾病。

【悬枢】在腰部，当后正中线上，第1腰椎棘突下凹陷中。该穴具有舒筋通络、调理脾胃之功。主治：腰脊强痛，腹胀，腹痛，完谷不化，泄泻，痢疾。

【三焦俞】三焦之背俞穴。在腰部，当第1腰椎棘突下，旁开1.5寸处。该穴具有温阳化气、通调水道、理气通经、舒筋通络之功。主治：头痛、眩晕，寒热往来，溺血，消渴，遗尿，神经衰弱，肠鸣，腹胀，呕吐，泄泻，痢疾，小便不利，脚气，三焦气化不利，腰背强痛。

【命门】在腰部，第2腰椎棘突下凹陷中，后正中线上。该穴具有培元固本、温肾壮阳、清热安神、调理冲任之功。主治：身热，汗出不畅，瘈疭，里急，痞满，月经不调，痛经，阴挺，痔疮，泻痢，赤白带下，不孕，吐血，消渴，贫血，腰脊强痛，下肢痿痹，经冷不育，遗精，阳痿，小便频数，小腹冷痛，腹泻。

【肾俞】肾之背俞穴。在腰部，当第2腰椎棘突下，旁开1.5寸处。该穴具有益肾壮阳、调经导滞、聪耳明目、祛湿利水、舒筋通络、强身健脑之功。主治：腰背酸痛，脚膝拘急，头晕，头重身热，耳鸣耳聋，遗尿，遗精，阳痿，早泄，不育，月经不调，带下，不孕，虚劳赢瘦，四肢厥逆，阴中痛，消渴，喘咳，面赤热，小便短赤，肾下垂，贫血。

【腰阳关】在腰部，第4腰椎棘突下凹陷中，当后正中线上，约与髂嵴相平。该穴具有补肾培元、强健腰膝之功。主治：腹泻，遗尿，呕吐不止，多涎，风痹，筋挛，消渴，尿崩症，腰腿痛，腰骶疼痛，下肢痿痹，月经不调，赤白带下，遗精，阳痿。

【大肠俞】大肠之背俞穴。在腰部，当第4腰椎棘突下，旁开1.5寸处。该穴具有调理肠胃，舒筋活络之功。主治：腰腿痛，腹中雷鸣切痛，绕脐疼痛，腹胀，泄泻，痢疾，便秘，食谷不化，肠风脏毒，脱肛。

【腰眼】在腰部，横平第4腰椎棘突下，后正中线旁开3.5寸凹陷中。该穴具有通络止痛、补肾壮腰之功。主治：尿急，尿频，消渴，腰痛，月经不调，带下，虚劳。

【腰俞】在腰骶部，当后正中线上，适对骶管裂孔处。该穴具有清热利湿、息风止痉之功。主治：腰脊强痛，腹痛泄泻，便秘，便血，痔疾，脱肛，癫狂痫，淋浊，月经不调，下肢痿痹。

（五）骶部灸区

骶部灸区在骶髂部，由S_{1-4}节段的督脉、足太阳膀胱经循行线及相关腧穴和夹脊穴、经外奇穴组成。主治下焦疾病与下肢疾患，如腰痛、肾病、阳痿、遗精、痛经、月经不调、带下、淋浊、下肢痿痹、泌尿系统疾病及本穴区段的腰脊病变等。

【小肠俞】小肠之背俞穴。在骶部，当第1骶椎棘突下，旁开1.5寸，约平第1骶后孔。该穴具有理肠化滞、通调水道之功。主治：口干，小便不利，便秘，消渴，遗精，遗尿，尿血，尿痛，带下病，腹泻，痢疾，疝气，腰骶痛。

【膀胱俞】膀胱之背俞穴。在骶部，当第2骶椎棘突下，旁开1.5寸，约平第2骶后孔。该穴具有通调膀胱、利水通淋、强健腰膝之功。主治：虚劳，痢疾，小便混浊，阴部疼痛，腿痛，消渴，小便不利，遗尿，腰骶痛，腹泻，便秘。

【次髎】在骶部，当髂后上棘内下方，适对第2骶后孔。该穴具有益肾调经、舒筋通络之功。主治：腰背寒冷，心下积聚，赤白带下，肠鸣切痛，泄泻，痢疾，便秘，月经不调，痛经，小便不利，遗精，疝气，腰骶痛，下肢痿痹。

【秩边】在臀部，平第4骶后孔，骶正中嵴旁开3寸处。该穴具有舒筋通络、利尿通便之功。主治：小便艰涩疼痛，遗精，带下，腰腿痛，瘫痪，盆腔炎，腰骶痛，下肢痿痹，小便不利，痔疾，便秘，阴痛。

（六）腹部灸区

1. 上腹部灸区 在上腹部剑突至脐中下，由任脉、足阳明胃经、足少阴肾经、足太阴脾经循行线及其腧穴和经外奇穴等组成。主治胃脘胀痛、胃炎、胃十二指肠球部溃疡、呕吐、泄泻、消化不良等。

【神阙】在腹中部，当脐窝中央处。该穴具有回阳固脱、补益下元、调胃理肠之功。主治：虚脱，中风脱证，腹痛，腹胀，泄泻，痢疾，便秘，脱肛，水肿，小便不利。

【天枢】大肠之募穴。在腹中部，脐中旁开2寸处。该穴具有调和肠胃、消积导滞、化湿调经之功。主治：腹痛，腹胀，泄泻，痢疾，便秘，月经不调，痛经。

【水分】在上腹部，前正中线上，当脐上1寸处。该穴具有利水消肿、健脾和胃、舒筋通络之功。主治：腹痛腹胀，肠鸣泄泻，胃肠虚胀，四肢水肿，小儿囟陷，腰脊强急，肠炎，肠粘连。

【下脘】在上腹部，前正中线上，当脐上2寸处。该穴具有理气通络、健脾和胃之功。主治：小便短赤，便秘，胃下垂，痢疾，腹痛，腹胀，腹泻，呕吐，食谷不化，小儿疳积，痞块。

【商曲】在上腹部，当脐中上2寸，前正中线旁开0.5寸处。该穴具有理气散瘀、和胃调肠之功。主治：腹痛，泄泻，痢疾，便秘，积聚，鼓胀。

【建里】在上腹部，前正中线上，当脐上3寸处。该穴具有消食化滞、健脾和胃、利水消肿之功。主治：心痛，水肿，胃痛，呕吐，食欲不振，腹胀，腹痛。

【石关】在上腹部，当脐中上3寸，前正中线旁开0.5寸处。该穴具有攻坚消满、补肾种子之功。主治：恶心呕吐，肠鸣腹痛，便秘，产后腹痛，妇人不孕。

【中脘】胃之募穴，八会穴之腑会。在上腹部，当脐中上4寸，前正中线上，或脐与胸剑联合连线的中点处。该穴具有健脾和胃，消食导滞，调肠止泻、理气化痰之功。主治：大便难，赤白痢疾，赤白带下，神经衰弱，失眠，慢惊风，瘾疹，胃痛，腹胀，纳呆，呕吐，吞酸，呃逆，小儿疳积，黄疸，癫狂，脏躁。

【阴都】在上腹部，当脐中上4寸，前正中线旁开0.5寸处。该穴具有宽胸降逆、理气和胃之功。主治：腹胀，肠鸣腹痛，便秘，不孕，胸胁胀满，疟疾。

【梁门】在上腹部，脐中上4寸，前正中线旁开2寸处。该穴具有健脾和胃、消积化滞、通乳通经之功。主治：食少纳呆，胃痛，呕吐。

【上脘】在上腹部，前正中线上，当脐上5寸处。该穴具有清热化痰、理气和胃之功。主治：饮食不化，疳积，呕吐，呕血，虚劳，胃痛，呃逆，腹胀，癫狂痫。

【腹通谷】在上腹部，当脐中上5寸，前正中线旁开0.5寸处。该穴具有健脾和胃、宁心安神之功。主治：腹痛，腹胀，呕吐，心痛，心悸，胸痛，暴喑，哮喘，肋间神经痛。

2.下腹部灸区 在下腹部脐中至耻骨联合，由任脉、足阳明胃经、足少阴肾经、足太阴脾经循行线及其腧穴和经外奇穴等组成。主治少腹及腹股沟疼痛、前列腺炎、盆腔炎、精索与睾丸炎症、男性不育、子宫脱垂、疝气等。

【曲骨】在下腹部，当前正中线上，脐下5寸，耻骨联合上缘的中点处。该穴具有调经止带、涩精止遗、补肾利尿之功。主治：少腹胀满，小便淋漓刺痛，遗尿，疝气，阳痿，遗精，阴囊湿痒，月经不调，赤白带下，痛经，五脏虚弱，虚劳诸疾。

【中极】膀胱之募穴。在下腹部，前正中线上，当脐下4寸处。该穴具有温阳利水、调经止带、涩精利尿之功。主治：妇人下元虚冷，腹胀，水肿，痛经，遗尿，小便不利，癃闭，遗精，阳痿，不育，月经不调，阴挺，阴痒，不孕，产后恶露不尽，带下。

【关元】小肠之募穴。在下腹部，前正中线上，当脐下3寸处。该穴具有培元固脱、温肾调经、补中调肠、强壮腰膝之功。主治：下焦虚寒，虚劳冷，中风脱证，羸瘦无力，消渴，少腹疼痛，疝气，蛔虫症，脱肛，便血，腹泻，痢疾，五淋，尿闭，尿频，月经不调，痛经，带下，阴挺，白浊，恶露不尽，胞衣不下，遗精，阳痿，早泄。

【石门】三焦之募穴。在下腹部，前正中线上，当脐中下2寸处。该穴具有利水消肿、温肾调经之功。主治：腹胀，泻痢，绕脐疼痛，疝气，奔豚，水肿，小便不利，遗精，阳痿，经闭，带下，崩漏，血淋，肠炎，产后恶露不尽。

【气海】肓之原穴。在下腹部，前正中线上，当脐下1.5寸处。该穴具有温补脾肾、利尿通淋、调经止带之功。主治：水谷不化，绕脐疼痛，便秘，腹泻，四肢厥逆，中风脱证，乏力，虚脱，形体羸瘦，脏气衰惫，疝气，小便不利，遗尿，月经不调，痛经，带下，阴挺，产后恶露不尽，胞衣不下，遗精，阳痿。

【阴交】在下腹部，前正中线上，当脐下1寸处。该穴具有温肾调经、清热利湿之功。主治：绕脐腹痛，腹满水肿，疝气，阴部瘙痒，小便不利，血崩，赤白带下，产后恶露不尽，小儿囟陷，腰膝拘挛。

【水道】在下腹部，脐中下3寸，前正中线旁开2寸处。该穴具有益肾调经、行气利水之功。主治：疝气，小便不利，小腹胀满，痛经，不孕。

【**归来**】在下腹部，脐中下4寸，前正中线旁开2寸处。该穴具有温经止痛、益气固脱之功。主治：小腹痛，疝气，月经不调，带下，阴挺。

【**腹结**】在下腹部，腹舍上3寸，大横下1.3寸，距前正中线4寸处。该穴具有和胃理肠、散寒止痛之功。主治：绕脐腹痛，泄泻，痢疾，大便秘结，疝气。

【**大横**】在腹中部，脐中旁开4寸。该穴具有健脾益气、散寒通腑之功。主治：腹痛，腹泻，便秘，痢疾，小腹冷。

【**子宫**】在下腹部，当脐中下4寸，前正中线旁开3寸。该穴具有调经止痛、固胎举陷之功。主治：疝气、腰脊痛，阴挺，月经不调，痛经，不孕。

3.侧腹部穴区 在侧腹部第12肋游离端至髂骨上缘，由足少阳胆经、足厥阴肝经循行线及其腧穴和经外奇穴等组成。主治腰痛、胁痛、腹胀、痞块、水肿、泄泻、小便不利等。

【**日月**】胆之募穴。在上腹部，第7肋间隙中，前正中线旁开4寸处，乳头直下。该穴具有降逆止呕、利胆排石之功。主治：善太息，四肢不收，胆囊炎，胆石症，黄疸，胁肋疼痛，呕吐，吞酸，呃逆。

【**京门**】肾之募穴。在侧腰部，章门穴后1.8寸，当第12肋游离端的下方。该穴具有温肾利水、理气止痛之功。主治：肠鸣，泄泻，腹胀，胁肋疼痛，水肿，小便不利，肋间神经痛。

【**章门**】脾之募穴，八会穴之脏会。在侧腹部，当第11肋游离端下方。该穴具有疏肝理气、清热祛湿、健脾和胃之功。主治：烦热，喘息，胸胁支满，完谷不化，胆石症，呃逆，腹痛，腹胀，肠鸣，腹泻，呕吐，胁痛，黄疸，痞块。

【**期门**】肝之募穴。在胸部，第6肋间隙，乳头直下，前正中线旁开4寸处。该穴具有疏肝和胃、行气止痛之功。主治：积聚，鼓胀，眩晕，霍乱，遗尿，小便不利，暴喑，产后诸疾，胆囊炎，胆石症，胸胁胀痛，呕吐，吞酸，呃逆，腹胀，腹泻，奔豚，乳痈。

【**带脉**】在侧腹部，第11肋骨游离端直下方平脐处。该穴具有调经止带、舒筋通络、补益肝肾之功。主治：肾虚，阴挺，盆腔炎，月经不调，赤白带下，疝气，腰痛，胁痛。

【**五枢**】在侧腹部，当髂前上棘前1.5寸，约平脐下3寸处。该穴具有调经止带、理气通便之功。主治：阴挺，赤白带下，月经不调，疝气，少腹痛，便秘。

【维道】在侧腹部，当髂前上棘的前下方，五枢穴前下0.5寸处。该穴具有调经固冲、润肠通便、行气利水之功。主治：腰胯痛，少腹痛，阴挺，疝气，带下，月经不调，水肿，小便不利，肠痈。

【居髎】在髋部，当髂前上棘与股骨大转子高点连线的中点处。该穴具有散邪通络、舒筋止痛之功。主治：腰腿痹痛，瘫痪，中风偏瘫，足痿，疝气。

第三节 常用药灸方

一、肺系疾病方

1.解表宣肺方 由羌活、白芷、板蓝根各100g，紫苏叶、桔梗各60g，黄芩、黄连各50g组成。具有疏风解表、宣肺止咳、清热解毒之功，主治风寒感冒、风热感冒，症见恶寒发热、头痛鼻塞或流涕、四肢酸痛、咳嗽咳痰、咽喉肿痛，舌苔薄白、脉浮。

2.宣肺止嗽方 由半夏、陈皮、桔梗、杏仁、浙贝母、紫苏子、紫菀各100g，白芥子、白前、甘草各60g组成。具有宣肺止咳、化痰定喘之功，主治上呼吸道感染、支气管炎、支气管哮喘等病症，症见咳嗽、咳痰。

3.通窍方 由苍耳子、白芷、黄芩、鱼腥草各100g，辛夷、细辛各50g组成。具有疏风清热、通窍止痛之功，主治鼻塞流涕、头痛等症。

4.平喘补肺方 由黄芪、党参、制附子、麻黄、紫菀、款冬花、丹参、紫苏子各100g，细辛、五加皮、炙甘草各50g组成。具有补肺强心、止咳平喘、化痰利水之功，主治咳嗽、气喘等，症见心慌气短、喘息不能平卧、胸闷痰多、唇甲紫绀、小便不利、水肿等。

二、心系疾病方

1.宁心通脉方 由丹参、川芎、刘寄奴、没药、当归、黄芪、郁金、瓜蒌各100g，降香30g，麝香1g组成。具有活血化瘀、行气止痛之功，主治冠心病。症见心前区疼痛，或呈阵发性放射至肩背部，伴胸闷、气短、心悸，舌质暗红，或有瘀斑，脉弦细等。

2.养血安神方 由酸枣仁、当归、丹参、川芎、天冬、麦冬、生地黄各100g，磁石60g组成。具有滋阴养血、重镇安神之功，主治失眠。症见失眠多梦、虚烦神疲、健忘、手足心热，舌红、少苔，脉细数。

3.补肾养神方 由玄参、熟地黄、当归、白术、酸枣仁、巴戟天、肉苁蓉、肉桂、枸杞子各60g，远志、石菖蒲各60g组成，具有补肾益精、养神开窍之功，主治痴呆症。症见智能减退、表情淡漠、词不达意、齿焦发枯、腰酸骨软，舌淡、苔薄白，脉沉细。

三、脾胃疾病方

1.胃痛方 由党参、白术、茯苓、木香、砂仁、延胡索、厚朴、丹参、蒲公英各100g，炙甘草60g组成。具有健脾和胃、理气通络之功，主治慢性胃炎。症见胃部不适、胃脘胀痛，或隐痛，或刺痛，恶心，嗳气，嘈杂，神疲乏力，纳食减少等。

2.和胃消痞方 由代赭石200g，半夏、厚朴、党参、木香各100g，山楂、莱菔子、神曲、陈皮各60g，炙甘草30g组成。具有和胃降逆、行气消痞之功，主治胸脘痞闷胀满、嗳腐吞酸、呃逆频作，或大便不调、矢气频作，舌苔厚腻，脉滑等症。

3.止泻方 由苍术、白术、茯苓、山药、厚朴、陈皮、葛根、车前子各100g，桔梗、炙甘草各50g组成。具有健脾利湿、升阳止泻之功，主治各型肠炎、泄泻。症见腹痛、肠鸣、泄泻清稀，或泻下水谷不化，或泻下臭如败卵，或泻下急迫，或五更泻，伴食少乏力等。

4.升阳举陷方 由黄芪、党参、升麻、柴胡、五味子、葛根、炒白术各100g，桑螵蛸、炙甘草各50g组成。具有益气健脾、升阳举陷之功，主治胃下垂、子宫脱垂、脱肛。症见胃脘不适、腹部下坠、阴挺脱出、肛脱不收、食欲不振、气短乏力等。

四、肝胆疾病方

1.通窍止痛方 由羌活、白芷、川芎各100g，细辛、胆南星、薄荷、荆芥穗各30g组成。具有祛风邪、通窍止痛之效，主治各种头痛、脑外伤后遗症。

2.平肝定眩方 由钩藤、石决明、牛膝、桑寄生、益母草各100g，栀子、黄芩、桃仁、红花各30g，炙甘草60g，麝香1g组成。具有平肝潜阳、活血通络之功，症见眩晕、耳鸣、头目胀痛，遇烦加重甚则扑倒，口唇紫暗、舌红苔黄，脉弦涩。

3.通络开窍方 由地龙、秦艽、木瓜、川芎、天麻、葛根、僵蚕各100g，土鳖虫、胆南星、全蝎各50g，麝香（或冰片）2g组成。具有祛风通脉、活血化瘀、舒筋活络之功，主治中风及中风后遗症。症见半身不遂、言语不利、痰多等。

4.通络止痛方 由青风藤、海风藤、红花、羌活、独活、川芎、威灵仙、制草乌、制川乌各80g，白芷、当归、细辛各30g组成。具有舒经通络、活血止痛之功，主治中风后肩痛、膝关节疼痛等。

5.通络柔筋方 由透骨草、路路通、伸筋草各100g，桑枝、虎杖、桂枝、红花、艾叶各50g组成。具有祛湿止痛、消肿活血、疏通经络之功，主治运动障碍，中风后肢体痉挛，如上肢肘关节、下肢膝关节等出现的僵硬强直，严重者甚至出现肢体、关节畸形。

6.补虚通络方 由仙鹤草100g，淫羊藿、仙茅、地黄、山茱萸、酒苁蓉、巴戟天各50g，附子、肉桂、石斛、麦冬、五味子、石菖蒲、远志各20g组成。具有补虚强壮、安神定志、化痰通络之功，主治中风后患者因康复训练所致的精力耗竭、精神疲倦、心理排斥者。

五、肾系疾病方

1.益肾利水方 由黄芪、山药、淫羊藿、菟丝子、五味子、牛膝、丹参、泽兰、防己、白花蛇舌草各60g，麝香2g组成。具有益肾利水之功，主治慢性肾炎。症见腰膝酸困，全身水肿，腰以下尤甚，按之凹陷，小便短少，或见脘腹胀满、食少便溏，心悸气短，四肢厥冷等。

2.利湿通络方 由柴胡、郁金、延胡索、川楝子、荔枝核、白花蛇舌草、牛膝、黄柏、苍术、路路通、皂角刺各100g组成。具有疏肝解郁、清热利湿、软坚散结、化瘀通络之功，主治慢性前列腺炎，前列腺增生。症见少腹与会阴坠胀、隐痛，或腰骶部酸痛，尿频，尿痛，淋漓不尽，排尿困难，或有性功能障碍等。

3.补肾起痿方 由仙茅、淫羊藿、墨旱莲、女贞子、肉苁蓉、锁阳、巴戟天、菟丝子各100g，雄蚕蛾、九香虫各60g组成。具有补肾壮阳、滋阴起痿、填精壮髓之功，主治阳痿。症见阳事不举，或临房举而不坚，伴腰膝酸软、头晕耳鸣、神疲乏力，舌淡苔白，脉象沉细等。

4.止遗固精方 由黄芪、山茱萸、山药、五味子、金樱子、沙苑子、女贞子、菟丝子、锁阳各100g，远志、知母各60g组成。具有益气补肾、填精壮髓、固摄精关之功，主治遗精、早泄。症见遗精频作，甚则滑精，或临房早泄，伴腰膝酸困、头晕耳鸣、精神萎靡，或见心烦多梦，夜寐不安等。

5.肾虚遗尿方 由黄芪、山药、益智仁、金樱子、桑螵蛸、五味子各100g，肉桂、覆盆子各60g，甘草梢30g组成。具有补肾健脾、固涩止遗之功，主治遗尿，尿失禁，症见小儿遗尿，或成人小便失禁，兼见腰膝酸困，神疲乏力等。亦可用于慢性前列腺增生而致的夜尿频数。

六、气血津液疾病方

1.益气补血方 由黄芪150g，当归、补骨脂、肉桂、地龙各100g，没药、木香各50g，冰片10g组成。具有补益气血、壮骨生髓之功，主治各种气血虚损之症。症见心悸气短、头晕耳鸣、神疲乏力、腰膝酸软、面色苍白或萎黄，舌淡，脉细弱等。

2.温阳通脉方 由干姜、肉桂、当归各100g，蜀椒200g组成。具有温阳通脉、活血止痛之功，主治糖尿病神经病变症状较重者，或合并下肢溃疡或坏疽者。

3.扶阳胜郁方 由桑寄生、杜仲各100g，半夏、黄芩、黄连、干姜各60g，柴胡、香附、炙甘草各40g组成。具有温阳通脉、行气解郁之功，主治郁证。症见心情抑郁、情绪不宁、胸部满闷，或易怒喜哭等症。

4.益气除热方 由黄芪150g，白术、陈皮、玄参、当归、生地黄各100g，柴胡、炙甘草各50g组成。具有补益中气、甘温除热之功，主治内伤发热。症见低热，劳累后发作或加重，伴倦怠乏力、气短懒言，舌淡，苔薄白，脉细弱。

5.祛湿清肠方 由茯苓、白术、陈皮、竹茹、猪苓、泽泻各100g，半夏、胆南星、枳实、炙甘草各50g组成。具有化痰利湿、理气消脂之功，主治肥胖症。

6.行气化结方　由川芎、香附、苍术、栀子、神曲、生地黄、犀角、白芍、牡丹皮各100g，半夏、甘草各50g组成。具有行气解郁、清热解毒、化痰散结之功，主治肿瘤。

七、肢体经络疾病方

1.祛风通络方　由桂枝、葛根、川芎、威灵仙、乳香、没药、伸筋草、地龙、木瓜、羌活各100g，木香60g组成。具有祛风胜湿、舒经活络、活血化瘀之功，主治各型颈椎病、落枕、上肢痿痹、肩周炎。症见颈项僵痛、头痛头晕、上肢疼痛与麻木无力，或伴以上部位的功能活动障碍等。

2.风湿痹痛方　由防风、桂枝、威灵仙、豨莶草、海风藤、川乌、草乌、寻骨风、淫羊藿、川芎、白芷、白花蛇舌草各50g，木鳖子2g组成。具有祛风散寒胜湿、舒筋活络、活血通络、补肾壮骨之功，主治各型风湿，类风湿关节炎，痛风等。症见关节、筋骨、肌肉疼痛，或见麻木，重着，屈伸不利，关节肿大变形等。

3.补肾治痿方　由黄芪、白术各150g，淫羊藿、续断、当归、川芎、地龙、鸡血藤、山药、乳香、没药各100g，血竭60g，土鳖虫50g，升麻50g组成。具有健脾益胃、补益脾胃、舒筋通络、活血化瘀之功，主治痿证。症见肢体筋脉弛缓，软弱无力，日久不能随意运动，肌肉萎缩等。

4.平肝镇颤方　由天麻、钩藤、栀子、黄芩、白芍、天冬、牡蛎、木瓜、茵陈、当归、牛膝各100g，炙甘草60g组成。具有镇肝息风、舒筋止颤之功，主治颤证。症见头部或肢体摇动、颤抖，重则手不能持物，伴肢体麻木，口苦而干，舌红苔黄，脉弦。

5.颈痛方　由黄芪30g，当归10g、赤芍10g、防风12g、桑枝30g、白芷6g、杜仲10g、桑寄生20g、细辛3g、干姜3g、徐长卿30g、威灵仙20g、丹参20g、川断10g、乳香10g、没药10g组成。具有活血祛风、通络止痛之功，主治颈椎病、落枕、颈肩综合征等。

6.膝痛方　由黄芪30g，当归10g、赤芍10g、防风12g、桑枝30g、白芷6g、川牛膝20g、知母10g、细辛3g、干姜3g、徐长卿30g、威灵仙20g、秦艽10g、木瓜15g、鸡血藤30g、豨莶草15g、丹参20g、乳香10g、没药10g组成。具有补气活血、舒筋活络之功，主治膝关节骨关节炎。症见膝关节屈伸不利、疼痛，活动受限。

7.**腰痛方** 由补骨脂、菟丝子、怀牛膝、狗脊、川乌、草乌、威灵仙、透骨草、伸筋草、川芎各100g，血竭、马钱子、鳖甲各30g，麝香3g组成。具有补益肝肾、舒筋活络之功，主治腰椎间盘突出症、强直性脊柱炎、腰椎骨质增生。症见腰腿疼痛，向下肢放射，或为刺痛、胀痛，伴有麻木或功能活动障碍等。

第四节 操作规范

一、基本操作顺序

1.**体位选择** 常用体位：卧位有仰卧位、俯卧位，坐位有侧卧位、俯伏坐位，仰靠坐位。

2.**施灸顺序** 施灸的顺序，临床上通常为先灸背部，后灸腹部；先灸上部，后灸下部；先灸头身，后灸四肢；先灸阳经，后灸阴经。

3.**施灸手法** 施灸手法有补有泻，需根据辨证而定，实者宜泻，虚者宜补。

二、常用操作方法

（一）操作前准备

1.患者评估

（1）意识状态、心理状况、理解配合能力及对此项操作的认识。

（2）病情、主要症状、既往史。

（3）施灸部位皮肤情况。

（4）对热的感知及耐受程度。

（5）外用中药过敏史。

2.医患沟通

（1）火龙药灸目的、操作方法，可能出现的不适反应。

（2）需要配合医师采取的治疗体位和注意事项。

3.部位选择

（1）应根据病症选取适当的治疗部位或穴区，以肌肉丰厚处为宜。

（2）常用部位有肩、背、腰、臀、四肢近端以及腹部等。

（3）常用穴区有四肢穴区、躯干穴区。

4. 消毒

（1）罐具：采用消毒药液浸泡消毒或送供应室消毒。

（2）毛巾：清洗并高温消毒。

（3）医师：双手用肥皂水清洗干净。

5. 患者准备

（1）排空二便，配合治疗。

（2）选择患者舒适、医师便于操作的治疗体位。

6. 火龙药液的制备

（1）准备材料：根据具体疾病选择相应的中药饮片；95%酒精；容量为25l的玻璃瓶。

（2）药材加工：将选好的中药材洗净，晾干或烘干，剪成合适的大小。

（3）准备容器：玻璃瓶清洁无异味并经过消毒处理。

（4）药材装瓶：将准备好的中药材装入瓶中，一般的配比为1kg药材配20l的95%酒精。

（5）倒入酒精：按配比将95%酒精倒入瓶中，酒液能覆盖过所有药材，使药材能完全浸泡在酒精溶液中。

（6）醇化：将药酒放置在通风干燥处密封保存，至少醇化2周。每隔几天需适度摇晃容器，以加速药效释放和药物成分的混合。

（7）过滤和存储：醇化完成后，使用干净的纱布、滤纸或滤网过滤药液，过滤后将药液装入经过消毒的清洁容器并密封，即已制成的火龙药液原液。

（8）药液配制：取火龙药液原液按照1∶1的比例加入95%酒精，制成火龙药液待用。

7. 火龙药巾的制备

（1）取全棉水刺无纺布50g，裁成25cm×30cm大小的布片。

（2）取适量火龙药液原液。

（3）将裁好的无纺布片浸于火龙药液原液中备用。

8. 器具准备

（1）一次性乳胶手套、一次性医用床单。

（2）规格不同的火罐若干、打火机、酒精缸、引火器、95%酒精。

（3）火龙药液、火龙药巾、规格不同的无菌纯棉干毛巾若干、带刻度的喷壶。

（4）操作记录单。

（二）操作步骤

1.操作方法

（1）拔罐：根据患者病情在施灸穴区或部位拔罐并留罐5~10分钟，或在施灸穴区或部位闪罐3~5分钟。

（2）覆盖火龙药巾及毛巾：拔罐结束后，将火龙药巾充分覆盖施灸穴区或部位，再将无菌干毛巾覆盖在火龙药巾上，最后在无菌干毛巾上面覆盖湿毛巾。湿毛巾温度以40℃为宜，湿度以不滴水为宜。

（3）喷洒火龙药液：视施灸穴区或部位大小，用带刻度的喷壶将40~60ml火龙药液自施灸区中心均匀向外喷洒，喷洒范围为距湿毛巾边缘2~4cm。

（4）点燃火龙药液：点燃火龙药液，燃烧30~40s左右，用湿毛巾将火扑灭。四肢部体表灸疗温度不超过42℃，颈肩腰背部体表灸疗温度不超过46℃，腹部体表灸疗温度不超过48℃。

（5）反复施灸：根据中医辨证和病情需要，一般重复5次点火和灭火操作，每次点火间隔时间，以四肢部体表灸疗温度不低于39℃、颈肩腰背部体表灸疗温度不低于42℃、腹部体表灸疗温度不低于45℃为宜。

（6）点穴：施灸结束后，选取施灸穴位或部位，按压2~3分钟。

（7）结束：治疗后撤下病灶部的火龙药巾等，休息10~20分钟后，以干毛巾擦净患处，协助患者穿衣。

2.点灭火手法

（1）顺经络点火法：按照经络循行的方向，在湿毛巾上，自经络起始的一端开始点火。

（2）逆经络点火法：按照经络循行的方向，在湿毛巾上，自经络结束的一端开始点火。

（3）顺经络灭火法：按照经络循行的方向，在湿毛巾上，自经络起始的一端开始灭火。

（4）逆经络灭火法：按照经络循行的方向，在湿毛巾上，自经络结束的一端开始灭火。

3.补泻手法

火龙药灸治病，应根据不同病症选取不同火龙药液，采取不同点火灭火手法及不同刺激时间和强度，达到或补或泻的作用，常用的补泻手法有：迎随补泻、轻重补泻和时间补泻。

（1）迎随补泻法：补法为顺经络点火、灭火；泻法为逆经络点火、灭火。

（2）轻重补泻法：弱刺激为补法；强刺激为泻法。

（3）时间补泻法：长时间为补法；短时间为泻法。

4.刺激强度、时间

（1）刺激强度：①轻度刺激：每次约喷洒20ml酒精。②中度刺激：每次约喷洒25ml酒精。③重度刺激：每次约喷洒30ml酒精。

（2）刺激时间：①短时间刺激：每次约喷洒30ml酒精，反复喷洒3~5次，1次治疗约需要150ml酒精，1次治疗时间约为30分钟。②中等时间刺激：每次约喷洒25ml酒精，反复喷洒6~8次，1次治疗约需要200ml酒精，1次治疗时间约为40分钟。③长时间刺激：每次约喷洒20ml酒精，反复喷洒9~12次，1次治疗约需要250ml酒精，1次治疗时间约为50分钟。

三、适应证

火龙药灸的适应证非常广泛，凡虚寒性疾病、外感风寒湿邪以及跌打损伤导致的气血经脉痹阻都可以采取火龙药灸。

火龙药灸可施治于全身除眼、耳、口、鼻、外生殖器、女性乳房等部位以外的头、面、躯干、四肢等部位。适用于以下疾病：感冒、咳嗽、哮喘、头痛、失眠、神经衰弱、胃痛、腹痛、泄泻、便秘、胃下垂、阳痿、月经不调、痛经、子宫下垂、盆腔炎、带下病、产后病、落枕、颈椎病、肩周炎、肱骨外上髁炎、桡骨茎突狭窄性腱鞘炎、腰肌劳损、腰椎间盘突出症、腰椎管狭窄症、退行性关节炎、四肢麻木、跟痛症、强直性脊柱炎、风湿性关节炎、类风湿关节炎、各种跌打损伤、肥胖症、脂肪肝、前列腺炎、尿频、尿急等。特别是对冬病（指某些好发于冬季或寒冷来袭时易加重的慢性病，常见的如反复感冒、咳嗽、哮喘、腹泻、关节炎等）有十分明显的效果。

热证、阴虚体质患者，施火龙药灸可能会加重内热，祛寒不成反而会导致上火。一般来说，常常手脚心发热、怕热者属于阴虚体质，不宜做火疗。另外，局部皮肤出现疖肿、破损，或患有易出血疾病（如血友病、血小板减少、紫癜等）者也不宜使用火龙药灸。

四、注意事项

1.酒精点燃后室内可闻及酒精气味，嘱患者不必紧张。

2.治疗过程中局部皮肤产生灼热感的现象是正常的，但若有灼痛的感觉，应立即告知操作者停止操作，并给予降温处理。

五、禁灸部位

头面部或重要脏器、大血管附近的部分穴位，应选择适宜的灸法或尽量避免施灸，特别不宜用艾炷直接施灸。另外，孕妇的少腹部禁灸。

六、禁忌病证

1.重度心、脑、肝、肺、肾疾病患者和极度衰弱患者以及恶性肿瘤患者。

2.各种急性炎症期以热性表现为主者。

3.严重过敏性疾病、出血性疾病、血液病及传染病患者。

4.治疗部位有严重皮肤病、皮肤损伤者。

5.妇女经期、妊娠期禁用。

6.精神病患者、儿童无法控制自身行动者。

7.中医热疗法的其他禁忌情况。

七、禁忌体质

对于过饱、过劳、过饥、大怒、大惊、大恐、醉酒、大渴者，慎用灸法。

八、施术过程中可能出现的不良反应及处理措施

1.不良反应 实施火龙药灸的过程中可能出现心慌、胸闷、皮肤瘙痒、刺痛、水疱甚至晕厥等不良反应。

2.处理措施 根据病情和体质选用合适的灸法，并根据受术者的病情、体质、年龄等决定施灸量的多少。

（1）晕灸现象处理：立即停止艾灸，让受术者平卧于空气流通处，松开领口，给予温开水或温白糖水（糖尿病者慎用），闭目休息即可。对于神昏猝倒者，可以针刺水沟、十宣、关元、气海、中冲、涌泉、百会、合谷、太冲等穴以急救。

（2）水疱处理：施灸后皮肤局部出现红晕是正常现象，若艾火热力过强，施灸过重，则皮肤易发生水疱。如果水疱较大，用消毒针将水疱刺破后对施灸部位皮肤进行消毒，防止感染，数日内可痊愈，一月内局部皮肤可能留有色素沉着。

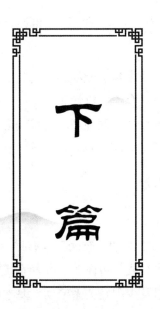

下篇

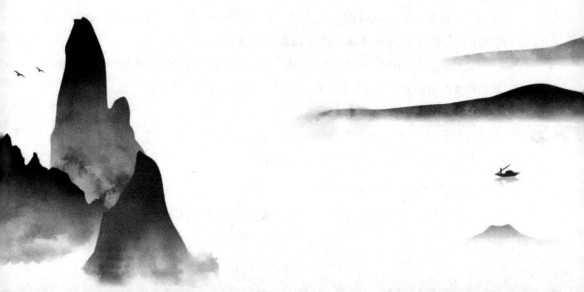

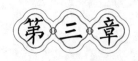

火龙药灸疗法在骨伤科的应用

第一节　颈椎病（附：落枕）

颈椎病是指因颈椎骨质增生、颈项韧带钙化、颈椎间盘萎缩等退行性改变，刺激或压迫颈部神经、脊髓、血管而产生的一系列临床综合征。颈椎病是一种常见病，中医学虽然没有颈椎病的直接病名，但其相关症状散见于痹证、痿证、项强、眩晕等疾病的论述。

一、病因及发病机制

（一）中医病因病机及分型

1.病因病机　本病属中医学"眩晕""痹证"等范畴，其发生常与伏案久坐、跌仆损伤、外邪侵袭或年迈体弱、肝肾不足等有关。本病病位在颈部筋骨，与督脉、手足太阳及少阳经关系密切。基本病机是筋骨受损，经络气血阻滞不通。

2.证候分型

（1）风寒痹阻：久卧湿地或夜寐露肩而致项强脊痛，肩臂酸楚，颈部活动受限，甚则手臂麻木冷痛，遇寒加重。舌淡，苔白，脉弦紧。

（2）劳伤血瘀：多在外伤后出现颈项、肩臂疼痛，手指麻木，劳累后加重。项部僵直或肿胀，活动不利，肩胛冈的冈上窝和冈下窝及肩峰有压痛。舌质紫暗有瘀点，脉涩。

（3）肝肾亏虚：颈项、肩臂疼痛，四肢麻木乏力，头晕耳鸣，腰膝酸软，遗精，月经不调。舌红，苔少，脉细弱。

（二）西医病因及发病机制

本病多见于40岁以上的患者，多因慢性劳损或急性外伤引起。由于颈项部日常活动频繁，活动度较大，易受外伤，因而中年以后颈部椎间盘及其周围组织出现退行性变，故常易发生劳损。如从事长期低头伏案工作的会计、誊写、缝纫、刺绣等职业者或长期使用电脑者；或颈部受过外伤者；或由于年高肝肾不足，筋骨懈惰，引起椎间盘萎缩变性、弹力减小，向四周膨出，导致椎间隙变窄，继而出现椎体前后缘与钩椎关节的增生，出现小关节位置关系改变、椎体半脱位、椎间孔变窄或黄韧带肥厚、变性及项韧带钙化等一系列改变。椎体增生的骨赘可引起向周围膨出的椎间盘、后纵韧带及关节囊的反应性充血、肿胀、纤维化、钙化等，共同形成混合性突出物。当此类劳损性改变影响到颈部神经根、脊髓或主要血管时，即可发生一系列临床综合征。颈椎病常见的基本类型有神经根型、脊髓型、椎动脉型和交感神经型。

二、诊断与鉴别诊断

（一）诊断标准

颈椎病是中老年人的常见病、多发病之一。颈椎病是泛指颈段脊柱病变后所表现的临床症状和体征。目前，颈椎病的最新诊断标准如下。

1.临床表现与影像学所见相符合者，可以确诊。

2.具有典型颈椎病临床表现，而影像学所见正常者，除外其他病患后方可诊断为颈椎病。

3.仅有影像学表现异常，而无颈椎病临床症状者，不应诊断为颈椎病。

（二）不同类型颈椎病的鉴别诊断

1.神经根型颈椎病　颈部活动受限、僵硬，颈椎横突尖前侧有放射性压痛，患侧肩胛骨内上部也常有压痛点，部分患者可摸到条索状硬结，受压神经根皮肤节段分布区感觉减退，腱反射异常，肌力减弱。C_{5-6}椎间病变时，刺激C_6神经根可引起患侧拇指或拇、示指感觉减退，C_{6-7}椎间病变时，则刺激C_7神经根可引起示、中指感觉减退。臂丛神经牵拉试验阳性，椎间孔挤压试验阳性。

X线检查：颈椎正位、斜位或侧位过伸、过屈位X线片可显示椎体增生，钩椎关节增生，椎间隙变窄，颈椎生理曲度减小、消失或反角，轻度滑脱，项韧带钙化或椎间孔变小等改变。神经根型颈椎病应与尺神经炎、胸廓出口综合征、腕管综合征等疾病相鉴别。

2.脊髓型颈椎病 颈部活动受限不明显，上肢活动欠灵活，出现双侧脊髓传导束的感觉与运动障碍，即受压脊髓节段以下感觉障碍，肌张力增高，腱反射亢进，锥体束征阳性。

影像学检查：X线片显示颈椎生理曲度改变，病变椎间隙狭窄，椎体后缘唇样骨赘，椎间孔变小。CT检查可见颈椎间盘变性，颈椎增生，椎管前后径缩小，脊髓受压等改变。MRI检查可显示受压节段脊髓信号改变，出现波浪样压迹。脊髓型颈椎病应与脊髓肿瘤、脊髓空洞症等疾病鉴别。

3.椎动脉型颈椎病 椎动脉血流检测及椎动脉造影可协助诊断，辨别椎动脉是否正常，有无压迫、迂曲、变细或阻滞。椎动脉型颈椎病应除外眼源性、耳源性眩晕及脑部肿瘤等疾病。X线检查可显示椎间关节不稳及钩椎关节侧方增生。

4.交感神经型颈椎病 头颈部转动时症状可明显加重，压迫不稳定椎体的棘突可诱发或加重交感神经症状。单纯交感神经型颈椎病诊断较为困难，应注意与冠状动脉供血不足、神经症等疾病相鉴别。

三、临床表现

（一）症状

按照颈椎病病变部位、范围、累及组织以及症状的不同，临床上将颈椎病分为颈型、神经根型、脊髓型、椎动脉型、交感神经型。同时合并两种或两种以上类型者为混合型。

1.颈型颈椎病 亦称软组织型颈椎病，该型多见于中青年人，主要症状为颈项强直、疼痛，甚至出现整个肩背部疼痛发僵，常于晨起、久坐、受寒后发作。主要体征为颈椎活动轻度受限，颈肩背部肌肉紧张、压痛。X线片正常体位一般无明显的退行性改变，但常显示颈椎生理曲度变直。

2.神经根型颈椎病 在各型颈椎病中该型发病率最高，占50%~60%，是临床常见类型。主要表现为颈神经根支配区域感觉和运动障碍，好发于C_{5-6}、C_{6-7}颈椎节段。颈肩部疼痛、发僵是最早出现的症状，一侧上肢呈放射性疼痛和（或）麻木。颈部活动、咳嗽、打喷嚏时症状加重。患侧上肢有沉重、无力感，握力减退，偶出现持物坠落。晚期可出现肌肉萎缩。体格检查主要阳性体征为颈部僵直、活动受限，颈部患侧肌肉痉挛，受累节段棘突、棘突旁、肩胛骨内侧缘以及受累神经根所支配区域肌肉压痛，受累神经根节段分布区皮肤感觉减退，腱反射异常，肌力减弱。椎间孔挤压试验及臂丛牵拉试验阳性。X线片可出现颈椎生理曲度减小、消失或反弓，椎间隙及椎间孔狭窄、骨赘形成等。

3.椎动脉型颈椎病 因椎动脉受刺激或受压导致椎–基底动脉供血不足。主要症状为发作性眩晕，转头时容易发生。常伴有恶心、呕吐，耳鸣或听力下降，偶有下肢突然无力，但意识清醒，卧床休息症状可消失。头颈部突然旋转可诱发偏头痛，以颞部头痛为主。主要阳性体征为椎动脉扭转试验阳性。X线片常显示钩椎关节增生，颈椎节段性不稳。

4.交感神经型颈椎病 因病变累及交感神经，引发一系列的交感神经反射症状。临床症状多样，主要为头痛、偏头痛，有时伴有恶心、呕吐，颈肩背痛，上肢发凉、发绀、眼胀、眼花、视物模糊、耳鸣、耳聋、心悸、胸闷、心率异常、心律失常，情绪不稳定、对疾病恐惧多虑等。无特定阳性体征，可有颈椎及椎旁压痛、心率和血压异常。影像学检查结果无特异性，椎动脉造影阴性。

5.脊髓型颈椎病 由脊髓受到压迫或刺激导致感觉、运动和反射障碍。发病缓慢，呈逐渐加重或时轻时重，外伤时可急性发病或致病情突然加重。脊髓压迫症状是由颈椎间盘突出、椎管狭窄或椎体后缘骨赘压迫而引起，在伴有椎管狭窄时更易发生。本型颈椎病常出现多节段病变，以慢性进行性四肢瘫痪为特征。早期出现双侧或单侧下肢发紧、麻木、疼痛、僵硬、发抖、无力、打软腿或易绊倒，步态笨拙、不稳或有踩棉花感；手部肌肉无力，活动不灵活，细小动作失灵，如不能穿针、写小字，持物易坠落。重症者可出现四肢瘫痪，小便潴留或失禁，卧床不起。患者常伴有头颈部疼痛、半侧脸冷热感觉异常、面部出汗异常等。体格检查时可发现颈部活动受限不明显，上肢动作欠灵活。四肢肌张力可增高，腱反射亢进；重症时常可引出病理反射，如霍夫曼征、巴宾斯基征阳性等，甚至出现踝阵挛和髌阵挛。

6.混合型颈椎病 两种及两种以上类型的颈椎病并存时称为混合型颈椎病，通常是以某一型的临床表现为主，伴有另一种类型的部分表现。

（二）体征

1.颈部活动及外形 颈部可出现不同程度的畸形改变及僵硬现象。为了使椎间孔扩大，缓解神经根的压迫，颈椎的生理前凸减少，颈椎后伸和向病侧弯曲活动受限。如脊髓前方受压则颈椎采取后凸姿势，向后弯曲活动受限。

2.压痛点 多位于受累脊神经根及其背支支配的区域，如耳后、肩顶、臂外侧、胸前部、肩胛骨内上角、棘突旁等部位。其中以棘突旁的受累神经根所在部位最为明显，且疼痛向患侧上肢放射，病变部位的其他椎体棘突亦常有压痛。

3.感觉改变 颈神经根受刺激时其分布的皮区出现疼痛过敏，当产生压迫时则表现为麻木或感觉消失。在临床上一般可根据感觉受累区域来推断受累神经根的节段平面，但由于上一节段的神经纤维往往随下一节段的神经纤维发出，故依靠感觉的改变进行定位有时可产生误差。另外，C_6神经根受压时常会出现尺神经受累的症状，可能因反射性的前斜角肌痉挛使尺神经受压所致。

4.腱反射的改变 上肢以检查肱二头肌腱与肱三头肌腱反射为主，支配该肌腱的主要神经受到刺激时可出现腱反射活跃或亢进；反之则腱反射减退或者消失。一般来说C_6神经支配肱二头肌腱，C_7神经支配肱三头肌腱。

5.肌力的改变 神经长期受到压迫后，轻者其支配的肌肉可出现力量减弱，重则出现肌肉明显萎缩。临床上可使患者同时用力持握检查者左右侧示、中二指对比，大概测知其肌力，或用握力计检查握力改变。

6.前屈旋颈试验 令患者颈部前屈，嘱其向左右旋转活动。如颈椎出现疼痛，提示颈椎小关节有退行性改变。

7.椎间孔挤压试验 又称压头试验或压颈试验。患者取坐位，检查者用双手重叠按压患者头顶，并控制颈椎在不同角度下进行按压，如引起颈部疼痛和放射痛则为阳性，说明颈神经根受压。典型神经根型颈椎病患者该试验一般为阳性。

8.臂丛牵拉试验 患者颈部前屈，以一手抵住患侧头部，一手握患肢腕部，反方向进行牵拉。如患肢出现麻木或放射痛时，则为阳性，表明可能为神经根型颈椎病。

9.上肢后伸试验 检查者一手置于患者健侧肩部起固定作用，另一手握于患侧腕部，并使其逐渐向后外呈伸展状，以增加对颈神经根的牵拉，若患肢出现放射痛，表明颈神经根或臂丛神经有受压或损伤。

四、治疗

（一）火龙药灸疗法（验案举例）

穆××，男，60岁，2020年5月28日初诊。

主诉：颈肩酸痛伴活动障碍20年余。

现病史：20余年来，常于工作劳累后出现颈肩酸痛。曾靠推拿治疗、口服药物缓解。近1年多来，颈肩酸痛加重，头部转动时加重。伴双上肢无力，时有麻木，抬举困难，服药无效。

查体：面色黄，脉细尺弱，舌质红。颈及肩部压痛明显，颈后伸及左侧屈受限，臂丛神经牵拉试验左侧（＋），霍夫曼征（－）。X线片：第6~7颈椎骨质增生，颈椎生理曲度变直。

诊断：痹证（颈椎病）（气血虚弱型）。

治法：火龙药灸。

（1）灸疗部位：颈部、上背部、阳性反应区。

（2）药液处方：颈痛方。组成：黄芪30g、当归10g、赤芍10g、防风12g、桑枝30g、白芷6g、杜仲10g、桑寄生20g、细辛3g、干姜3g、徐长卿30g、威灵仙20g、丹参20g、川断10g、乳香10g、没药10g。

（3）操作方法：充分暴露灸疗部位，并用干毛巾覆盖保暖。选取大椎、身柱、风门、肺俞、天宗、臑俞等腧穴拔罐，拔罐时间为10分钟；起罐后，于灸疗部位铺火龙药巾，然后用一块干毛巾遮盖其上，并再覆盖两块湿毛巾；在湿毛巾上均匀喷洒火龙药液，喷洒的火龙药液不能超出湿毛巾覆盖的部位；用打火机顺经络循行方向点火，同时施术者手持一块湿毛巾站立在患者一侧，随时准备扑火，当患者自我感觉灼热时即扑灭，反复操作5次，时间为20分钟；治疗结束后取下毛巾及药巾，询问患者感觉并嘱咐患者注意保暖、谨防着凉。

（4）操作间隔：每日或隔日治疗1次，10次为1个疗程。

（5）疗效及随访：治疗1个疗程后患者症状明显好转，治疗2个疗程后症状基本消失，嘱其低枕睡眠，注意保暖，适当活动。随访3个月，病情稳定。

（二）其他常用疗法

根据临床需要，可与下列疗法联合使用。

1.中药内服

（1）神经根型颈椎病

1）风寒湿型

主证：颈肩及上肢窜痛、麻木，颈部活动受限；恶风寒，全身发紧，口不渴，舌淡苔白，脉浮紧。

方药：羌活胜湿汤、蠲痹汤加减。

2）气滞血瘀型

主证：头颈、肩背、上肢麻痛，如针刺刀割，痛有定处，夜间痛甚，影响睡眠；或有手部大小鱼际肌萎缩，或皮肤干燥，心烦胸闷，面色无华；舌质暗紫或有瘀斑，脉细涩。

方药：身痛逐瘀汤加减。

3）肝肾不足型

主证：颈项强痛，掣引肢臂，麻木痛著，向后头部、耳后及肩手部放射，头颈活动不便，或因活动而加重，伴腰膝酸软无力，头晕目眩倦怠；舌质暗，脉沉细。

方药：芍药甘草汤合二仙汤加减。

4）虚寒型

主证：颈部冷痛，上肢麻木，疼痛，以麻木为主；畏寒，四肢欠温，疲乏无力，伴头晕；舌胖大，苔薄白，脉细弦无力。

方药：黄芪桂枝五物汤加味。

（2）脊髓型颈椎病

1）类痉证型

主证：下肢筋脉拘急，行走不利，易跌倒，伴有震颤；或伴上肢麻木，疼痛，活动不便，颈部僵硬，转侧不利；舌质淡，苔薄白，脉细涩。

方药：身痛逐瘀汤加减。

2）类痿证型

主证：颈痛，头晕目眩，肢体沉重，酸软无力，活动牵强，头身摇摆，步态笨拙，肌肉萎缩；伴神倦怯寒，腰脊酸软，小便滴沥不禁，舌淡红，脉沉细无力。

方药：补阳还五汤加味。

（3）椎动脉型颈椎病

1）肝阳上亢型

主证：头痛、失眠多梦、头晕目眩、耳聋耳鸣、肢体麻木；舌红，脉弦细数。

方药：天麻钩藤饮加减。

2）痰浊中阻型

主证：眩晕，恶心泛泛欲吐，或呕恶痰涎，胸脘痞满；兼见头重如蒙，四肢倦怠，纳差，重则昏厥猝倒，舌苔白，腻厚，脉滑。

方药：温胆汤加减。

3）气血亏虚型

主证：头晕目眩；伴面色发白，心悸气短，倦怠乏力，食欲不佳，舌淡，脉细弱。

方药：归脾汤加减。

4）肝肾不足型

主证：头晕目眩，耳鸣耳聋；伴精神不振，记忆减退，腰酸腿软，五心烦热，舌红，少苔，脉弦细。

方药：六味地黄汤加味。

（4）交感神经型颈椎病

主证：头晕头痛；伴心烦失眠，悲伤易怒，不能自止，手足发凉，甚则言语失常，舌淡红，苔少，脉细微数。

方药：甘麦大枣汤加味。

2.针刺疗法

（1）取穴：相应患病颈椎节段颈夹脊、阿是穴、风池、天柱、大椎、列缺、曲池、合谷。

（2）配穴：神经根型颈椎病配肩中俞、天宗、曲泽、少海、悬钟；脊髓型颈椎病配天柱、肩髎、臑俞、阳池、秩边、风市、丘墟；椎动脉型颈椎病配天柱、印堂、太阳、合谷；交感神经型颈椎病配风府、百会、太冲、通里、血海、心俞。

（3）操作：风寒湿痹加用温针灸或在局部拔罐；热痹加用刺络疗法。夹脊穴向脊柱方向斜刺，行捻转泻法，给予较强刺激。另外，根据各大类型所

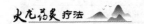

出现的不同症状表现，还需作相应的对症处理。

3.耳针疗法

（1）取穴：颈、颈椎、神门、枕、内分泌、肾。

（2）方法：每次取2~3穴，进针后予以中强度刺激，留针15分钟，每隔5分钟行针1次；亦可行埋针疗法，每日或隔日治疗1次，15次为1个疗程。

4.刺血疗法

（1）取穴：颈夹脊。

（2）方法：在病变颈椎两侧用皮肤针叩刺，待轻微出血后加拔火罐5分钟左右。

5.穴位注射

（1）取穴：相应颈夹脊、大椎。

（2）方法：酌取骨宁注射液或丹参注射液。选定穴位，常规消毒，进针得气后，每穴注入0.5~1ml，每周注射2次。

6.头针疗法

（1）取穴：神经根型颈椎病取对侧感觉区上1/3的下段、对侧上肢感觉区；脊髓型颈椎病取对侧运动区、双侧足运感区。

（2）方法：快速进针，刺入一定深度后快速捻转，不提插。持续摇针2~3分钟，留针10分钟，然后再重复捻转行针，反复行针2~3次后即可出针。急性期每日治疗1次，缓解期可隔日治疗1次，10次为1个疗程。

五、按语

符合健康生理曲度的生活和工作姿势是有效预防颈椎病的基础。例如，应杜绝睡枕过高、长久低头等不良习惯。非手术疗法是颈型、神经根型以及其他类型颈椎病的首要选择，常用的方法如下。

1.头颈牵引 在保证安全、高效的前提下，进行小重量、长时间、慢节奏、持续的牵引治疗。牵引重量的设定区间应为患者体重的1/12~1/14。可在牵引过程中辅以适量的颈背部肌肉锻炼。

2.物理疗法 颈托制动、热疗、电疗等。

3.运动疗法 适量的颈椎运动可以辅助康复，但要杜绝过度运动，以免加重病情。

4.药物疗法　非甾体抗炎类、营养神经类药物及骨骼肌松弛类药物有助于缓解症状。

5.其他疗法　可进行适度的按摩疗法，但是一定要注意手法力度。尤其是旋转手法，不当的操作可能会造成脊髓损伤，进一步加重病情。

附：落枕

落枕为临床常见的颈部软组织损伤，主要表现为一侧或两侧颈项疼痛剧烈，活动受限，头多向患侧歪斜，仅在睡眠间或醒后发病。本病多见于成年，在老年则往往是颈椎病的表现，并有反复发作的特点。

（一）病因及发病机制

1.肌肉扭伤　由于夜间睡姿不良，头部和颈部长久处于过度倾斜位，或由于睡枕过高、过低或者过硬，头部和颈部过度拉伸或弯曲，从而导致一侧的颈部肌肉处于紧张状态，导致局部肌肉经筋僵硬不舒、气血阻滞，出现疼痛不适、活动范围明显受限等症状。

2.感受风寒　睡时感受凉风，或盛夏贪凉，导致项背部气血阻滞，筋络痹痛，活动受限。

3.肝肾亏虚　颈部疼痛反复发作，久治未愈，导致颈肌麻木不仁。可见腰膝酸软乏力，五心烦热，身体重着疼痛，舌淡苔白，脉细弱。

（二）临床表现

以晨起颈项强痛、活动功能受限为特征。起病急，睡后可出现一侧颈部酸痛，并向上肢或背部放射。活动受限，损伤侧疼痛在活动过程中加剧。病情较重者，若向患侧转头，症状会进行性加重，并累及肩部、胸背部。

（三）治疗

1.火龙药灸疗法（验案举例）

李×，男，49岁，2020年3月11日初诊。

主诉：项脊强痛4天。

现病史：患者于4天前微感恶寒发热，站立时即觉项背强痛，呈持续性疼痛，不能左右转侧，睡觉时亦不能翻身。

查体：耳后压痛（＋），第3~7颈椎椎体压痛（＋），双侧臂丛神经牵拉试验（-）。

诊断：落枕（寒湿阻络型）。

治法：火龙药灸。

（1）灸疗部位：项部、阳性反应区。

（2）药液处方：颈痛方。组成：黄芪30g、当归10g、赤芍10g、防风12g、桑枝30g、白芷6g、杜仲10g、桑寄生20g、细辛3g、干姜3g、徐长卿30g、威灵仙20g、丹参20g、川断10g、乳香10g、没药10g。

（3）操作方法：充分暴露灸疗部位，选取大椎、风门、天宗、臑俞、肩中俞、肩外俞、大钟、风府、颈夹脊、颈百劳、肩贞等腧穴拔罐，并用干毛巾覆盖保暖，拔罐时间为10分钟；起罐后，予灸疗部位铺火龙药巾，然后用一块干毛巾遮盖其上，并再覆盖两块湿毛巾；在湿毛巾上喷洒火龙药液，需喷洒均匀，且喷洒的火龙药液范围不超出湿毛巾覆盖的范围；用打火机逆经络循行方向点火，同时施术者手持一块湿毛巾站立于患者一侧，随时准备扑火，当患者自我感觉灼热时即可扑灭。反复操作5次，时间为20分钟；治疗结束后取下毛巾及药巾，询问患者感觉并嘱咐患者注意保暖、谨防着凉。

（4）操作间隔：每日或隔日治疗1次，3次为1个疗程。

（5）疗效及随访：三诊后自诉颈项部疼痛消失，活动自如，后告痊愈。

2.其他常用疗法

根据临床需要，可与下列疗法联合使用。

（1）针刺疗法

取穴：落枕、大椎、天柱、风池、肩外俞、悬钟、条口透承山、后溪。

配穴：不能前俯后仰，加昆仑、列缺；不能左右顾，加支正。

操作方法：所有穴位均用泻法，强刺激，或加用电针，频率为180Hz/分，以连续波刺激，强度以患者能耐受为度，刺激时间20分钟。亦可单用落枕穴直刺0.5~0.8寸，或后溪直刺0.8寸左右，得气后用提插捻转泻法，行手法操作1~3分钟，同时令患者做左右摇头摆动动作，待自觉颈项转动轻松，疼痛有所减轻或消失时，徐徐退针，不按压针孔。

（2）芒针疗法

取穴：肩背穴（斜方肌上缘中部，肩井前1寸）、风池、大椎。

操作方法：患者取俯卧位，刺肩背穴时，针尖向后下方，相当于从第2、

3胸椎横突部刺入，缓缓按压推进，并可捻转。进针深度为3~4寸，使局部产生酸胀感，有时可有麻胀感向背部放散。风池可进针1.5~2寸，使针感缓慢下行，以患侧有酸胀感为度，手法宜平补平泻。

（3）梅花针疗法

取穴：大椎、大杼、肩井、肩中俞、肩外俞、风府、颈夹脊。

操作方法：每次选取1~2穴，皮肤常规消毒后，用梅花针叩刺局部皮肤，以皮肤发红、并见少量血点为度，然后于穴位局部拔火罐，如能拔出少量瘀血，则疗效更佳。

（4）刺血疗法

取穴：大椎、肩外俞、风门。

操作方法：每次取2~3穴，常规取穴，消毒后用三棱针迅速地刺入约0.5分至1分，刺后迅速出针，以血出为度，然后于该处拔罐，起罐后，头部左右旋转活动，可每3~5天治疗1次。

（5）耳针疗法

取穴：颈、颈椎、肩、枕、神门。

操作方法：每次取2~3穴，常规取穴针刺，深度为1分左右，约至软骨组织，以不刺透对侧皮肤为度。捻转数秒后，留针20~30分钟，每日或隔日治疗1次。或用王不留行籽进行耳穴贴敷，嘱患者自行按压穴位，手法由轻到重，按至有热胀感和疼痛感（以患者能耐受为度），并嘱患者活动头颈，每日按压4次以上，每次2分钟左右。

（6）穴位注射

取穴：压痛点及痉挛肌肉。

操作方法：选准压痛点及痉挛肌肉，常规消毒后推注药液（1%普鲁卡因2ml，或维生素$B_1$100mg，维生素B_{12}10mg）。每日或隔日治疗1次。

（7）中药内服

颈筋受挫型：活血化瘀，行气止痛，方用和营止痛汤加减（《伤科补要》）。

风寒外侵型：祛风散寒除湿，方用羌活胜湿汤。

肝肾亏虚型：补益肝肾，祛风止痛，方用独活寄生汤加减（《千金方》）。

对于急性期患者，一般1~3次治疗即可治愈，慢性期患者的治疗次数略多，但也可取得较好效果。嘱患者睡眠时体位姿势及枕头高低软硬要适度，并注意保暖，避免风寒，防止复发。

第二节　腰椎间盘突出症

腰椎间盘突出症是由于腰椎间盘的突出、纤维环的损伤、其内的髓核独自或与纤维环、软骨终板一起向外突出，从而刺激或压迫窦椎神经和神经根，并最终引起以腰腿痛为主要表现的病症。

一、病因及发病机制

（一）中医病因病机及分型

1.病因病机　本病属中医学"腰痛""痹症"的范畴，《素问》中有言："肾主骨生髓，肝主筋而藏血。"可见本病的出现与肾的虚实状态有很大的关系。骨的结构稳定需要靠筋来辅助，肝受损，则筋亦受损，筋病最终会导致骨病。再者，肝肾同源，精血同源，肝血虚则必然会导致肾精虚损，精血亏虚，则会导致骨骼缺乏濡养，从而导致骨病。

2.证候分型

（1）血瘀证：腰腿刺痛感强烈，痛处固定，昼轻夜重，腰部僵困，俯仰转侧受限，痛处拒按；舌紫暗，脉弦涩。

（2）寒湿证：腰腿冷痛感强烈，伴有重着感，腰部转侧受限，休息后疼痛不减，受凉后或阴雨天症状加重；舌淡，苔白腻，脉沉紧。

（3）湿热证：腰部疼痛伴有灼热感，腿软无力，遇热症状加剧，适度活动后可缓解，恶热口渴，小便短而黄赤；舌红，苔黄腻，脉数。

（4）肝肾亏虚：腰膝酸痛，劳累后症状加重，卧床休息后症状减轻。阳虚显著者，面色偏白，腰膝手足欠温，少气懒言，或伴男性阳痿、早泄，女性带下清稀；舌淡，脉细。阴虚显著者，口渴，面潮红，倦怠乏力，失眠多梦，或伴男性遗精，妇女带下色黄腥臭；舌红，脉细数。

（二）西医病因及发病机制

1.病因

（1）退行性改变：腰椎间盘退行性改变是腰椎间盘突出症发病的重要因

素，其改变包括纤维环和髓核含水量减少，从而导致髓核逐渐失去弹性，最终导致纤维环向心性开裂。

（2）损伤：过度的劳作、运动，长时间蹲坐体位，如驾驶、体育运动等导致的累积性损伤是诱发本病的重要因素。

（3）腰骶先天畸形：腰椎骶化、骶椎腰化、半椎体畸形、小关节畸形、关节突不对称等先天畸形的出现，会导致腰椎的受力发生改变，从而导致椎间盘内压升高，进一步加重病情。

（4）遗传因素：本病在有色人种中发病率较低。编码结构蛋白、基质金属蛋白酶、凋亡因子、生长因子等因素与本病的发生有一定关系。

（5）其他因素：妊娠、肥胖、糖尿病、高脂血症、吸烟等是诱发本病的危险因素。

2.发病机制

（1）椎间盘退行性改变：椎间盘的重要结构包括髓核、纤维环和软骨板。随着年龄增长椎间盘发生退行性改变时，椎间盘内的Ⅱ型胶原减少，Ⅰ型胶原不断增多，从而导致椎间盘弹性下降，其承受外力的功能减退，病情容易进一步加重。因椎间盘本身易缺乏血供，因此一旦退变损伤，身体本身很难进行自行修复。

（2）机械应力损伤：长时间蹲坐、弯腰劳动等使脊柱长期过度负荷，会导致椎间盘内部的压力增加，经细胞凋亡或免疫反应，加快椎间盘的退行性改变，最终发展成腰椎间盘突出症。

（3）免疫炎症：椎间盘突出会导致多种炎性免疫反应，进一步加重症状。髓核可作为一种自身抗原，诱发自身免疫反应，加重本病的病情。

（4）细胞外基质代谢失衡：正常人的椎间盘中，基质金属蛋白酶与金属蛋白酶组织抑制剂的表达处于相应的动态平衡，一旦失常便会阻滞细胞外基质的降解，并导致椎间盘弹性下降，加重病情。

二、诊断与鉴别诊断

腰椎间盘突出症的诊断要参考临床症状、体征和影像学检查，进行全方位的判断，须症状、体征提示的受累神经节段和影像学检查结果中标明的突出物压迫的神经支配区域相一致才可以明确诊断。

（一）诊断标准

1.下肢疼痛呈放射状，痛处和对应的受累神经支配区域相一致。

2.下肢感觉异常，受累神经支配区域的皮肤浅感觉出现异常。

3.直腿抬高试验或股神经牵拉试验阳性。

4.患侧腱反射减弱。

5.患侧肌力下降。

6.腰椎影像学检查结果显示椎间盘突出压迫到神经。

前5条诊断标准中有任意3条符合，且有第6条，即可明确诊断。

（二）鉴别诊断

本病需和同样会出现腰腿痛症状的梨状肌综合征、腰椎管狭窄症、腰椎肿瘤、腰椎感染、马尾神经瘤、腰椎滑脱症、强直性脊柱炎、带状疱疹等疾病进行鉴别。

注意事项：①腰椎间盘突出症不一定会出现腰痛症状，但患者常常有腰痛的病史；②不能单靠影像学检查来诊断该病；③脊髓造影术为有创操作，不作为常规推荐；④神经电生理检查和红外热成像检查对本病的诊断有局限性。⑤若多节段腰椎均发生本病，且难以明确主要突出的椎间盘是哪一节段的时候，建议采取椎间盘造影和选择性神经根阻滞术等方法来进行识别。

三、临床表现

（一）症状

（1）腰部存在扭伤、闪挫伤的病史，或有慢性损伤、外感风寒湿邪等病史。

（2）有长时间的腰痛病史，并反复发作，久治不愈，每当患者做咳嗽等使腹压增高的动作时腰痛症状明显加剧。

（3）常表现为单侧下肢放射性疼痛，疼痛沿着坐骨神经放射至大腿后侧、小腿外侧、足外侧及足跟等部位。

（4）腰部各角度运动均受影响，屈伸时症状明显。

（5）受累神经根支配区初期会出现怕冷、皮肤发凉；后期会出现感觉迟缓、麻木等症状。中央型突出会出现鞍区麻痹，严重情况下会出现大小便失禁。

（二）体征

（1）弧度改变：腰部僵直，腰椎生理曲度减缓甚至消失，部分患者的脊柱还会呈现向后凸出的不良曲度。

（2）脊柱侧弯：大多数患者会出现轻重不一的脊柱侧弯，突出部位在神经根的前外侧（肩上型），脊柱会凸向患侧；突出物在神经根的前内方（腋下型），脊柱则会凸向健侧；若髓核突出在神经根的前方，则脊柱不会呈现侧弯。

（3）功能障碍：前屈受阻显著，后伸受阻不明显。若核突出部位在神经根的前方，则前屈、后伸活动受限。

（4）压痛点：椎间盘突出节段的同侧椎间旁出现深压痛，若施加重力下按，下肢的放射痛、麻木症状加重。

（5）肌力改变：脚趾背伸、跖屈肌力出现变化。L_4~L_5椎间盘突出，会导致脚趾背伸肌力降低甚至丧失；L_5~S_1椎间盘突出，则会导致脚趾跖屈肌力降低甚至丧失。

（6）足跟腱反射异常：L_3~L_4椎间盘突出，可导致膝腱反射降低甚至丧失；L_5~S_1椎间盘突出，可导致足跟腱反射减弱或消失。

（7）皮肤感觉异常：L_4~L_5椎间盘突出，会导致小腿前外侧、足内侧的皮肤感觉降低甚至丧失；L_5~S_1椎间盘突出，会导致足外踝部、足外侧皮肤感觉降低甚至丧失；马尾神经受压，则会导致鞍区感觉降低甚至丧失。

（8）特殊检查：屈颈试验、挺腹试验、直腿抬高试验及加强试验阳性。

四、治疗

（一）火龙药灸疗法（验案举例）

邱××，女，49，乘务员。2020年3月22日初诊。

主诉：右侧腰腿痛1年余，加重7天。

现病史：患者7天前因工作劳累后受凉，右侧腰腿部出现疼痛并呈进行性加重，呈间断性抽扯样疼痛，腰臀右侧及右下肢小腿外侧游走性疼痛最为显著，影响日常行走。自服止痛药，效果不明显，夜间痛甚。伴头晕，怕冷，纳差，口干苦，睡眠差，大小便可。

查体：第2~5腰椎棘突下及双侧横突压痛（＋），向右臀部放射，右下肢直腿抬高试验（＋），双侧"4"字试验（－）。面色晦暗，左手关脉弦，右寸浮，舌淡苔白。

诊断：腰椎间盘突出症（寒湿阻络型）。

治法：火龙药灸。

（1）灸疗部位：腰背部、阳性反应区。

（2）药液处方：腰痛方。组成：补骨脂、菟丝子、怀牛膝、金毛狗脊、川乌、草乌、威灵仙、透骨草、伸筋草、川芎各100g，血竭、马前子、土鳖虫各30g，麝香3g。

（3）操作方法：充分暴露灸疗部位，选取腰夹脊、肾俞、气海俞、大肠俞、关元俞、阿是穴、委中、承山，腰阳关、腰痛点等腧穴拔罐，并用干毛巾覆盖保暖，拔罐时间为10分钟；起罐后，予灸疗部位铺火龙药巾，然后用一块干毛巾遮盖其上，并再覆盖两块湿毛巾；在湿毛巾上喷洒火龙药液，尽量喷洒均匀，喷洒的火龙药液范围不超出湿毛巾覆盖的范围；用打火机逆经络循行方向点火，同时施术者手持一块湿毛巾站立于患者一侧，随时准备扑火，当患者自我感觉灼热时即扑灭；反复操作5次，时间为20分钟；治疗结束后取下毛巾及药巾，询问患者感觉并嘱咐患者注意保暖、谨防着凉。

（4）操作间隔：每日或隔日治疗1次，7次为1个疗程。

（5）疗效及随访：经1个疗程后症状明显好转，2个疗程后症状基本消失，嘱患者多饮水，勿食生冷辛辣刺激性食物，注意保暖，避风寒。随访3个月，病情稳定。

（二）其他常用疗法

根据临床需要，可与下列疗法联合使用。

1. 中药内服

（1）气滞血瘀型

症状：腰痛症状明显，脊柱侧弯，第4~5腰椎间有明显压痛点，向下肢放射，患者在咳嗽、大笑时症状加重；疾病晚期可见患侧肌肉萎缩，直腿抬高试验阳性，呈强迫体位；脉弦数或细涩，舌质暗紫。

治法：活血化瘀、行气止痛。

方药：身痛逐瘀汤加减。组成：秦艽15g、川芎15g、桃仁10g、菟丝子10g、补骨脂10g、红花9g、独活12g、没药10g、五灵脂9g、香附20g、牛膝

12g、土鳖虫15g、地龙10g、当归20g、杜仲20g、甘草6g。

（2）寒湿阻络型

症状：患者腰腿疼痛，伴有沉重感，自觉四肢湿冷，症状随天气变化，脊柱侧弯、椎旁压痛或放射痛，患者喜暖恶寒；脉沉迟，舌苔白腻。

治法：温经散寒，化湿通络。

方药：独活寄生汤加减。组成：独活15g，桑寄生15g，秦艽10g，防风10g，细辛6g，当归8g，芍药15g，川芎8g，熟地黄15g，杜仲15g，牛膝15g，人参6g，茯苓15g，土鳖虫15g，炙甘草5g，肉桂心4g。

（3）湿热下阻型

症状：腰腿疼痛，肢体无力，疼痛处有热感，遇热或者雨天疼痛加重；恶热口渴，小便短赤；脉弦数或濡数，舌苔黄腻。

治法：清热祛湿，宣通经络。

方药：宣痹汤合四妙汤加减。组成：防己15g、杏仁15g、滑石15g、连翘9g、山栀9g、薏苡仁15g、半夏（醋炒）9g、土鳖虫15g、蚕沙9g、赤小豆9g、鸡血藤30g、黄柏12g、苍术10g、怀牛膝12g。

（4）肝肾两虚型

症状：腰腿疼痛久治不愈，症状反复发作，筋骨萎软，按压疼痛处症状有所缓解，劳累后症状明显加重，侧卧时症状减轻；腿部发麻时伴有耳鸣耳聋，脉弦细，尺脉弱，舌淡苔白。

治法：补益肝肾。

方药：六味地黄丸加减。组成：鹿角片12g、熟地12g、炙龟甲12g、枸杞12g、山萸肉12g、菟丝子12g、怀山药12g、怀牛膝9g、狗脊15g，骨碎补15g、川杜仲9g、桑寄生9g。

2.针刺疗法

取穴：委中、阳陵泉、悬钟、阳辅、环跳、命门、腰阳关、秩边。

方法：用三棱针在委中、阳陵泉、悬钟、阳辅这四个穴位中任取一穴，进行刺络放血疗法，放血约20~50ml，待血色变红后停止，如果血色不变，再进行拔罐疗法进一步放血。腰臀部穴位可使用梅花针进行叩刺，待其出血，再施以拔罐疗法，若在毫针常规针刺之后再加用本疗法，效果会更好，此方法对急性期最为实用。

3.穴位注射

取穴：肾俞、大肠俞、环跳、委中。

方法：可选择利多卡因、普鲁卡因、甲钴胺或者当归注射液进行穴位注射，操作时位于腰部的穴位需要深刺，刺入2.5~3.5寸，待得气后，无回血，方可注射药物，每个穴位可注射1~2ml。急性期每天注射1次，症状减轻后每3天注射1次，5次为1个疗程。

4.耳针疗法

取穴：坐骨神经、肾上腺、臀、神门、腰椎。

方法：每次选择3~5个穴位进行治疗，先用0.5寸的毫针浅刺，然后捻转行针数秒钟，留针20~30分钟，留针过程中每5分钟行针1次，每天治疗1次或每2天治疗1次，10次为1个疗程。也可用王不留行籽贴压代替毫针进行治疗。

5.头针疗法

取穴：对侧下肢感觉区、足运感区。

方法：选择0.32mm×75mm规格的毫针顺着头皮缓慢刺入，刺入一定深度后，不提插只捻转，捻转行针的速度要达到200次/分钟以上，并且捻转幅度要大，待留针5~10分钟后再次捻转行针1次，最后留针10分钟。

6.西药治疗

（1）非甾体类抗炎药（NSAIDs）：是腰背疼痛的首选药物。NSAIDs可减缓慢性腰痛症状并促进功能状态的恢复，但对坐骨神经痛的疗效尚不明确。

（2）肌肉松弛剂：急性期和亚急性期腰痛患者可用本类药物治疗。但是在治疗坐骨神经痛中，疗效尚待研究。

五、按语

本病为临床常见疾病，据临床统计，大部分患者经保守治疗6~12周后，症状或有好转。所以，对无明显神经损害的患者，通常建议在6~12周内使用保守治疗。非手术治疗的有效率为80%~90%，但复发率也可高达25%。当保守治疗明显无效时要及时寻求手术治疗。

卧床休息是本病必要的保守治疗之一。但许多的证据表明，和正常的日常活动对比，卧床休息并不能有效的改善疼痛和加速患者功能的恢复。因此，对于病情较重且必须进行卧床休息的患者，应减少卧床时间，并在疼痛减轻后嘱其尽早进行适度的运动，而且在运动中应尽量减少扭转、屈曲和过度负重。

第三节　肩关节周围炎（附：肱骨外上髁炎）

肩关节周围炎为肩关节周围软组织的退行性炎性病变。本病属中医学"痹证"范畴。又称"漏肩风""肩痹""肩凝"等，以50岁左右的人群多见。

一、病因及发病机制

（一）中医病因病机及分型

1.病因病机　本病病因包括内因和外因。内因通常和年老体衰、肝肾亏虚、气血亏虚、筋脉失养等有关，外因包括慢性劳损、外伤筋骨或外感风寒湿邪等，内因和外因共同发挥作用从而导致本病的发生。邪气郁结于肌肉、经脉，导致肩部经脉气血瘀阻，寒湿凝滞在肩周部，致使肩部活动受限、局部疼痛。本病以阳虚为本，痹阻为标，若阳气充足，在内能够润养脏腑，在外能够抵抗外邪侵袭从而护卫机体。如果素体阳虚，风寒湿邪乘虚而入，造成气血痹阻、脉络不通，从而形成痹证。而如遇慢性劳损或急性外伤，则可导致筋脉损伤、气血运行受阻，瘀血阻滞，经络不通，不通则痛，长久如此则会导致筋脉失养、肢体拘紧、肩部活动功能受限。

2.证候分型

（1）风寒湿型：肩部窜痛，遇风寒痛重，得温热痛缓，畏风恶寒，或肩部有沉重感。舌苔薄白，或白腻，脉弦滑或弦紧。

（2）瘀滞型：肩部针刺样疼痛、拒按，夜间痛甚。舌紫暗或有瘀斑，脉弦或细涩。

（3）虚损型：肩部酸痛，劳累后加重，可伴有头晕目眩，少气懒言，四肢乏力，心悸失眠等。舌质淡或暗红，苔白或少苔、无苔，脉弦细或沉细弱。

（二）西医病因及发病机制

1.病因

（1）肩部原因：①本病大多发生在40岁以上人群，肩部出现软组织退行性病变,对各种外力的承受能力减弱;②肩部长期过度活动,姿势不良等产生的慢性致伤力;③上肢外伤后肩部固定过久,肩周组织继发萎缩、粘连;④肩部急性挫伤、牵拉伤后治疗不当等。

(2)肩外因素:颈椎病,心、肺、胆道疾病产生的肩部牵涉痛可使肩部肌肉持续性痉挛、缺血而形成炎性病灶,转变为真正的肩周炎。

2.发病机制 当前西医学对肩周炎的发病机制尚未探索清楚,其发病机制可能和内分泌功能紊乱、自身免疫反应、肩关节退行性变、受凉受潮、长期过度劳累或不良姿势等造成的劳损、外伤、无菌性炎症等因素有关。它的早期病理性改变是肩周软组织发生肿胀和渗出,从而造成肩部肌肉、肌腱等软组织呈现广泛的无菌性炎症反应。因为炎性细胞浸润、血管增生造成肩周疼痛和肌肉痉挛。疼痛部位多分布在肩周肌肉,如肱二头肌、肩胛下肌、三角肌、肩胛提肌或小圆肌等。而后期肩周软组织发生粘连从而导致更加严重的病变或损伤,而且由于长期疼痛和活动受限,导致肌肉张力的相对平衡状态被破坏,从而影响肩关节的正常活动,甚至可能造成肩周肌肉的失用性萎缩。

二、诊断与鉴别诊断

(一)诊断标准

1.疼痛 本病多见单侧肩部疼痛,偶见两侧同时受累,肩部呈弥散性疼痛,压痛明显,最初为阵发性疼痛,常常在天气变化和过度劳累后发生。后逐渐发展至持续性疼痛,并呈进行性加重,日轻夜重,入睡困难。

2.功能活动受限 患者肩关节上举、外展、后伸等动作明显受限,后期病变组织发生粘连,功能障碍加重,而疼痛程度减轻。严重者有不同程度的肌肉萎缩。

3.多无外伤史 查体可见局部有广泛性压痛,肩部肌肉轻度萎缩。

4.X线检查 个别有颈椎关节退行性病变,颈椎小关节紊乱,骨质增生,冈上肌腱钙化和肱骨脱钙化。

(二)鉴别诊断

临床上常见的易伴发肩周炎的疾病包括:颈椎病、肩关节脱位、化脓性肩关节炎、肩关节结核、肩部肿瘤,风湿性、类风湿关节炎及单纯性冈上肌腱损伤、肩袖撕裂、肱二头肌长头肌腱炎及腱鞘炎等。这些病症均可表现为肩部疼痛和肩关节活动功能受限。但是由于疾病的性质各不相同，病变的部位不尽相同，所以有不同的伴发症状可供鉴别。

三、临床表现

（一）症状

1.40岁后发病　起病较缓，大多数患者有肩关节劳损史，少部分患者可能会由于外感风寒而急性发作。

2.初期症状　患侧肩部常常出现酸困疼痛，局部恶寒，伴有僵滞感，肩关节活动受限等症状，严重者因疼痛畏惧肩部活动。

3.肩部疼痛　疼痛性质多为钝痛，昼轻夜重，肩部活动幅度过大时疼痛会更加剧烈。痛感可波及整个肩关节，可逐渐向上臂和颈背部放射。

4.活动受限　逐渐加重，初期常由疼痛造成，中后期常由关节粘连造成，可影响正常生活起居。

（二）体征

1.压痛　患侧肩关节附近均有广泛性压痛，并且在肩内陵、肩髃、秉风、肩贞以及三角肌前后部都有呈现不同程度的压痛。

2.功能障碍　患侧肩部做前屈、后伸、外展、内收、内旋及外旋运动时均会出现不同程度的功能受限，其中以上举、内旋后弯摸背动作受限显著。

3.肌肉萎缩　病程较长的患者，患侧肩膀会出现肌肉萎缩、僵硬，肩峰突起等症状。以三角肌、冈上肌部位症状显著。

四、治疗

（一）火龙药灸疗法（验案举例）

李××，女，48岁，农民。2020年6月17日初诊。

主诉：右肩痛1月。

现病史：患者自述因农活很累，正值插秧季节，插秧休息时躺在田埂上，肩着地，由于过度劳累，不觉睡着，醒后感到肩痛，当时只顾忙于劳动，每天口服止痛片维持，病情逐渐加重，夜间疼痛更甚，有时因疼痛而醒，影响睡眠。在当地医院给肌注安痛定，又经过针灸均未好转，故前来就诊。现症：肩部酸痛，有时向颈部和上臂放射，疼痛加重，白天稍活动疼痛减轻，肩关节活动受限。

查体：肩部广泛压痛，活动受限，上肢抬举120°，外展受限，后伸手指可触到腰骶部。舌质淡，苔白，脉弦细。

诊断：肩痹（风寒型）。

治疗：火龙药灸。

（1）灸疗部位：颈肩背部、阳性反应区。

（2）药液处方：风寒痹痛方。组成：防风、桂枝、威灵仙、豨莶草、海风藤、川乌、草乌、寻骨风、淫羊藿、川芎、白芷、白花蛇舌草各50g，木鳖子2g。

（3）操作方法：充分暴露灸疗部位，选取身柱、神道、至阳、第3~5胸椎夹脊穴、天柱、大杼、肩髃、肩髎、肩贞等腧穴拔罐，并用干毛巾覆盖保暖，拔罐时间为10分钟；起罐后，予灸疗部位铺火龙药巾，然后用一块干毛巾遮盖其上，并再覆盖两块湿毛巾；在湿毛巾上均匀喷洒火龙药液，以不超出湿毛巾覆盖的部位为宜；用打火机顺经络循行方向点火，同时施术者手持湿毛巾站在患者一侧，随时准备扑火，当患者自我感觉灼热时即扑灭，反复操作5次，时间为20分钟；治疗结束后取下毛巾及药巾，询问患者感觉并嘱咐患者注意保暖，谨防着凉。

（4）操作间隔：每日或隔日治疗1次，7次为1个疗程。

（5）疗效及随访：第1个疗程结束后，患者诉肩部受风寒后仍有轻微疼痛沉重感。第2个疗程结束后，患者诉肩部疼痛症状完全消失，肩关节活动度恢复正常，无任何不良症状。1个月后随访，患者诉肩部无任何不适感，精神状态良好。

（二）其他常用疗法

1.针刺疗法

取穴：条口、肩髎、肩井、肩前、肩髃、曲池、臂臑、巨骨等穴。

方法：可采用条口透承山、肩髃透极泉，针法采用提插等强刺激手法，每日治疗1次。

2.手法治疗

治疗肩关节周围炎主要采用理筋手法。常用的理筋手法有分筋、拨筋，主要用于以肩周肌腱退变、粘连为主要病变的患者；松解手法主要针对肩关节周围的广泛性粘连、挛缩等病理变化，通过外力予以松解。

3.敷贴疗法

可以用奇正消痛贴、伤湿止痛膏、消瘀膏等直接敷贴。也可以用骨伤洗药药袋热敷肩部，每日2~3次。

4.封闭疗法

将封闭药物直接注射进关节腔内，即关节内封闭。也可以关节外给药，常选择在大结节、结节间沟、喙突、肩峰下等阿是穴处。每5~7天治疗1次，治疗3~5次为1个疗程。传统的封闭药物是以醋酸泼尼松龙、注射用水、普鲁卡因三者按1：2：4的比例混合后应用。

5.西药治疗

口服阿司匹林、布洛芬、双氯芬酸二乙胺、鲁南贝特等消炎止痛类药物。

6.手术治疗

长期保守治疗无效，并且肩关节功能受限明显者，可考虑采取手术治疗。例如肱二头肌长头腱固定或移位术，适用于病变位于肱二头肌长头腱者；喙肱韧带切断术，适用于患病日久肩关节外展、外旋严重受限者。

五、按语

功能锻炼是指在医生的专业指导下，患者自行锻炼治疗。具体操作方法如下。

1.抡臂法　患者取坐位或站位。患侧肩臂部衣服宜宽松。按照前屈、上举、后伸的顺序，连续带动患侧肩关节进行操作，为正抡臂法。还可以反方向依次连续做后伸、上举、前屈等动作，为反抡臂法。两种方法可交替使用。开始抡臂时，活动范围可能仅局限在肩关节的外下区域。随着练习，会逐渐扩大到外侧、后侧及外上部区域。

2.爬墙法　患者面朝墙站在距墙30cm处。患侧肢体向前伸展，用手掌撑扶墙面，之后通过各手指的运动，使手掌沿着墙体向上"爬行"，从而带动患侧上肢进行上举。抬举到肩部出现明显疼痛感时可以原地休息1~2分钟，待疼痛缓解后再继续沿墙体上爬行，如此反复。待爬至最高处时，在手指最高点处的墙面上用笔做一标记，并保持该体位10~15分钟后再放下。根据情况每日做几次或几十次，并且争取每次爬行高度要超过前次。

3.悬臂法 此法适用于活动障碍较重者。患者仰卧位躺在治疗床上，患侧肩关节探出治疗床的边缘，自然下垂，使用健肢适当托扶患侧上肢，再慢慢下放，当患肢疼痛感难以忍受时停止下放，但尽量避免向上抬起，应在该位置保持10分钟左右，再继续下垂至最大限度。按此方法，患者也可以呈俯卧位，患侧肢体向前方下垂。以上两种悬臂方法轮流使用，治疗效果更加明显。采用此种靠患肢重力锻炼肩关节的方法，患肢最多能下垂至90°，对于前屈已达90°的患者，可以在上述的体位下做摆臂动作，以进一步扩大活动度。

4.担压法 患者站在一个与自己肩关节高度相近的平台旁。将患肢外展，肘部及前臂担于平台上。然后使肩关节用力下压，或做下蹲动作，即靠自身体重下压，角度越大越好。到疼痛难忍时，暂停5~10分钟，待疼痛缓解后再继续下压。按此方法也可以做肩关节前屈位的锻炼。

上述几种锻炼方法，可单独使用，也可相互结合使用。进行康复训练时要保证动作的质量，在动作、角度、力度上按标准进行操作，要杜绝因患者自觉疼痛而敷衍了事或半途而废；还要随着活动度的改善而随时加大活动角度。

附：肱骨外上髁炎

肱骨外上髁炎又称网球肘，因为伸肌总腱起始端多次受到牵拉刺激，导致肌腱变性、退化和撕裂，并造成肱骨外上髁部无菌性炎症的病变。临床上可分为急、慢性损伤。急性损伤表现为肘关节肿胀、疼痛、关节屈伸功能受限。慢性损伤可逐渐出现，初期为在做某一动作时肘外侧疼痛，休息后可缓解，日久变为持续性疼痛，有时向前臂或上臂放射。

（一）病因病机

肘关节长期劳作以致气血损伤，血不荣筋，筋骨失却濡养，风寒之邪趁虚侵袭肘关节。

（二）诊断

关节外侧酸痛无力，疼痛时可扩散到前臂或肩背部，做握拳前臂旋转动作时酸痛加重，得热则舒。局部肿胀不明显，有压痛点，肘关节活动正常。

（三）治疗

1.火龙药灸疗法（验案举例）

张×，男，61岁，职员。2020年3月12日初诊。

主诉：右肘痛3个月，加重1周。

现病史：每逢切肉、炒菜后，疼痛加剧。近1周已不能操刀、提水，劳累后患处跳痛、刺痛，向前臂桡侧放射。

查体：右肘肱骨外上髁肿胀发热，局部压痛明显。

诊断：肱骨外上髁炎（气滞血瘀型）。

治疗：火龙药灸。

（1）灸疗部位：肘部、阳性反应区。

（2）药液处方：行气活血方。组成：川芎20g，红花、艾叶各15g，当归12g，伸筋藤、羌活、川牛膝、地龙、徐长卿各10g，桂枝、吴茱萸、炙甘草各6g。

（3）操作方法：充分暴露灸疗部位，选取曲池、手三里、外关、手五里等腧穴拔罐，并用干毛巾覆盖保暖，拔罐时间为10分钟；起罐后，予灸疗部位铺火龙药巾，然后用一块干毛巾遮盖其上，并再覆盖两块湿毛巾；在湿毛巾上均匀喷洒火龙药液，范围不超出湿毛巾覆盖的部位；用打火机逆经络循行方向点火，同时施术者手持一块湿毛巾站立在患者一侧，随时准备扑火，当患者自我感觉灼热时即扑灭，反复操作4次；治疗结束后取下毛巾及药巾，询问患者感觉并嘱咐患者注意保暖、谨防着凉。

（4）操作间隔：每日或隔日治疗1次，5次为1个疗程。

（5）疗效及随访：1个疗程即愈。随访3个月，病情稳定。

2.其他常用疗法

（1）中药内服

风寒阻络型治以祛风散寒、通络止痛，方用舒筋丸；湿热内蕴型治以清热祛湿、通络止痛，方用龙胆泻肝丸；气血亏虚型治以活血壮筋，方用壮筋养血汤。

（2）针灸疗法

取穴：肘髎、曲池、手三里、下廉、阿是穴。

方法：毫针刺法，作多向透刺或齐刺。也可以用刺络拔罐法，先以梅花针叩刺至局部出血，再加拔罐，每2~3日施术1次，本法适宜局部肿胀者。

（3）手法治疗

早期不宜用过重手法，可用揉按、㨰法等刺激性较小的手法。急性期过后适当加用分筋、拨络的手法，达到缓解痉挛、疼痛的目的。对于中后期患者，宜施用理筋手法，起到舒筋活络、松解粘连、通利关节的作用。用一手握住腕部，另一手握住肘部。先作单纯的肘关节屈伸，数次后再作肘关节屈伸加前臂旋转的动作。即从直肘旋后位快速变为屈肘旋前位，再从直肘旋前位快速变为屈肘旋后位。如此反复施术3~5次。

（4）中药外敷

疼痛剧烈，局部有热感者以奇正消痛贴局部外敷。气血亏虚者以五加皮汤熏洗，伴有风寒湿邪者以八仙逍遥汤熏洗。

（5）封闭疗法

发病急、病情重者用醋酸泼尼松龙1ml与0.5％普鲁卡因4ml混合后以压痛最明显处为中心局部注射。病情相对轻者可选丹参注射液或川芎注射液于痛点行封闭治疗。每周治疗1次，3次为1个疗程。

第四节　膝关节炎（附：足跟痛）

本病常发于膝部，主要症状包括关节肿胀、痛楚、屈伸不利、肌肉萎缩、骨节显露，如鹤之膝，甚或肿疡，肉腐成脓，中医称之为"鹤膝风"。本病等同于西医学的类风湿关节炎、结核性膝关节炎、化脓性膝关节炎、膝骨关节炎及各种原因引起的膝关节滑膜炎等。

一、病因及发病机制

（一）中医病因病机及分型

1.病因病机　本病发生多与体虚久病、外邪侵袭、气滞痰瘀有关，本病病位在膝部，和肝脾肾等脏腑关系最为紧密，多属本虚标实。本虚为气血阴阳虚损；邪实为外感寒湿热邪和气滞痰瘀。本病病机是正气亏损、外邪痹阻，关节筋肉失养，甚则筋损骨蚀。

2.证候分型

（1）寒湿阻滞：膝关节疼痛，重着，屈伸不利，时有关节肿胀，麻木，遇寒加重，得热缓解；舌红，苔白而腻，脉弦。

（2）肝肾亏虚：病情较久，膝关节疼痛时间长，关节屈伸不利，筋脉拘紧，肌肉萎缩；舌质暗红，苔白，脉细涩。

（3）湿热壅盛：膝关节局部红肿，灼热剧痛，屈伸受限，伴发热，口渴。舌质红，苔黄腻，脉滑数。

（二）西医病因及发病机制

1.病因　膝关节炎的发生一般由膝关节退行性病变、外伤、过度劳损等因素引起。膝关节炎多发于中老年人，是引起老年人膝关节疼痛的主要原因。另外，体重过重、不正确的走路姿势、长时间下蹲、膝关节受凉受寒也是导致本病的原因。

2.发病机制

（1）关节应力平衡失调：当关节负荷时，软骨变形，拱形纤维结构承受沿胶原纤维方向传导的应力，并将其分散到软骨下骨。负荷卸载时，压力消失，纤维恢复到原状。在这一过程中，软骨细胞始终在纤维网格内受到保护。但当负荷传导紊乱时，软骨基质的拱形结将遭到破坏，软骨细胞失去保护而受损。

（2）蛋白酶：目前研究认为，在致病因素的作用下，炎症细胞因子会介导关节软骨和滑膜中的各种蛋白酶表达升高，引起关节软骨基质胶原纤维网及蛋白多糖的降解，最终导致软骨退变，在此病理过程中蛋白酶起着关键性作用。骨关节炎（OA）关节滑液中胶原酶浓度较正常关节升高50%以上。

（3）自由基：有研究发现，发现伴随软骨损伤的OA患者活性氧水平显著升高。另有研究指出：一氧化氮（NO）对软骨细胞无细胞毒性，相反在一定的氧应激状态下对软骨细胞有保护作用，证明NO介导的软骨细胞死亡需活性氧的参与。因此，软骨细胞的存活与死亡类型均取决于不同自由基之间的平衡。现有资料显示，细胞凋亡很可能是OA发病机制中的重要环节，两者的关系值得探讨。

（4）骨质疏松（OP）与OA的关系：临床调查结果显示，同一年龄段，髋关节OA患者发生股骨颈骨折的概率减少。分析认为OA使TGF-β活跃，从而使成骨细胞效果延长，防止了局部OP的发生。然而，并不是所有研究都支持OA和高骨密度水平之间的相关性。特别是当狭窄的关节腔被认为是OA的一个主要特征时，骨密度的增加只能被看作是OA的一个特异位点。膝关节OA患者一般伴有腰椎骨密度的增加，但没有髋关节骨密度的增加。而且，骨赘的形成可能是关节边缘的软骨下骨小梁应力性骨折异常愈合的结果。

（5）性激素水平与OA的关系：OA好发于绝经后的女性，雌激素缺乏可能是OA发病的主要原因之一。目前已证实，包括人在内的许多哺乳动物关节软骨细胞和生长板软骨细胞上都存在雌激素受体，这充分说明关节软骨是雌激素的靶组织。切除卵巢的大鼠关节软骨变薄，细胞分裂数目降低，蛋白多糖合成率亦降低，软骨细胞合成Ⅱ型胶原及基质均减少。在过去10年内或现在正服用雌激素的女性OA发病率较低，服用雌激素可以延缓膝关节OA的发病进程。

（6）细胞因子及生长因子：细胞因子和生长因子广泛存在于各种组织中，它们从分子水平上对多种的疾病发生、发展起着重要的调节作用。肿瘤坏死因子（TNF-α）可促进胶原酶的产生和前列腺素（PG）释放蛋白酶的活性，并可诱导成骨细胞产生过氧化反应，它与IL-1共同加剧软骨的吸收。在OA软骨免疫组化染色中，其基质及细胞中TNF-α及受体均呈现阳性反应，且强度与范围和OA严重程度成正比。而刺激软骨生长的因子是胰岛素样生长因子（IGF），它分为IGF-Ⅰ及IGF-Ⅱ。有研究表明，IGF-Ⅰ可刺激关节软骨基质的合成，抑制软骨细胞介导的基质分解。而胰岛素样生长因子结合蛋白3（IGFBP-3）可与IGF-Ⅰ结合，竞争性抑制IGF-Ⅰ与受体的结合，从而抑制IGF的生理活性。人们发现，骨关节炎滑液中IGF-Ⅰ水平升高，但骨关节炎软骨对IGF-Ⅰ呈低反应，其机制与IGFBP-3/IGF-Ⅰ比值高于正常有关，而IGF-Ⅰ受体表达正常。由此可见大量的IGFBP-3抑制了IGF-Ⅰ的活性，参与了骨关节炎的形成。

（7）软骨下骨与OA的关系：有研究发现荷兰猪膝骨性关节炎模型当中，软骨下骨的形态改变先于软骨退变。另有研究发现软骨下骨丢失和吸收与骨性关节炎的软骨病变有关。此外，在动物模型中离断前交叉韧带可导致OA症状，加速关节软骨退变及软骨下骨形成。

二、诊断与鉴别诊断

（一）诊断标准

1.诊断条件

存在以下 1、2 条或 1、3、5、6 条或 1、4、5、6 条即可诊断膝关节骨性关节炎。

（1）1 个月里大多数时间有膝痛。

（2）X 线片显示关节边缘有骨赘形成。

（3）存在骨关节炎性滑液（透明、黏性、WBC 小于 2000/ml）。

（4）年龄 ≥ 40 岁。

（5）晨僵 ≤ 30 分钟。

（6）关节活动时有弹响声。

2.膝关节骨性关节炎分级

0 级：正常。

I 级：关节间隙可能存在变窄，也可能存在骨赘。

II 级：有明显的骨赘，关节间隙轻度变窄。

III 级：中等数量的骨赘，关节间隙变窄较明显，软骨下骨骨质有轻度硬化改变，范围较小。

IV 级：有大量骨赘形成，可波及软骨面，关节间隙明显变窄，硬化改变极为明显，出现关节肥大及明显畸形。

（二）鉴别诊断

1.膝关节半月板损伤　有外伤史，损伤后关节疼痛、肿胀，有弹响和交锁现象，膝内外间隙压痛。慢性期出现股四头肌萎缩，以股四头肌内侧最为明显。膝关节麦氏征和研磨试验阳性。

2.髌下脂肪垫损伤　有外伤、劳损或膝部受凉史。膝关节疼痛，下楼梯时为甚，膝关节过伸位疼痛加重，髌下脂肪垫压痛明显，膝过伸试验阳性，髌腱松弛压痛试验阳性。膝关节 X 线侧位片可见脂肪垫纹理增粗，少数可见脂肪垫钙化影。

3.髌骨软化症　膝关节活动量越大，疼痛越明显，且有膝关节过伸痛、行走无力。膝前侧、下端、内侧、外侧及腘窝均有压痛，按压髌骨时伸膝，可触及摩擦感及疼痛。髌骨研磨试验阳性。

三、临床表现

（一）症状

1.膝关节出现疼痛与发僵，早晨起床时较明显，活动后减轻，活动多时又加重，休息后症状可缓解。

2.后期疼痛持续，关节活动明显受限，存在关节积液，甚至出现关节畸形如"O"形腿或"X"形腿。

3.膝关节屈伸活动时可扪及摩擦音。

4.膝关节正、侧位X线片，显示髌骨、股骨髁、胫骨平台关节缘呈唇样骨质增生，胫骨髁间棘变尖，关节间隙变窄，软骨下骨质致密，有时可见关节内游离体。

（二）体征

（1）关节肿胀：因局部骨性肥大或渗出性滑膜炎引起，可伴局部温度增高、积液和滑膜肥厚，严重的膝骨性关节炎可见关节畸形、半脱位等。

（2）压痛和被动痛：是常见的膝骨性关节炎的体征，受累关节局部可有压痛，尤伴滑膜液渗出时。有时膝骨性关节炎患者虽无压痛，但被动活动时可发生疼痛。

（3）关节活动弹响：以膝关节多见，膝骨性关节炎发展到后期，由于关节软骨退化、剥落，会使软骨下的骨质暴露。当关节活动时，两端软骨下的骨头裸露，互相触碰时会发出声音。

（4）活动受限：由于骨赘生成、软骨丧失、关节周围肌肉痉挛以及关节破坏，可导致关节活动受限。早期治疗强调药物和非药物治疗相结合。非药物治疗十分重要，是药物治疗的基础。对处于病变早期的患者，通过正确、系统的非药物治疗可以有效地缓解症状，延缓疾病的进展。

四、治疗

（一）火龙药灸疗法（验案举例）

吴×，女，47岁。2020年9月28日初诊。

主诉：膝关节疼痛3年，加重月余。

现病史：患者于3年前患膝关节骨性关节炎，夏季好转，秋冬季发病，两膝关节疼痛，有冷感。经中西医治疗有好转。今年入秋后在外感高热后疼痛加重，现两膝关节红肿，有火烧样疼痛，活动受限。

查体：两膝关节轻度红肿，触摸患部皮肤温度较高。患部压痛最剧处为犊鼻穴、曲泉穴和委阳穴。舌质红，苔白腻稍黄，脉弦数。

诊断：膝关节骨性关节炎（热痹）。

治法：火龙药灸。

（1）灸疗部位：膝部、阳性反应区。

（2）药液处方：膝痛方。组成：黄芪30g、当归10g、赤芍10g、防风12g、桑枝30g、白芷6g、川牛膝20g、知母10g、细辛3g、干姜3g、徐长卿30g、威灵仙20g、秦艽10g、木瓜15g、鸡血藤30g、豨莶草15g、丹参20g、乳香10g、没药10g。

（3）操作方法：充分暴露灸疗部位，选取血海、鹤顶、梁丘、膝眼、阳陵泉、阴陵泉、足三里等腧穴拔罐，并用干毛巾覆盖保暖，拔罐时间为10分钟；起罐后，予灸疗部位铺火龙药巾，然后用一块干毛巾遮盖其上，并再覆盖两块湿毛巾；在湿毛巾上均匀喷洒火龙药液，喷洒的火龙药液范围不超出湿毛巾覆盖的范围；用打火机逆经络循行方向点火，同时施术者手持一块湿毛巾站立在患者一侧，随时准备扑火，当患者自我感觉灼热时即扑灭，反复操作3次，时间为12分钟；治疗结束后取下毛巾及药巾，询问患者感觉并嘱咐患者注意保暖、谨防着凉。

（4）操作间隔：每日或隔日治疗1次，8次为1个疗程。

（5）疗效及随访：1个疗程后患者肿胀见消，疼痛减轻；2个疗程后肿胀消退，仍有轻微疼痛感，但较前明显好转，腿能伸直，能行走；3个疗程后痊愈。嘱其注意保暖，适当活动。随访6个月病情无复发。

（二）其他常用疗法

根据临床需要，可与下列疗法联合使用。

1.中药内服

（1）风寒湿痹证

治则：祛寒散寒、除湿止痛。

方药：防己黄芪汤加减。组成：防己6g、黄芪15g、防风12g、羌活12g、独活12g、桂枝9g、秦艽9g、当归12g、川芎12g、木香6g、甘草6g。

中成药：可酌情使用追风透骨胶囊等。

（2）风湿热痹证

治则：清热疏风、通络止痛。

方药：大秦艽汤加减。组成：秦艽15g、羌活12g、当归12g、甘草6g、防风9g、白芷12g、熟地10g、茯苓9g、石膏30g、川芎9g、白芍12g、独活9g、黄芩12g、生地12g、白术12g、细辛3g。

（3）瘀血闭阻证

治则：活血化瘀、舒筋止痛。

方药：身痛逐瘀汤加减。组成：桃仁10g、红花6g、当归10g、五灵脂9g、地龙9g、川芎9g、没药6g、香附12g、羌活12g、秦艽20g、牛膝9g、甘草3g。

（4）肝肾亏虚证

治则：滋补肝肾、强壮筋骨。

方药：肾气丸加减。组成：熟地30g、山萸肉15g、山药15g、泽泻10g、淫羊藿15g、骨碎补15g、土茯苓30g、川牛膝15g、炒莱菔子12g、秦艽10g、白芍10g、鸡血藤15g、鹿含草15g、全蝎粉1g（冲服）、蜈蚣粉1g（冲服）。

中成药：可酌情使用六味地黄丸、骨刺胶囊、仙灵骨葆胶囊等。

2.针灸疗法

取穴：内、外膝眼，梁丘、血海、鹤顶、足三里、阳陵泉。

配穴：行痹，加风门、膈俞；热痹，加大椎、曲池、合谷；寒湿痹，加关元、脾俞、中脘。

操作：按辨证分型，酌情选用。可采用针刺、艾灸、温针等不同方法。每次留针20~30分钟，急性期每日针刺1~2次，慢性期隔日针刺1次。针刺时选用中强刺激，必要时配合电针。10~15次为1个疗程。

3.穴位注射

取穴：按针刺部位的取穴方法，分部选取2~4穴以及压痛点。

方法：可选用当归注射液、0.5%普鲁卡因注射液或5%~10%葡萄糖注射液等药物。刺入穴位后，行针得气，刺入深浅因穴位而异。每穴注入0.5~5ml不等，每1~3天注射1次，10次为1个疗程。需注意的是，治疗时应避免将药液直接注入到关节腔中。

4.梅花针疗法

取穴：关节肿胀明显处，颈背部相应节段夹脊穴、背俞穴。

方法：先在局部肿胀处或受累关节周围，用皮肤针叩刺，使其出现红晕或微微出血，可酌情加以拔罐。然后再于颈背部相应节段夹脊穴和背俞穴进行叩刺，使局部微红，还可在局部使用闪罐法，以宣散邪热。本法对热痹效果较好。

5.耳针疗法

取穴：相应耳区压痛点、交感、神门、皮质下。

方法：用耳针对穴位行中强度刺激，留针30分钟，如疼痛明显可每隔5分钟行针1次，每日或隔日治疗1次；亦可行埋针或王不留行籽耳穴贴压法。本法对风湿性关节炎疼痛明显者效果较好。

6.功能锻炼

（1）股四头肌等长收缩功能锻炼：直腿抬高约30°，用力将腿伸直，尽可能坚持，双腿交替进行。每次15~20分钟，每天练习3~5次。

（2）提踵训练：扶墙站立，脚跟抬起，脚尖站立，坚持20~30秒，双腿交替进行。每次10~15分钟，每天练习3~5次。

（3）抱膝锻炼：仰卧位，将一侧膝关节屈曲，尽量贴向胸部，用双手将膝关节固定15~30秒，然后逐渐伸直。两腿交替进行。重复进行30~50次，每天练习3次。

（4）坐位伸膝：坐在椅子上，逐渐将一条腿的膝关节伸直，并保持直腿姿势，双腿交替进行。重复练习30~50次，每天练习3次。

（5）跪压法：跪坐床上，自行向后跪压以增加屈膝角度，感觉小腿稍有麻胀感为止。每次1~3分钟，每天练习3~5次。

7.封闭疗法

对于关节积液严重者，可行关节抽液、封闭疗法。在无菌操作下进行关节抽液。抽液后随即注入醋酸氢化可的松0.5ml（悬浊液）加2%普鲁卡因2ml，进行关节加压包扎1~2周。有创伤的急性血肿期可以将膝关节腔内的瘀血尽量抽吸干净，然后加压包扎。对消除肿胀和瘀血、防止关节粘连有积极作用。

8.手术疗法

如果膝关节有畸形，负重力线不当，要进行关节矫形，这样既是矫形，亦是对滑膜炎的一种积极的治疗。

五、按语

膝关节炎患者平时注意事项如下。

1.季节变化时，患者须注意做好关节保暖，防止受凉，可穿戴护膝等，让关节一直保持在温暖状态下。

2.不要长期爬山、爬楼，避免膝关节磨损。

3.注意平时生活习惯，改变生活方式，不要长时间下蹲或者跪立，避免损伤膝关节。

4.可以适当使用氨基葡萄糖类药物，帮助软骨合成，减轻膝关节炎症，提高关节润滑度。

5.注意适当功能锻炼，有利于股四头肌韧带强度的恢复，能够增强关节稳定性，避免关节进一步磨损。

附：足跟痛

足跟痛是指因跟骨跖面慢性劳损所导致的以痛感明显、行走受限为主要表现的病症，通常伴随跟骨结节部前缘骨质增生。好发于40~60岁的中老年人。

一、病因及发病机制

（一）病因病机

足跟痛通常由于年老肝肾亏虚或久病体弱，气血虚损，筋脉失养，或由于体型肥胖，体重增加，久行久立导致足底部的皮肤、皮下脂肪、跖腱膜负载过大。足底的跖腱膜起始端在跟骨跖面结节处，并向前伸展，终止于5个足趾近侧趾节的骨膜上，若长时间、连续地牵拉，可能会在跖腱膜跟骨结节附着处出现慢性损伤或骨质增生，造成局部无菌性炎症，从而发生疼痛。

（二）证候分型

1.寒湿入络：多由冒雨跋涉，久处湿地，寒湿侵袭络脉，气血阻滞作痛；日久湿邪化热，兼见足跟重着，作肿。

2.肾气亏虚：阳虚或年老体衰，精血不足，血不养筋，亦可引起足跟痛。

3.外伤劳损：长途跋涉，负重久行，或长久站立，局部挫伤，致使局部气滞血瘀，筋脉失养，发为足跟痛。

二、诊断与鉴别诊断

（一）诊断标准

起病较缓，通常是单侧发病，有数月或数年的病史。足跟部疼痛，行走时痛感更甚。本病典型特征为晨起起身或久坐后站立时足跟部痛感强烈，行走后痛感缓解，但长时间行走或站立时疼痛会再次加重。跟骨的跖面和侧面有压痛，局部无明显肿胀。如果跟骨骨质增生范围较大时，可以触及骨性隆起。X线结果通常提示存在骨质增生，但临床表现经常和X线结果不一致，例如部分骨质增生患者可能没有症状，部分有症状的患者可能没有骨质增生。

（二）鉴别诊断

本病需要和足跟部软组织化脓性感染、骨结核和骨肿瘤进行鉴别。足跟部软组织化脓性感染虽然存在足跟痛的表现，但局部还存在红、肿、热、痛等症状，更有甚者还会出现全身性症状。跟骨结核经常出现于青少年，局部热感不甚明显，肿痛范围较大。

三、临床表现

（一）症状

1.有急、慢性足跟损伤史，或促使骨刺形成的基础性病症。

2.足跟部疼痛，初起时仅为跟底酸胀痛，逐渐发展为明显疼痛。运动时疼痛加重，休息后症状减轻。

3.站立、行走、跑、跳时，足跟不敢着地，呈踮足尖跛行。

（二）体征

1.**压痛**　足跟部有明显压痛点。脂肪垫损伤和跟骨下滑囊炎的压痛点在跟底中部或偏内侧；跟骨骨膜炎的压痛点在跟底后偏外侧；跟骨骨刺的压痛点在跟底脂肪垫前侧、跟骨结节前内侧。

2.**肿胀**　足底部肿胀，局部皮肤增厚，少数患者肿胀不明显。

3.**骨质增生跟骨骨刺形成**　足底跟骨基底结节处可触及骨性隆起，并有明显压痛；其疼痛程度与骨刺的方向有关。

四、治疗

（一）火龙药灸疗法（验案举例）

章××，女，56岁。2020年5月23日初诊。

主诉：右足跟痛2月余。

现病史：2月前逐渐发现足跟部疼痛，晨起痛感显著，适度活动后症状减轻，但长时间行走后痛感加剧。

查体：右足跟底部压痛显著，小腿三头肌肌肉紧张，腓肠肌、比目鱼肌肌腹近端和远端有明显压痛点，按压后患者酸胀痛明显。

诊断：足跟痛（肝肾亏虚型）。

治法：火龙药灸。

（1）灸疗部位：足跟部、阳性反应区。

（2）药液处方：补益肝肾方。组成：独活9g、桑寄生9g、人参9g、茯苓12g、甘草6g、当归6g、芍药6g、川芎6g、熟地黄12g、桂心6g、杜仲9g、牛膝9g、细辛2g、防风6g、秦艽9g。

（3）操作方法：充分暴露灸疗部位，选取昆仑、太溪、仆参、照海、大钟等腧穴拔罐，并用干毛巾覆盖保暖，拔罐时间为10分钟；起罐后，予灸疗部位铺火龙药巾，然后依次遮盖一块干毛巾和两块湿毛巾；在湿毛巾上喷洒火龙药液，喷洒均匀，注意喷洒的火龙药液范围不超出湿毛巾覆盖的范围，以免烫伤；用打火机顺经点火，同时施术者手持一块湿毛巾站立在患者一侧，随时准备扑火，当患者自我感觉灼热时即扑灭，反复操作5次，时间为20分钟；治疗结束后取下毛巾及药巾，询问患者感觉并嘱咐患者注意保暖、谨防着凉。

（4）操作间隔：每日或隔日治疗1次，5次为1个疗程。

（5）疗效及随访：1个疗程后局部疼痛减轻；2个疗程后双足疼痛明显好转，可自由行走，但行路较远后仍有疼痛；3个疗程后双足疼痛完全消失，可进行正常活动，嘱其注意保暖，走路不宜过多，随访3个月，病情稳定。

（二）其他常用疗法

根据临床需要，可与下列疗法联合使用。

1. 针刺疗法

（1）寒湿侵络

治法：祛寒利湿，通络止痛。取足太阳膀胱经、足太阴脾经经穴为主，针刺用泻法。

处方：昆仑、三阴交、委中。

方义：昆仑为足太阳膀胱经之原穴，仆参为足太阳膀胱经与阳跷脉的交会穴，两者相配可解表散寒，除足跟之肿痛；三阴交可健脾除湿；委中是足太阳膀胱经之合穴，可解表利水，湿去则肿自消。

随症配穴：畏寒肢冷灸关元、足三里；肢体沉重加足三里、阴陵泉；小便不利加次髎，水分。

（2）肾气亏虚

治法：温补肾阳。取足太阳膀胱经、足少阴肾经经穴为主，针用补法。

处方：太溪、仆参、照海、大钟、肾俞。

方义：太溪为足少阴肾经之原穴，可温补肾气；照海、大钟、仆参均有局部治疗作用。其中大钟为足少阴肾经之络穴，一络两通，可强腰膝，主治足跟痛。肾俞可调补肾气，主腰、足寒痛。诸穴相配共奏温肾阳、行气血、止足痛之效。

随症配穴：小便频数灸关元，针百会；精神不振加命门、关元；健忘加百会、风池、心俞；耳聋耳鸣加百会、风市、中渚。

（3）外伤劳损

治法：活血祛瘀，理筋通络。以局部取穴为主，平补平泻。

处方：太溪、照海、大钟、然谷、金门、仆参、悬钟、阳陵泉。

方义：太溪、照海、大钟、然谷起局部治疗作用，直接疏通局部气血，消肿散瘀止痛。阳陵泉为筋之会，刺之有舒筋镇痉止痛之效。悬钟为髓会，可益肾止痛。诸穴相配，可祛瘀活血，理筋止痛。

2.外治法

（1）理筋手法：可用劈法。患者俯卧，屈膝90°位，术者一手握住足部固定，使足背伸，跟腱紧张，用另一手小鱼际，对准滑囊用力劈之，有时可使滑囊破裂，滑囊液吸收，有消肿止痛之功效。

（2）封闭疗法：用2%的普鲁卡因2ml加醋酸强的松龙0.25ml行局部封闭治疗，每周治疗1次，3次为1个疗程。

（3）手术治疗：保守治疗无效者可作滑囊切除术。如跟骨后上结节过于隆突，应同时行隆突切除术。

（4）中药外治：常用活血散、舒筋散、骨伤洗药等行熏洗治疗。

3.内治法

内服中成药，以活血化瘀、消肿止痛、软坚散结，如桃红四物汤、七厘散等。

五、按语

1.注意休息 出现足跟痛时，若再进行剧烈活动或者长时间行走等，会导致疼痛加重。所以出现足跟痛后要注意多休息，避免长时间行走，以免疼痛加重。

2.做好足部保暖工作 着凉受寒也会加重足跟痛症状。所以出现足跟痛时，一定要做好足部的保暖防寒工作，除了选择合适的鞋子之外，还可以在晚上睡觉前用温水泡脚，促进血液循环。有利于疼痛的缓解；避免让足部长时间接触凉水。

3.选择合适的鞋子 一般出现足跟痛时，尽量避免穿平底鞋以及比较薄的软底鞋，否则会加重症状。可以把足跟垫高，或者穿鞋跟高度在2~3cm的鞋子，让重心转移，减少足跟部受压，缓解疼痛症状。

4.坚持自我按摩 当出现足跟痛时，可以坚持自我按摩以缓解疼痛。比如可以盘腿而坐，用手掌从脚跟向脚趾方向推按脚底，坚持按摩可起到止痛的效果；也可以对昆仑、申脉、金门、太溪、大钟等穴位进行按摩，也可以缓解疼痛症状。

5.空蹬车勤踮脚 经常做脚底蹬踏动作，可以增强跖腱膜的张力，有助于改善足部的劳损，减轻局部炎症，也可以缓解疼痛症状；走路时，建议经常踮一踮脚尖，这样可以让足少阴肾经通畅，促进足部的血液循环，让脚后跟得到充分的滋养，疼痛症状可得到缓解。

第五节　强直性脊柱炎

强直性脊柱炎（AS）属于结缔组织病变，常于骶髂关节、脊柱关节、椎旁软组织及外周关节发生病变，并可见关节外表现。病情严重的患者还可诱发脊柱畸形和关节强直。患病年龄以13~31岁的人群居多，发病高峰年龄以20~30岁居多。

一、病因及发病机制

（一）中医病因病机及分型

1.病因病机 本病常在内外因共同作用下诱发。内因多以正气亏损、肝肾虚弱、督脉失荣、阴阳气血失常为主，其中肾督亏损为根本病因。外因多以湿热等外邪乘虚而入，诱发本病。

2.证候分型

（1）肾督亏虚、寒湿痹阻：初起时多见游走性关节疼痛（以下肢关节常见），以后渐至腰骶、脊背疼痛；或伴有腰背肢体酸楚重着，或晨起时腰背僵痛，活动不利，活动后痛减，阴雨天加剧。舌苔薄白或白腻，脉沉弦或濡缓。

（2）肝肾阴虚、湿热痹阻：腰背疼痛，晨起时强直不适、活动受限，患处肌肤触之发热，夜间腰背疼痛加重，翻身困难；或伴有低热，夜间肢体喜放被外。口苦口渴不欲饮，便秘尿赤，舌红、苔黄腻，脉滑数。

（3）肝肾亏虚、痰瘀痹阻：腰骶及脊背部疼痛，颈项脊背强直畸形、俯仰转侧不利，活动受限，胸闷如束；或伴有头晕耳鸣，形瘦低热，或畏寒肢冷，面色晦暗，唇舌紫暗、苔白腻或黄腻，脉细涩或细滑。

（二）西医病因及发病机制

1.病因 本病的病因尚未明确，存在家族遗传倾向。

2.发病机制 强直性脊柱炎的病因及发病机制尚不明确，大多数学者认为其发生与遗传、感染、免疫功能紊乱、内分泌失调等因素有关。

（1）遗传因素：目前该病被公认为是一类与人类白细胞抗原B27基因（HLA-B27）高度相关的遗传性疾病。HLA-B27是最早提出的与AS发病相关基因，研究证实HLA-B27直接参与了AS的发病，是AS的原发关联成分。随着基因研究的深入及科研技术的提高，大量除HLA-B27外的基因被提出也与AS发病相关。

（2）免疫因素：自身免疫功能低下与AS相关。AS患者骨、关节及滑膜组织内有大量炎性T细胞、单核-巨噬细胞浸润，存在免疫应答反应。

（3）感染因素：目前被提出的与AS发病可能相关的病原体主要有引起上呼吸道感染和肠道感染的肺炎克雷伯菌、沙门菌等肠道寄生G–菌及衣原体等。

二、诊断与鉴别诊断

（一）诊断标准

若患者符合第4条，且还符合前3条当中的任意一条便可以诊断本病。

（1）腰背疼痛＞3个月，痛感在适度活动后可以缓解，但是休息后并不能减轻。

（2）腰椎前后和侧屈方向活动困难。

（3）胸廓扩张度低，低于同龄同性别正常人群的扩张度。

（4）双侧骶髂关节炎Ⅱ~Ⅳ级，或单侧Ⅲ~Ⅳ级。

（二）鉴别诊断

1.骶髂关节结核：患者常有结核接触史或患病史，或同时患有肺结核或其他结核病。绝大多数为单侧发病，而且女性患者较多，X线片患侧关节骨质破坏较多，关节破坏严重者可发生半脱位。如有脓肿或瘘道则更易鉴别。

2.骶髂关节化脓性关节炎：常见于女性患者，因为女性盆腔感染的机会较多，初起局部疼痛较著，发热，白细胞增多，后期炎症可转为慢性。早期X线片可提示关节间隙增宽，晚期关节边缘腐蚀、致密、硬化或发生骨性强直，常为单侧发病，腰椎及胸廓活动正常。

3.脊柱结核：患者常有结核病接触史或患病史，脊柱活动受限仅见于受累局部，X线片上椎体及椎间盘破坏明显，常见死骨及脓肿阴影。

4.脊柱增生性关节炎：本病多发生在40岁以后，脊柱活动轻度受限，驼背畸形不明显，多发生于颈椎或腰椎。X线片示骶髂关节正常或仅下缘有骨赘增生。脊柱可见多数间隙狭窄及骨赘增生，与纤维环的韧带骨赘不同，骨赘向横的方向发展，患者血沉不快。

三、临床表现

（一）症状

1.初期症状　对于16~25岁的青年发病人群，尤其是青年男性，起病比较隐匿，早期可无任何临床症状，有些患者在早期可表现出轻度的全身症状，如乏力、消瘦、长期或间断低热、厌食、轻度贫血等。由于病情较轻，患者大多不能早期发现，致使病情延误，失去最佳治疗时机。

2.关节病变表现 AS患者多有关节病变，且绝大多数首先侵犯骶髂关节，之后逐渐上行发展至颈椎。少数患者或先由颈椎或几个脊柱节段同时受到侵犯，也可侵犯周围关节，早期病变关节出现炎性疼痛，伴有关节周围肌肉痉挛，有僵硬感，晨起明显。也可表现为夜间疼痛，经活动或服药后可缓解。随着病情发展，关节疼痛减轻，而各脊柱节段及关节可出现活动受限和畸形，晚期整个脊柱和下肢可变成僵硬的弓形，向前屈曲。

（1）骶髂关节炎：约90%的AS患者最先表现为骶髂关节炎。之后上行发展至颈椎，表现为反复发作的腰痛，腰骶部存在僵硬感，间歇性或两侧交替出现腰痛和两侧臀部疼痛，可放射至大腿，无阳性体征，直腿抬高试验阴性。但直接按压或伸展骶髂关节可引起疼痛。有些患者无骶髂关节炎性症状，仅X线检查发现有异常改变。约3%的AS患者表现为颈椎最早受累，以后下行发展至腰骶部，约7%的AS患者几乎脊柱全段同时受累。

（2）腰椎病变：腰椎受累时，多数表现为下背部和腰部活动受限。腰部前屈、背伸、侧弯和转动均可受限。体检可发现腰椎棘突压痛，腰椎旁肌肉痉挛，后期可有腰肌萎缩。

（3）胸椎病变：胸椎受累时，表现为背痛、前胸和侧胸痛，最常见为驼背畸形。如肋椎关节、胸骨柄、胸锁关节及肋软骨间关节受累时，则呈束带状胸痛，胸廓扩张受限，吸气咳嗽或打喷嚏时胸痛加重。严重者胸廓保持在呼气状态，胸廓扩张度较正常人降低50%以上，因此只能靠腹式呼吸辅助。由于胸腹腔容量缩小，造成心肺功能和消化功能障碍。

（4）颈椎病变：少数患者首先表现为颈椎炎性症状，即先有颈椎部疼痛，沿颈部向头部、臂部放射。初期颈部肌肉出现痉挛，之后出现萎缩，随病情发展可发展至颈胸椎后凸畸形。头部活动明显受限，常固定于前屈位，不能上仰、侧弯或转动。严重者仅能看到自己足尖前方的小块地面，不能抬头平视。

（5）周围关节病变：约半数的AS患者有短暂的急性周围关节炎，约25%的患者有永久性周围关节损害。一般多发生于大关节，下肢多于上肢。肩关节受累时，关节活动受限，疼痛更为明显，梳头、抬手等活动均受限。侵犯膝关节时则关节呈代偿性弯曲，使行走、坐立等日常生活更为困难。极少侵犯肘、腕和足部关节。

此外，耻骨联合处亦可受累，骨盆上缘、坐骨结节、股骨大粗隆及足跟部可有骨骼炎性症状，早期表现为局部软组织肿、痛，晚期可有骨性粗大。一般周围关节炎可发生在脊柱炎之前或之后，局部症状与类风湿关节炎不易区别，但遗留畸形者较少。

（二）体征

AS的关节外病变，大多出现于脊柱炎后，少数可在有骨骼肌肉症状之前的数月或数年发生关节外症状。AS可侵犯全身多个系统，并伴发多种疾病。

1.心脏病变 以主动脉瓣病变为常见。有不同程度主动脉瓣关闭不全者约占1%；约8%可发生心脏传导阻滞，可与主动脉瓣关闭不全同时存在或单独发生，严重者因完全性房室传导阻滞而发生阿-斯综合征。当病变累及冠状动脉口时，可发生心绞痛。少数可发生主动脉肌瘤、心包炎和心肌炎。

2.眼部病变 经长期随访，约25%的AS患者有结膜炎、虹膜炎、眼色素层炎或葡萄膜炎，后者偶可并发自发性眼前房出血。虹膜炎易复发，病情越长发生率愈高，但与脊柱炎的严重程度无关，有周围关节病者常见，少数可先于脊柱炎发生。眼部疾病常为自限性，有时需用糖皮质激素治疗，有的未经恰当治疗可致青光眼或失明。

3.耳部病变 在发生慢性中耳炎的AS患者中，其关节外表现明显多于无慢性中耳炎的AS患者。

4.肺部病变 少数AS患者后期可并发上肺叶斑点状不规则的纤维化病变，表现为咳痰、气喘，甚至咯血，并可能伴有反复发作的肺炎或胸膜炎。

5.神经系统病变 由于脊柱强直及骨质疏松，易使颈椎脱位和发生脊柱骨折，从而引起脊髓压迫症。如发生椎间盘炎则可引起剧烈疼痛。AS后期可侵犯马尾，发生马尾综合征，而导致下肢或臀部神经根性疼痛，骶神经分布区感觉丧失，跟腱反射减弱及膀胱和直肠等运动功能障碍。

四、治疗

（一）火龙药灸疗法（验案举例）

冯×，男性，45岁。2020年7月5日初诊。

主诉：腰痛间断发作1年，脊柱活动受限半年。

现病史：患者1年前无明显诱因出现腰部、两侧臀部间歇性疼痛，伴腰骶部僵硬，夜间、休息后加重，活动后减轻。未系统治疗。近半年腰痛加重，腰部后伸、侧弯活动受限，来我院就诊。食欲可，睡眠差，大小便正常；舌苔白腻，脉沉弦。

查体：脊柱侧弯、后伸、旋转受限。骶髂关节压痛（＋），局部皮肤不红，左下肢"4"字试验（＋），其余各关节未见明显异常。

诊断：强直性脊柱炎（肝肾亏虚型）。

治法：火龙药灸。

（1）灸疗部位：背部、阳性反应区。

（2）药液处方：补益肝肾方。组成：独活9g、桑寄生9g、人参9g、茯苓12g、甘草6g、当归6g、芍药6g、川芎6g、熟地黄12g、桂心6g、杜仲9g、牛膝9g、细辛2g、防风6g、秦艽9g。

（3）操作方法：充分暴露灸疗部位，选取大椎、身柱、风门、肺俞、至阳、膈俞、脊中、肝俞、脾俞、肾俞、腰阳关、大肠俞、小肠俞等腧穴拔罐，并用干毛巾覆盖保暖，拔罐时间为10分钟；起罐后，予灸疗部位铺火龙药巾，然后用一块干毛巾遮盖其上，并再覆盖两块湿毛巾；在湿毛巾上喷洒火龙药液，注意尽量喷洒均匀，喷洒的火龙药液范围不超出湿毛巾覆盖的范围；用打火机顺经点火，同时施术者手持一块湿毛巾站立在患者一侧，随时准备扑火，当患者自我感觉灼热时即扑灭，反复操作5次，时间为20分钟；治疗结束后取下毛巾及药巾，询问患者感觉并嘱咐患者注意保暖、谨防着凉。

（4）操作间隔：每日或隔日治疗1次，12次为1个疗程。

（5）疗效及随访：经治疗1个疗程，患者腰骶部疼痛减轻，但仍活动略受限，夜间翻身仍困难，饮食睡眠可，症状缓解，治疗2个疗程后腰骶部疼痛渐消，夜间感腰部翻身较前灵活。嘱其注意保暖，适当活动。随访5个月，病情稳定。

（二）其他常用疗法

根据临床需要，可与下列疗法联合使用。

1.中药内服

（1）风寒外袭型

治则：疏风散寒，祛湿止痛。

方药：三痹汤加减。

（2）湿热浸淫型

治则：清热利湿，通络止痛。

方药：四妙丸加味。

（3）瘀血阻络型

治则：活血化瘀，通络止痛。

方药：身痛逐瘀汤加减。

（4）肾精亏虚

①肾阳亏虚

治则：温补肾阳，佐以活血祛风止痛。

方药：乌头桂枝汤加味。

②肾阴亏虚

治则：滋补肾阴，佐以活血祛风止痛。

方药：芍药甘草汤加味。

2.西药治疗

首选阿司匹林，多应用于病症较轻的患者。若阿司匹林疗效不明显，可换用保泰松、吲哚美辛、吡罗昔康等药物，还可使用消炎止痛栓进行纳肛治疗，每晚1次，可以达到减轻夜间疼痛和晨僵等症状的目的。保泰松对本病解除症状最明显。如因胃肠刺激不能耐受，可改用肠溶保泰松或羟基保泰松，每日用量300mg。患有肾脏疾病、心脑血管疾病或溃疡病的患者应禁用。

使用皮质类固醇药物时需要明确诊断，醋酸泼尼松片每天的使用剂量需小于10mg，以达到止痛的目的，且本药物不能直接停用，需逐渐减量至停用。

3.支持疗法

（1）应食用富含蛋白质及维生素的食物，伴有骨质疏松的患者应加服钙剂和鱼肝油。

（2）适当休息，避免外感风寒湿邪，避免长期弯腰劳作。适当理疗、休养。

（3）采取健康的生理姿势，如睡卧硬板床，睡枕不宜过低等。

（4）坚持功能锻炼，做深呼吸操，进行脊柱和髋关节伸肌锻炼，例如游泳。

4.手术治疗

保守治疗后效果不明显者建议进行手术治疗。发病初期可以选择滑膜切除术。中期可选择关节清理术。晚期可选择下列手术：（1）关节松解术；（2）截骨术、关节融合术；（3）关节成形术及人工关节置换术；（4）对严重驼背畸形而影响平视者，建议在腰椎行脊柱截骨成形术。

五、按语

1.应避免强力负重，以免病变加重。避免长时间维持一个姿势不动。若处于长时间坐位时，至少每小时活动十分钟。勿用腰背束缚器，以免脊椎炎恶化。

2.睡眠时避免垫枕头且不睡软床，最好平躺保持背部直立。

3.清晨起床背脊僵硬时，可以热水浴来改善。热敷对于缓解局部疼痛亦有部分疗效。不抽烟，以免造成肺部损害。

4.慎防外伤，注意驾驶安全，尽量不要骑电动车。

5.在寒冷、潮湿的季节中，更应防范复发。

6.胃肠道及泌尿生殖系统的感染常可诱发强直性脊柱炎，故应该注意饮食卫生，多喝开水，多吃青菜水果，避免憋尿及便秘。

7.注意其他家族成员有无强直性脊柱炎的症状，如下背酸痛，晨间僵硬等。若有，应尽早就医。

第六节　外伤性截瘫

外伤性截瘫是因外力作用使脊柱结构和稳定性受到损伤，并导致骨折脱离正常位置，挤压并损伤脊髓。最多见的类型是垂直压缩型损伤和屈曲型损伤，约占90%，其次是过伸型、旋转型及侧屈型损伤。导致损伤的暴力力度越大，骨折脱位移位的程度就越严重，损伤平面越高，截瘫也越严重，Ⅲ度以上脱位多是全瘫，而且康复的概率很小。

一、病因及发病机制

（一）中医病因病机及分型

1.病因病机 中医认为，截瘫的发生与肝、肾、肺、胃有关。肝伤则筋骨拘挛，肾伤则精髓不足，肺与胃虚者难以濡润筋脉。

2.证候分型

（1）瘀血阻滞型：脊椎骨折与脱位后，椎管内组织受挫，血离络脉，瘀血凝聚，形成血肿，压迫脊髓。

（2）经络阻隔型：脊髓本身遭受骨折脱位或异物损伤，严重者可完全横断。脊髓的解剖位置、生理功能同中医描述的督脉相似，督脉总督周身之阳经，督脉损则气血阻滞。涉及手足三阳经，会出现肢体麻木，不能活动；涉及足太阳膀胱经，会出现排尿功能失常；涉及手阳明大肠经，会出现大便功能障碍。

（3）湿热入络型：邪毒侵袭，湿热壅滞，注入经络，导致气血阻滞，发为痿痹。

（4）肝肾阴亏型：精血劳伤，或瘫痪久治未愈，耗损肝肾之阴所致。甚者，阳亢生风，时发痉挛。

（5）脾肾阳虚型：病久耗气伤阳，肾阳虚衰，不能温养脾阳，或脾阳久虚不能充养肾阳，终则脾肾阳气俱伤。

（二）西医病因及发病机制

1.病因 导致外伤性截瘫的主要原因有脊髓损伤和脊髓栓系综合征。

（1）脊髓损伤通常是由骨折或者脊柱骨折造成，如高空坠落或者交通事故导致，患者会出现脊髓震荡、损伤部位疼痛、肿胀等，严重者可能会出现截瘫或者四肢瘫痪等，出现该症状者应及时到医院检查治疗，患者可接受甲基泼尼松龙片等药物治疗，可以有效的提高神经细胞的存活度，同时还可以使用呋塞米片缓解脊髓水肿，病情严重者可行切开复位术治疗。

（2）脊髓栓系综合征可因脊髓圆锥受到牵拉而引起，也可由先天性疾病导致，比如椎管内脂肪瘤等。患者会出现关节背屈无力、肌肉张力减退等，可以在医生的指导下通过手术治疗。

2.发病机制 脊髓在受到损伤后，最早会出现中央灰质薄壁血管破裂出血或血管壁通透性增加，从而导致红细胞外漏至血管外间隙，数小时之后出血的中心区域会出现凝固性坏死，进一步导致灰质碎裂液化形成小囊腔，而白质则通常表现为明显的水肿症状，并夹杂部分出血灶。脊髓水肿会导致软脊膜绷紧，从而约束住脊髓，使其内压不断增高，造成脊髓内微循环障碍，是脊髓损伤后的中心性、进行性坏死和神经纤维弥漫性脱髓鞘、轴索破坏裸露的重要基础。不完全性脊髓损伤的病理改变程度较轻，且损伤后24~48小时脊髓内出血等破坏性改变会停止，不再进一步恶化，因此会保存较多的正常脊髓组织。但是完全性脊髓损伤会出现中央出血、坏死进行性加重，1周后大部分脊髓坏死，空腔形成，并被胶质填满。脊髓损伤的严重程度不仅和最初造成损伤的程度大小有关系以外，也和受损之后受压迫时间的长短、轻重，脊髓缺血的程度和持续时间有着密切关系。随着受压时间和缺血程度的加重，脊髓损伤也将发生由部分到完全、由可逆到不可逆的病理学改变。

二、诊断与鉴别诊断

（一）诊断标准

1.有外伤史者需要考虑脊髓损伤的可能。脊髓损伤的发生与多种因素有关，椎体移位程度与脊髓损伤程度并不是完全保持一致的，轻微外力也可以导致严重的脊髓损伤。所以，本病的患者都应该进行相应的神经和影像学检查，以便明确诊断。特别是对多发性损伤、颅脑损伤和酒后神志不清的患者更应该注意本病的发生。

2.肢体功能障碍于外伤后立即出现，多为骨折脱位引起；如伤后没有出现而搬动患者后发生，表明搬动时引起骨折移位加重，损伤了脊髓。肢体功能障碍逐渐加重，截瘫平面逐渐增高，则证明脊髓损伤的范围在不断变大。

3.明确询问损伤后患者经过何种治疗、具体疗效如何，收集完整的病史有利于明确诊断。

4.以往是否存在脊柱外伤史，神经系统检查是否存在异常，对本病的诊治和预后有极为重要的意义。有颈椎病病史者在轻微外力作用下便可以造成严重的脊髓受损；原有椎体出现骨折或脱位，会在多年后慢慢呈现脊髓损伤的症状，并通常是因为脊柱不稳定、受到慢性压迫所导致。

（二）鉴别诊断

1.脑外伤　有头部外伤史，一般均伴随意识障碍和头痛、头晕、喷射样呕吐等颅内压增高的表现。应注意询问受伤经过和伤后意识状况，并仔细进行脑神经检查，CT及MRI检查常有助于明确诊断。

2.脊髓出血性疾患可为脊髓内出血、蛛网膜下腔出血、硬膜下或硬膜外出血　多有血管畸形、动脉硬化、血液病病史。一般起病较急，多有根性痛，运动及感觉障碍范围随解剖部位有所不同，也可常见膀胱直肠括约肌障碍。蛛网膜下腔出血有脊膜及神经根刺激症状，脊髓内与硬膜外出血常有脊髓压迫表现。患者无或只有轻度脊柱损伤，而脊髓损伤累及节段较多，症状是进行性加重。

3.偶见癔症性瘫痪　正常生理反射存在、浅反射活跃或亢进、病理反射阴性为此症的特征之一。须在认真除外其他器质性病损的前提下慎重诊断。

4.上、下运动神经元性瘫痪　对肢体瘫痪首先要鉴别是属于上运动神经元损伤还是下运动神经元损伤。

三、临床表现

伤后立即出现肢体感觉与运动功能障碍、腱反射消失、大小便潴留或失禁等表现，多由脊椎骨折脱位引起；如伤后没有出现症状与体征，而是在搬动患者后发生，表明是由不正确搬运引起骨折移位加重，损伤了脊髓。若肢体功能障碍逐渐加重，截瘫平面逐渐增高，表明脊髓损伤范围不断增大，病情不断加重；反之，则为病情好转。

（一）症状

1.感觉障碍　损伤平面以下各种感觉均丧失。脊髓休克过后，不完全性脊髓损伤者的脊髓功能可少许、部分或大部分恢复，感觉逐渐出现，马鞍区有感觉者属不完全性脊髓损伤；横断性脊髓损伤者的感觉功能不能恢复。

2.运动功能障碍　脊髓休克期过后，脊髓部分损伤者可逐步出现肌肉的自主活动，但相当于损害节段所管辖的肌群可表现为张力松弛、萎缩、腱反射消失等，足趾有自主性微动者属不完全性脊髓损伤。脊髓横断性损伤者，损伤节段以下的运动功能完全消失，但肌张力逐渐增高，反射亢进。

3.脊髓休克 表现为外伤性截瘫损伤节段以下弛缓性截瘫，感觉及骨骼肌反射消失，大便失禁，小便潴留。一般持续2~4周后才逐渐出现损伤节段以下的脊髓自主活动。

（二）体征

1.感觉障碍 会出现触摸压力感、疼痛温度感等皮肤感觉丧失。

2.肌力改变 长期卧床、肌肉活动少会显著减少肌肉营养和氧气供应。长期以来，肌肉力量下降，肌肉体积缩小，导致肌肉萎缩。

3.神经系统检查 因为脊神经支配的肢体运动和感觉呈现出节段性分布的特点，所以可以依据外伤后运动和感觉丧失的区域，来推断出脊髓损伤的平面区域。其中包括以下检查内容：四肢及躯干的深浅感觉、深浅反射、肌力、肌张力、肌容积、病理反射和自主神经检查等。

（1）浅感觉包括皮肤黏膜的触觉、痛觉和温度觉，需要关注其神经节段的分布，需要按照感觉缺失区、减退区、正常区、过敏区的顺序进行查体，还需要注意两侧的对比，并避免对患者的暗示性语言和动作。

（2）深感觉主要指关节的位置觉及震动觉，深感觉受损则表明脊髓后索受损。

（3）肌张力的定义是静息状态下肌肉的紧张度。脊髓受损时肌张力会随之增高，并多表现为痉挛性的"折刀现象"。在脊髓受损的初期或马尾神经受损时，便会出现肌张力降低的症状。

（4）浅反射是通过刺激体表感受器而引起的反射。如果浅反射减弱或消失则可判断反射弧中断或受到抑制。临床中经常使用的浅反射包括上、中、下腹壁反射，提睾反射和肛门反射。

（5）深反射是通过刺激肌肉、肌腱、骨膜和关节的本体感受器而出现的反射。深反射减弱或消失则表明反射弧中断或抑制，亢进则证明上运动神经元受损。两侧病变呈现不对称性是神经系统损害的重要表现，临床中经常使用的深反射包括肱二头肌腱反射、肱三头肌腱反射、桡骨膜反射、膝腱反射和跟腱反射等。腱反射强烈则会造成髌阵挛、踝阵挛。

（6）病理反射是中枢神经系统异常导致的，以锥体束损失为主，因失去对脊髓的抑制作用而出现反射异常。若病理反射两侧极其不对称或反射极其强烈时，伴有深反射亢进，浅反射减弱或消失，则表示受损的脊髓锥体束的上运动神经元出现病变。临床查体过程中经常使用的病理反射包括霍夫曼征和巴宾斯基征等。

4.辅助检查

（1）X线检查既可判断脊柱损伤的部位、类型、程度和移位方向，又可间接了解脊髓损伤平面，估计其损伤程度。当致伤暴力结束后，移位的骨折脱位可因肌肉收缩或搬运而自行复位，虽然脊髓损伤很重，但X线片却不能显示骨折脱位情况，因此X线片必须与临床检查相结合，才能做出正确诊断。

（2）CT检查可作为本病的辅助检查，但是X线片因为其不能显示出骨折、椎管形态及骨块突入侵占等异常情况，因此CT检查在本病的诊断过程中尤为重要。

（3）MRI检查能通过三维显示技术清晰地呈现脊椎及脊髓改变和其相互关系，特别是在对软组织损伤如椎间盘突出移位的诊断过程中，起到重要的作用。

（4）电生理检查最主要的目的是确定截瘫程度。完全性脊髓损伤时躯体感觉诱发电位（SSEP）无诱发电位波形出现，不完全损伤时，则可出现诱发电位，但会出现波幅降低和（或）潜伏期延长，其中尤以波幅降低意义更大。

（5）在脊柱脊髓发生损伤时，采取腰椎穿刺及奎肯试验，可帮助确定脑脊液的性质和蛛网膜下腔是否通畅，以了解脊髓损伤程度和决定是否采取手术减压。在脊髓损伤早期，如为脊髓震荡或脊髓水肿，脑脊液多澄清，少数有蛛网膜下腔出血的患者，脑脊液可有不同程度出血，陈旧者可呈黄褐色。蛛网膜下腔梗阻的轻重与脊髓受压程度虽有密切关系，但并非总能反映脊髓损伤的情况，如脊髓横断伤，在搬动患者时，若移位的椎体已经复位，虽原来可能有完全性梗阻，但检查时脑脊液通畅或仅有轻度梗阻。单纯脊髓水肿也可能引起完全梗阻，随着血肿吸收和水肿消退，原来的完全性梗阻可变为部分性梗阻，或虽为部分性，但趋于减轻。如无改善，或恢复到一定程度不再进展，则可能还有一定程度的实质性压迫，应考虑手术治疗。总之，不能单纯依靠奎肯试验结果，而应结合损伤的程度、类型、临床表现、X线检查及病情发展情况等进行全面考虑，才能做出正确判断。

四、治疗

（一）火龙药灸疗法（验案举例）

刘×，男性，57岁。2020年5月21日初诊。

主诉：外伤致双下肢丧失活动功能1月余。

现病史：1月前挖矿时不慎摔下矿井，当即双下肢不能活动，急送当地医院，行腰椎骨折并滑脱椎板减压脊髓探查术，术后双下肢仍不能活动。不能自主排尿，留置导尿管，大便失禁。无咳嗽、咳痰、发热，小便清。大便数天1次。为进一步康复治疗，今来我院。患者发病以来食欲可，无其他不适。

查体：患者腰部有明确的外伤史，全身肌肉萎缩。四肢关节无畸形红肿及皮温改变。双下肢肌张力低下，肌力0级。全身各关节被动活动度正常。骶尾部感觉消失。双臀部感觉减退。双大腿前及外侧感觉消失。双大腿后侧、内侧、小腿及双足感觉减退。肛门括约肌无收缩，提睾反射消失。双膝腱反射、跟腱反射消失。巴宾斯基征未引出。

诊断：外伤性截瘫（瘀血阻络型）。

治法：火龙药灸。

（1）灸疗部位：背部、阳性反应区。

（2）药液处方：活血化瘀通络方。组成：炙甘草6g，麦冬10g，白术12g，当归8g，党参10g，茯苓10g，地龙12g，薏苡仁12g，黄柏8g，知母8g、覆盆子12g、益智仁12g。

（3）操作方法：充分暴露灸疗部位，选取大椎、肺俞、脾俞、肾俞、腰阳关、委中、督脉、夹脊穴、灵台、命门等腧穴拔罐，并用干毛巾覆盖保暖，拔罐时间为10分钟；起罐后，予灸疗部位铺火龙药巾，然后用一块干毛巾遮盖其上，并再覆盖两块湿毛巾；在湿毛巾上喷洒火龙药液，要尽量喷洒均匀，喷洒的火龙药液范围不超出湿毛巾覆盖的范围；用打火机逆经络循行方向点火，同时施术者手持一块湿毛巾站立在患者一侧，随时准备扑火，当患者自我感觉灼热时即扑灭，反复操作4次，时间为16分钟；治疗结束后取下毛巾及药巾，询问患者感觉并嘱咐患者注意保暖、谨防着凉。

（4）操作间隔：每日或隔日治疗1次，15次为1个疗程。

（5）疗效及随访：经治疗1个疗程后，患者下肢可在床面移动，可见明显肌肉收缩，治疗3个疗程后，双侧下肢可抬离床面自行移动，二便能够自行控制，下肢感觉功能有一定程度的恢复，但仍偶感麻木。治疗6个疗程后，能够在助行器的辅助下独自行走，双侧下肢肌力达到4级，肌肉周径恢复至正常范围，其余症状也恢复正常。嘱其注意保暖，适当活动，随访10个月，病情稳定。

（二）其他常用疗法

根据临床需要，可与下列疗法联合使用。

1.中药内服

（1）早期

治则：活血化瘀、疏通督脉。

方药：活血祛瘀汤加地龙、丹参、王不留行、威灵仙；外敷消肿止痛膏。

（2）中期

治则：补养气血、续筋接骨。

方药：内服壮筋续骨丹，外贴舒筋活络药膏。

（3）后期

治则：温补脾肾、温经通络。

方药：补肾壮阳汤加补骨脂。

2.针刺疗法

取穴：夹脊穴、大杼、肺俞、心俞、膈俞、肝俞、胆俞、脾俞、胃俞、肾俞、身柱、神道、至阳、筋缩、命门。

若上肢瘫痪，则取大椎、肩髃、曲池、手三里、外关、合谷、后溪。若下肢瘫痪，则取髀关、伏兔、足三里、解溪、环跳、风市、阳陵泉、悬钟、殷门、委中、承山、昆仑、血海、曲泉、阴陵泉、三阴交、太溪。若膀胱功能障碍，则取肾俞、次髎、膀胱俞、中极、阴陵泉。若直肠功能障碍，则取大肠俞、天枢、支沟。

辨证配穴：若高热加用大椎、合谷、复溜、尺泽、委中。

操作：上述穴位可分为数组，每组选用8~10个腧穴。选用26号或28号毫针，取向上向下各超1~2个椎体损伤平面附近的夹脊穴或背俞穴。针刺时针尖向脊柱方向斜刺，进针1.5寸，使针尖刺向神经根。督脉腧穴在棘突的稍上方进针，呈45°角向内下方斜刺，刺向棘突下方的椎间隙。用提插捻转法反复行针，尽量取得针感。

3.电针疗法

取穴：参考体针部分。

方法：每次选4穴，针刺得气后，按电针常规操作进行治疗。弛缓性瘫痪者宜用较强电流短暂冲击3~5次，每次13秒。痉挛性瘫痪者宜用较强高颈段脉冲电持续刺激5~10分钟。

4.芒针疗法

处方：参考体针部分。

方法：选用适当体位，针刺背部腧穴最好选用坐位，挺直腰背，略低头。针刺四肢穴可视情况用仰卧位或侧卧位，可将背部穴位与四肢穴位分成数组，轮流使用。可根据处方穴位，选用2.5寸以上的长针。

针刺督脉穴位，从大椎穴沿脊柱正中线的皮下向下透刺，直至病损脊椎。如遇阻力，不能一次到达预期针刺的部位，可视情况分段透刺2~3针。

针刺夹脊穴，可从病损脊椎两侧，沿脊柱两旁向下透刺，直到骶髂关节。

针刺四肢穴位，主要视不同瘫痪肌群和关节活动能力选穴。如肩臂外展肌瘫痪，用肩髃透臂臑；腕下垂，用曲池透偏历；指屈曲，用合谷透劳宫、后溪；髋关节伸肌瘫痪，用秩边透环跳；大腿内收肌瘫痪，用血海透箕门；大腿外展肌瘫痪，用环跳透居髎、膝阳关透风市；足下垂，用足三里透下巨虚；足内翻，用阳陵泉透悬钟；足外翻，用飞扬透交信。

5.穴位注射疗法

取穴：损伤脊柱节段上下节椎体的夹脊穴，肾俞、次髎、髀关、血海、足三里、三阴交、腰俞。

方法：可用红花当归注射液、黄芪注射液或川芎嗪注射液等中药制剂或维生素B_1、B_{12}、三磷腺苷、肌苷注射液等西药制剂。每次选用2~3对腧穴，每穴注入药液1~2ml。

6.皮肤针疗法

取穴：相应督脉腧穴，受损脊柱节段及上下椎体节段的夹脊穴、背俞穴，相应经脉腧穴。

方法：每次选2~3条经脉，按经络循行部位，自上而下，每隔1~2cm叩打一处，逐条经叩打，至皮肤潮红、微微出血为度，隔日治疗1次。

7.西药治疗

（1）大剂量甲泼尼龙　刺激神经的兴奋传导，增加脊髓血流量，防止因自由基介导的脂质出现过氧化，维持细胞膜离子通道的正常，有利于Ca^{2+}的外移，减少受损以后组织内部儿茶酚胺的代谢和积聚。

（2）神经节苷脂　细胞膜脂质双分子层主要由神经节苷脂构成，而且在哺乳动物的中枢神经系统中尤为多见，它可以起到保护神经与促进神经再生的作用。

（3）神经生长因子　神经生长因子可以在局部应用，在发生急性脊髓横断受损时，可起到保护神经细胞的作用，减少断端坏死的发生，可以帮助脊髓修复，保护脊神经节细胞，有助于感觉的恢复。

8.高压氧治疗

用于治疗严重不全截瘫和非横断性完全截瘫，在患者病情稳定的情况下，可在伤后6~8小时使用该治疗，每次6小时，24小时之内连续使用3次即可，能够起到缓解脊髓受损节段缺氧的症状。

五、按语

1.**尽早治疗**　本病的治疗越早越好，损伤后6小时之内是最佳治疗时间。

2.**整复骨折脱位**　达到减轻脊髓压力并稳定脊柱的目的。骨折游离块或脱位椎体压迫脊髓，建议尽早复位骨折脱位部位以恢复椎管矢状径，达到脊髓减压的目的；有椎体骨折块、椎体后上角或者椎间盘突出压迫脊髓的患者，需要通过前方减压来达到稳定脊柱的目的。

3.**治疗脊髓受损**　人体损伤致残程度分级评级小于11级的为不完全受损，不需要进行特殊的治疗。但是完全损伤和11级不全瘫痪的患者，因为脊髓损伤后出血、水肿和许多继发受损改变，需采取对症治疗，才能够更好地恢复。

4.**防治并发症**　防治呼吸系统、泌尿系统和褥疮等症状的发生。

5.**功能的恢复**　通常指的是上肢和排尿功能的恢复。

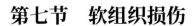

第七节　软组织损伤

软组织损伤是指因为各种暴力或者慢性劳损等原因导致的损伤，包括皮肤、皮下组织、筋膜、肌肉、肌腱、韧带、关节囊、滑液囊、关节软骨盘、椎间盘、腱鞘等软组织损伤。

一、病因及发病机制

（一）中医病因病机及分型

1.病因病机

（1）外因：①直接暴力：因棍棒打击或撞压碾轧等暴力直接导致软组织挫伤。②间接暴力：因远端外力导致关节强力扭转而致软组织的扭伤，可以造成筋膜、肌腱、韧带的撕裂等。③肌肉强烈收缩：肌肉突然强烈收缩可造成皮下组织、筋膜、肌肉、肌腱、韧带的牵拉撕裂伤。如突然弹跳、高处跳下、猛烈奔跑会使腓肠肌、比目鱼肌猛力收缩，可导致跟腱撕裂损伤，甚则断裂。④慢性劳损：长期、单调或者反复的动作，可能会导致局部软组织积劳受损。例如长期弯腰工作会导致腰肌受损，反复用力伸腕很大概率会造成肱骨外上髁炎。⑤外感六淫：风寒湿邪侵入人体，会导致经络受阻，软组织挛缩或松弛无力，亦或者关节活动受限，肢体功能障碍等。也可导致急性筋伤缠绵难愈或使慢性筋伤症状加重，如落枕常与感受风寒湿邪有关。风寒湿邪侵袭是软组织损伤中比较常见的病因之一。

（2）内因：指的是能够导致软组织损伤的内在原因。且多和年龄、体质、局部解剖结构与病理因素存在密切关系。①年龄：不同的年龄，筋伤的易损部位与发生概率也存在差异。小儿因为筋骨尚未发育完全，容易出现扭伤，例如小儿好发髋关节暂时性滑膜炎等；青壮年活动和运动多，易出现运动性损伤。②体质：身体壮实，则气血充足，肝肾充实，则筋骨坚实，可以有效的抵御外界暴力与风寒湿邪，很少发生筋伤；但是如果患者体弱多病，气血不足，肝肾亏损，则会导致筋骨痿软，不能有效的抵御外界暴力与风寒湿邪的侵入，极其容易诱发软组织损伤。

2.证候分型

（1）血瘀气滞：局部疼痛，多为刺痛或胀痛，痛有定处，拒按，夜间痛甚，关节活动受限，有或无局部肿胀、色暗或有瘀斑；脉多细涩或弦涩，舌质紫，有瘀点、瘀斑。

（2）肝肾亏虚：局部酸痛，喜揉喜按，足膝无力，遇劳更甚，卧则减轻，常反复发作。偏阳虚者面色㿠白，手足不温，少气懒言，腰腿发凉；舌质淡，脉沉细。偏阴虚者心烦失眠，口渴，面色潮红，倦怠乏力；舌红苔少，脉弦细数。

（3）风寒湿阻：多有感受风寒、涉水或居住环境潮湿阴凉等诱因。症状可见局部酸痛或冷痛重着，僵硬，活动受限。得温痛减，静卧不减，遇寒及阴雨天加重。转侧不利，伴恶寒怕冷；苔薄白腻，脉弦紧或沉。

（4）气血两虚：局部隐痛，时轻时重，劳累后疼痛加重，休息后缓解，伴有面色无华，疲倦乏力，自汗气短，舌淡苔少。

（二）西医病因及发病机制

1.病因

（1）全身疾患导致局部组织出现病理性的紧张和痉挛。

（2）因为环境温度出现变化而导致局部血管发生痉挛，循环供给减弱，局部代谢产物发生积聚。

（3）长期地重复同一个姿势、工作和职业动作，超出了人体局部的代偿能力范围，导致软组织发生损伤且未能及时进行修复。

（4）操作技能不熟练、注意力不集中、工作动作不科学，都会导致软组织局部产生异常应力。

（5）身体生理结构或姿态异常，导致受力分布不均匀。解剖结构较坚强之处较少出现损伤，如髋关节，其结构与周围的韧带等软组织都比较强大坚韧，所以此处很少出现筋伤；解剖结构较薄弱之处容易出现筋伤，如肩关节是人体活动度最大的关节，不仅其关节盂浅小，而且其周围韧带也相对薄弱，所以容易损伤。另一方面，解剖结构正常则抵御外力的能力就很强，不易出现筋伤；如果解剖结构出现异常，会导致肢体受力改变，抵御外力的能力也就比较弱，因而比解剖结构正常者容易发生筋伤，例如腰骶部有先天性畸形和异常者就容易造成腰部扭伤。

（6）内分泌代谢功能障碍、骨关节疾患等，都可能导致软组织的损伤及病变。

（7）出现急性受损后没有进行正确的康复，延误病情，逐渐转为慢性损伤。

2.发病机制

（1）暴力性损伤、积累性损伤、隐蔽性损伤、病理性损伤等软组织损伤的原因可统归于力的不平衡（力是一个物体对另一个物体的作用）。损伤形式可按其受力情况分为牵拉力损伤、挤压力损伤、摩擦力损伤等。这也属于诱发软组织损伤的原因。

（2）挤压力可垂直作用于肌纤维，如暴力可直接导致软组织挫伤，软组织挫伤也可以发生在骨与骨之间，如挤压椎间盘、滑膜、脂肪垫，使它们变形而损伤。

二、诊断与鉴别诊断

（一）诊断标准

软组织损伤通常表现为疼痛、瘀肿与功能障碍。

1.损伤初期 软组织遭受急性伤害后，患处因为创伤导致气血阻滞，脉络不畅，局部产生剧烈痛感，神经损伤后会出现麻木感或者电灼样放射性剧痛；局部脉络损伤，血溢脉道，快速肿胀，可见瘀斑，其肿胀的严重程度和暴力的力度有关。

2.损伤中期 受损3~4天后，瘀血慢慢消散，肿胀开始褪去，瘀斑变为青紫色，皮肤温热，痛感减轻。损伤后10~14天，症状较轻的患者能够逐渐康复；筋伤症状严重的患者，肿胀消退也比较明显，痛感减轻，逐渐康复。

3.损伤后期 重症筋伤2周后，瘀肿大部分可以消散，瘀斑变为黄褐色，痛感逐渐减轻，功能轻度受限，再过3~5周，症状可以全部消除，恢复正常生理功能。部分患者的恢复期较长，例如神经受损、余肿残存、硬结、隐痛、行动不利，治愈延误，可最后发展成为慢性筋伤。

4.慢性软组织损伤 由于患病部位不一样，受损组织结构也会有差异，因此会出现各种各样的临床表现。隐痛、酸困、肿痛、功能受限都可能会发生，且若过度劳累或者外感风寒湿邪还会继续加重病情，因此不同部位需要

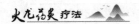
单独辨证分析。

（二）鉴别诊断

1.急性软组织损伤还需要和风湿肿痛、湿热流注等疾病进行鉴别　风湿肿痛一般没有明显的外伤病史，虽局部红肿但无青紫、全身发热等症状；反之，湿热流注则会出现较为严重的全身症状，例如发热，汗已出而热不退、神疲乏力，纳呆等，查体时需要注意局部是否有波动感，结合理化检查等指标，综合分析做出诊断。

2.慢性软组织损伤需要和骨痨、骨肿瘤等骨关节疾患进行分析鉴别　X线检查虽可直观了解到骨科疾病所导致的骨骼病变，但是一些骨关节病的病程演变较慢，肿痛不明显，骨骼未见显著病变，导致早期不能明确诊断。需要参考全身、局部症状和实验室检查结果等进行综合考虑，以期在早期就可以明确诊断。

注意事项：急性或慢性软组织损伤，都需认真进行查体，明确压痛点，压痛部位通常就位于受损处。同时还需要时刻关注被检查关节的活动度和异常活动现象，若损伤程度严重，建议行X线检查，以排除骨折和脱位症状。

三、临床表现

（一）症状

1.局部症状以疼痛为主，伴发肿胀。

2.急性期症状出现开放性伤口，有出血及肿胀等表现；如果为闭合性伤口，可出现青筋、瘀血、肿胀等症状，患者表现为肌肉疼痛，韧带拉伤，关节活动受限等。

3.晚期症状肌肉和筋膜出现粘连。

4.间接暴力可引起肌肉或韧带撕裂伤。

5.挫伤可引起皮下肌肉、肌腱损伤。

（二）体征

1.损伤部位疼痛　软组织损伤会使软组织周围出现毛细血管破裂及血液渗出，可能引起局部软组织张力增高，从而出现疼痛。

2.软组织肿胀　软组织损伤会使人体皮下血管出现损伤，从而影响损伤部位的血液循环，导致出血，所以容易出现软组织肿胀。

3.关节活动受限 如果软组织损伤较为严重，则可能引起关节内部粘连、关节挛缩、关节严重疼痛等。如果患者反射性地不去活动这个关节，时间过长则可能出现关节活动受限。

四、治疗

（一）火龙药灸疗法（验案举例）

张×，女，37岁。2020年7月2日初诊。

主诉：车祸后全身疼痛3天。

现病史：3天前患者遭遇车祸，致右手背部多处皮肤擦伤，右胸部及右踝部多处疼痛不适，无出血，无恶心呕吐、意识障碍，未特殊处理，急来我院门诊。行右踝关节及胸部正位DR未见明显异常。神志清，精神差，饮食睡眠可，大小便正常。

查体：右侧下胸部及上腹部压痛（＋），无反跳痛及腹肌紧张，无出血。右手背部多处皮肤擦伤，右踝部疼痛。

诊断：软组织损伤（气滞血瘀型）。

治法：火龙药灸。

（1）灸疗部位：阳性反应区。

（2）药液处方：行气活血方。处方：当归9g、生地9g、桃仁12g、红花9g、枳壳6g、赤芍6g、柴胡3g、甘草3g、桔梗4.5g、川芎4.5g、牛膝10g。

（3）操作方法：充分暴露灸疗部位，选取肩髎、肩贞、肩髃、秉风、天宗、大椎、至阳等腧穴及双侧膀胱经拔罐，并用干毛巾覆盖保暖，拔罐时间为10分钟；起罐后，予灸疗部位铺火龙药巾，然后用一块干毛巾遮盖其上，并再覆盖两块湿毛巾；在湿毛巾上均匀喷洒火龙药液，喷洒的火龙药液范围不超出湿毛巾覆盖的范围；用打火机逆经络循行方向点火，同时施术者手持一块湿毛巾站立在患者一侧，随时准备扑火，当患者自我感觉灼热时即扑灭，反复操作5次，时间为20分钟；治疗结束后取下毛巾及药巾，询问患者感觉并嘱咐患者注意保暖、谨防着凉。

（4）操作间隔：每日或隔日治疗1次，5次为1个疗程。

（5）疗效及随访：经治疗1个疗程症状较前改善明显，仍稍有疼痛，治疗2个疗程后诉症状未作，无其他特殊不适，嘱其注意保暖，适当活动，随

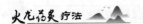

访3个月，病情稳定。

（二）其他常用疗法

根据临床需要，可与下列疗法联合使用。

1.中药内服

（1）局部受挫，气滞血瘀

治则：活血化瘀。

方药：羌活汤加减。

组成：羌活30g、秦艽30g、泽泻9g、瓜蒌30g、茯苓15g、酒黄柏15g、柴胡21g、防风30g，黄芩（酒洗）、酒黄连各10g。

（2）肝肾不足，风寒外侵

治则：祛风湿，止痹痛，益肝肾、补气血。

方药：独活寄生汤加减。

组成：独活30g，桑寄生、杜仲、牛膝、细辛、秦艽、茯苓、肉桂心、防风、川芎、人参、甘草、当归、芍药、干地黄各15g。

2.针灸治疗

治法：以受伤局部取穴为主。

取穴：肩部取肩髎、肩髃、肩贞；肘部取曲池、小海、天井；腕部取阳池、阳溪、阳谷；腰部取肾俞、腰阳关、委中；脾部取环跳、秩边、承扶；膝部取膝眼、梁丘、膝阳关；踝部取解溪、昆仑、丘墟；颈部取风池、天柱、大杼、后溪。

操作：毫针用泻法。陈伤留针加灸，或用温针。

3.封闭治疗

（1）局部注射醋酸泼尼松龙12.5~25mg，2%盐酸普鲁卡因2~10ml，1次/周，3次为1个疗程。

（2）局部注射醋酸氢化可的松12.5~25mg，2%盐酸普鲁卡因2~10ml，2次/周，3次为1个疗程。

（3）局部注射复方当归注射液2~6ml，2%盐酸普鲁卡因2~10ml，隔日1次，10次为1个疗程。

（4）局部注射复方丹参注射液2~6ml，2%盐酸普鲁卡因2~10ml，隔日1次，10次为1个疗程。

4.手术治疗

临床上大多数筋伤经过保守治疗均可获得较满意的疗效，但对于肌腱或韧带的断裂伤、神经血管的严重损伤及软骨盘的损伤等，宜采用手术治疗。应严格掌握筋伤的手术适应证范围。

五、按语

1.伤后8小时以内冷敷非常重要，可控制出血和渗出，减轻肿胀、疼痛等症状；中后期可采用理疗、按摩、活血药物治疗等，结合功能锻炼，促进瘀血与渗出的吸收、组织修复。

2.忌烟与烈酒，应少吃甜食、油腻与辛辣刺激性食品，多饮水。

3.保持皮肤干燥清爽，汗腺通畅，以防止发生感染。

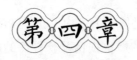

火龙药灸疗法在呼吸科的应用

第一节　感冒

感冒是因感受外邪而引起的以头痛、鼻塞、流涕、喷嚏、恶寒、发热、周身不适等为主要临床表现的常见病症，又称伤风、冒风、冒寒等。

一、病因及发病机制

（一）中医病因病机及分型

1.病因病机　本病一年四季均可发病，但以冬春或气候剧变时多见。由于四季气候的变化和病位的不同，或因体质强弱不一，感邪轻重的不同，在证候上的表现分为风寒、风热两大类，又有夹湿、夹暑等兼证，以及气虚、阴虚的不同。如果病情较重，且在一个时期内广泛流行，不分男女老少证候相似，称为时行感冒。

（1）正气虚弱，卫外失固：肺居上焦，主呼吸，外合皮毛，职司卫外。若体质素弱，或有慢性消耗性疾病，常导致卫外功能减弱，肺卫失固成为感受外邪的内在因素。如素体阳虚者易受风寒，阴虚者易受风热、燥邪，脾虚痰湿偏盛者则易受外湿等等。若体壮之人，劳汗当风，起居不当，以致腠理开泄，风邪外入，亦易感染本病。

（2）六淫侵袭，肺卫不和：风为六淫之首且善行数变，常与时令太过或不及之时气相合而伤人。如冬季多为风寒，春季多为风热，夏季多夹暑温，秋季多兼燥气，梅雨季节则多夹湿邪。外邪或上侵口鼻，或袭于卫表，留滞经络，而致肺卫不和，发为感冒。由于外邪性质不同，其病机亦随之而异。偏寒则寒邪束表，毛窍闭塞；偏热则热邪犯肺，肺失清肃，腠理不固；夹湿则阻遏清阳，留连难解。

（3）时行疫毒，相染为患：四时六气失常，"春时应暖而反寒，夏时应热而反冷，秋时应凉而反热，冬时应寒而反温"，则易生时行疫毒，乘人呼吸之机，直袭肺卫，相染为患，发为时行感冒。

2.证候分型

（1）风寒束表证：恶寒重，发热轻，无汗，头痛，肢节酸疼，鼻塞声重，或鼻痒喷嚏，时流清涕，咳嗽，咽痒，痰吐稀薄，色白，口不渴或渴喜热饮；舌苔薄白而润，脉浮或浮紧。

（2）风热犯表证：身热较著，微恶风，汗泄不畅，头胀痛，面赤，咳嗽，痰黏或黄，咽燥或咽喉乳蛾、红肿疼痛，鼻塞，流黄浊涕，口干欲饮；舌苔薄白微黄，舌边尖红，脉浮数。

（3）暑湿伤表证：身热，微恶风，汗少，肢体酸重或疼痛，头昏重胀痛，咳嗽痰黏，鼻流浊涕，心烦口渴，或口中黏腻，渴不多饮，胸闷脘痞，泛恶，腹胀，大便或溏，小便短赤；舌苔薄黄而腻，脉濡数。

（4）气虚感冒证：恶寒较甚，发热，无汗，头痛身楚，咳嗽，痰白，咯痰无力，平素神疲体弱，气短懒言，反复易感；舌淡苔白，脉浮而无力。

（二）西医病因及发病机制

1.病因 普通感冒是由病毒感染造成的，本病起病急，以喷嚏、鼻塞、清水鼻涕为主要症状，也可出现咳嗽、咽干、咽痒甚则鼻后滴漏感等症状。

2.发病机制 病毒侵入上呼吸道黏膜，与黏膜细胞表面受体结合进入细胞内，在黏膜细胞内增殖、扩散，使上呼吸道产生炎症反应，进而产生一系列的临床炎性表现。

二、诊断与鉴别诊断

（一）诊断标准

感冒初起，多见鼻塞、流涕、头痛、恶风，继则发热、咳嗽、喉痒或咽痛，病程一般为5~10天。时行感冒多为流行性，同一地区可同时有多人发病，出现突然恶寒，甚则寒战高热、周身酸痛、疲乏等，病情表现较严重。

（二）鉴别诊断

本病需要和温病的初期症状进行鉴别。温病初期特别是发于肺系的温病，常会出现与感冒类似的症状。通常而言，感冒不发热或者发热不甚，温病必然会发热甚至出现高热。感冒通过发汗治疗可以使身凉脉静；温病通常在发汗以后热度暂时缓解，但是仍然脉数，短时间内还会再次出现高热，并且会传变入里，发生变证。

注意事项：由于人体卫气有强弱，感邪有深浅，故症状有轻重更因邪气不同，所致脉症各有差异。因此临证时须抓住如下辨证要点，以为治疗之依据。首先，常辨恶寒发热，以明病因之性质。风寒感冒恶风恶寒较重，而风热感冒则发热较甚，暑湿感冒则身热不扬等。其次，宜辨有汗无汗，有汗属表虚，无汗属表实。再次，宜辨兼证之异，兼见呕吐、胸满腹胀、苔厚腻者为兼食积；见少气懒言、心悸、面白、脉浮无力为气虚等。

三、临床表现

普通感冒常表现为打喷嚏、鼻塞、流鼻涕等症状；流行性感冒常表现为高热、全身肌肉酸痛、乏力等症状。

四、治疗

（一）火龙药灸疗法（验案举例）

杨×，女，27岁。2020年9月9日初诊。

主诉：头痛半日。

现病史：患者晨起自觉头痛，后枕部胀闷，继则咳嗽有痰，咽痛、口干、恶寒发热，热多寒少，胸闷纳呆，小便黄赤，大便未解。遂来诊。

查体：精神欠佳，面赤，苔薄白微黄，脉浮数。体温40.1℃。

诊断：感冒（外感风热型）。

治法：火龙药灸

（1）灸疗部位：上背部、阳性反应区。

（2）药液处方：解表宣肺方。组成：羌活100g、白芷100g、板蓝根100g、紫苏叶60g、桔梗60g、黄芩50g、黄连50g。

（3）操作方法：充分暴露灸疗部位，选取大椎、风门、肺俞等腧穴拔罐，并用干毛巾覆盖保暖，拔罐时间为10分钟；起罐后，予灸疗部位铺火龙药巾，然后用一块干毛巾遮盖其上，并再覆盖两块湿毛巾；在湿毛巾上喷洒火龙药液，需喷洒均匀，喷洒的火龙药液范围不超出湿毛巾覆盖的范围；用打火机逆经络循行方向点火，同时施术者手持一块湿毛巾站立在患者一侧，随时准备扑火，当患者自我感觉灼热时即扑灭，反复操作3次，时间为15分钟；治疗结束后取下毛巾及药巾，询问患者感觉并嘱咐患者注意保暖、谨防着凉。

（4）操作间隔：每日或隔日治疗1次，2次为1个疗程。

（5）疗效及随访：经治疗1个疗程症状明显好转，治疗2个疗程症状消失，嘱其注意防风，规律作息。

（二）其他常用疗法

根据临床需要，可与下列疗法联合使用。

1.中药内服

（1）风寒束表型

治法：辛温解表，宣肺散寒。

方药：荆防败毒散加减。

组成：羌活9g、独活9g、柴胡9g、前胡9g、枳壳9g、茯苓9g、荆芥9g、防风9g、桔梗9g、川芎9g、甘草3g。

（2）风热犯表型

治法：辛凉解表，疏风清热。

方药：银翘散加减。

组成：金银花15g、连翘15g、桔梗9g、薄荷9g、淡豆豉9g、牛蒡子9g、芦根9g、竹叶6g、荆芥穗6g、甘草6g。

（3）暑湿伤表型

治法：清暑祛湿解表。

方药：新加香薷饮加减。

组成：香薷6g、金银花9g、鲜扁豆花9g、厚朴6g、连翘6g。

（4）气虚感冒型

治法：益气解表，调和营卫。

方药：参苏饮加减。

组成：人参6g、紫苏叶6g、葛根6g、半夏6g、前胡6g、枳壳4g、木香4g、陈皮6g、甘草3g、桔梗4g。

（5）阴虚感冒型

治法：滋阴解表。

方药：葳蕤汤加减。

组成：玉竹9g、淡豆豉9g、桔梗6g、薄荷6g、葱白6g、炙甘草3g、大枣2枚。

（6）阳虚感冒型

治法：助阳解表。

方药：麻黄附子细辛汤加减。

组成：麻黄6g、细辛3g、附子15g。

2.针灸疗法

治法：疏解外邪，调和阴阳。

取穴：风池、大椎、太阳、列缺、合谷。

配穴：风寒感冒加风门、肺俞；风热感冒加曲池、尺泽；头痛加印堂、头维；鼻塞加迎香；体虚感冒加足三里；咽喉疼痛加少商；全身酸楚加身柱；夹湿者加阴陵泉；夹暑者加委中。

操作：用毫针泻法。风寒感冒，大椎行灸法；风热感冒，大椎行刺络拔罐。配穴中足三里用补法、平补平法或灸法，少商、委中用点刺出血法，余穴用泻法。

3.拔罐疗法

取穴：大椎、身柱、大杼、肺俞。

操作：拔罐后留罐15分钟，或用闪罐法。

4.刺络拔罐法

取穴：大椎、风门、身柱、肺俞。

操作：消毒后，用三棱针点刺，使其自然出血，待出血颜色转淡后，加火罐于穴位上，留罐10分钟后起罐。

5.耳针疗法

取穴：肺、外鼻、下屏尖、额。

操作：毫针刺，用中、强刺激。

6.药物治疗

（1）抗病毒药物：如利巴韦林颗粒，一次口服0.15g，每日3次；氨咖黄敏胶囊，一次口服1~2粒，一日3次。

（2）抗生素：如头孢克肟，每次0.1g，每日2次。

五、按语

感冒期间要注意多喝水，促进身体新陈代谢，加快体内毒素排出。此外，还应注意多休息、清淡饮食等。

第二节　咳嗽

咳嗽是肺系疾病的主要病症之一。咳嗽，指肺气上逆作声，有声无痰为咳，有痰无声为嗽。临床上通常痰声并见，因此统称为咳嗽。

一、病因及发病机制

（一）中医病因病机及分型

1.病因病机　本病有外感内伤之分，外感多发病较急，除咳嗽外，常兼见表证，若调治失当，可转为慢性咳嗽。内伤咳嗽则发病较缓，兼见胸闷脘痞、食少倦怠、胸胁引痛、面红目赤等症状。内伤咳嗽迁延失治可并发喘息而成"咳喘"，较难根治。

（1）外感咳嗽：多因风寒、风热、燥热等，从口鼻皮毛侵袭人体，致肺气肃失常。

（2）内伤咳嗽：多因脏腑功能失调，内邪干肺所致。可分为其他脏腑病变涉及于肺和肺脏自病两种。他脏及肺的咳嗽，可因情志刺激、肝失条达、气郁化火、气火循经上逆犯肺；或由饮食不当，嗜烟好酒，熏灼肺胃；过食肥厚辛辣，或脾失健运，痰浊内生，上干于肺致咳。由肺脏自身出现异常导致咳嗽的患者，多是因为肺系疾病日久不愈，导致肺脏亏虚，阴伤气亏，肺失宣肃，最终导致气逆为咳。

2.证候分型

（1）风寒袭肺型：咳嗽声重，气急，咽痒，咳白稀痰，常伴有鼻塞、流清涕，头痛，肢体酸痛，恶寒发热，无汗；舌苔薄白，脉浮或浮紧。

（2）风热犯肺型：咳嗽加剧，呼吸气粗或咳声嘶哑，咽喉肿痛，痰黏难咳，痰质黏稠，色黄，且常伴鼻流黄涕，口渴咽干，头痛，恶风发热；舌红，苔薄黄，脉浮数等症状。

（3）风燥伤肺型：干咳无痰，或痰少而黏，不易咳出，或痰中带有血丝，咽喉干痛，口鼻干燥，初起或伴有少许恶寒，身热头痛；舌尖红，苔薄白或薄黄而干，脉浮数或小数。

（4）痰湿蕴肺型：咳嗽反复发作，缠绵不愈，咳声重浊，痰质黏腻，色白，晨起或进食后痰量增多，胸脘满闷，纳差乏力，便溏泄泻；舌苔白腻，脉濡滑。

（5）肝火犯肺型：上气咳逆阵作，咳时面红目赤，引胸胁作痛，咽干口苦，常感痰滞咽喉而咳之难出，量少质黏，或痰如絮条，症状可随情绪波动而增减；舌红，苔薄黄少津，脉弦数。

（6）肺阴亏虚型：咳声短促，干咳无痰或少痰，痰质黏色白，或者痰中带血丝，声音嘶哑，口干舌燥，潮热盗汗，神疲乏力；舌红少苔，脉细数。

（二）西医病因及发病机制

1.病因

（1）微生物：引起上呼吸道感染的病毒主要有流感病毒（甲、乙型）、冠状病毒、呼吸道合胞病毒和副流感病毒等，常见的致病细菌包括流感嗜血杆菌、肺炎链球菌、卡他莫拉菌等。近年来衣原体和支原体感染的病例显著增多，在病毒感染后又继发细菌感染的病例也非常多见。

（2）理化因素：过量吸入冷空气、粉尘、刺激性气体或烟雾会对气管、支气管黏膜造成急性损伤，引起炎症反应。

（3）过敏反应：患者对吸入性致敏原例如花粉、有机粉尘、真菌孢子和排泄物等出现过敏症状，引起咳嗽。而且钩虫、蛔虫的幼虫在肺内活动时也会导致气管、支气管急性的炎症反应。

2.发病机制 病原体可通过空气吸入、血行扩散、邻近感染部位蔓延、上呼吸道定植菌的误吸等多种途径侵入下呼吸道。

二、诊断与鉴别诊断

（一）诊断标准

1.咳逆有声，或伴有咽痒咯痰。

2.外感咳嗽，多起病急，可伴有恶寒发热等外感表证。内伤咳嗽，多反复发作，病程较长，伴有其他脏腑功能失调。

3.双肺听诊可闻及呼吸音增粗，或伴有干湿啰音。

4.急性期白细胞总数和中性粒细胞计数可增高。

5.肺部X线片显示肺纹理正常或增多增粗。

（二）鉴别诊断

本病需和同样有咳嗽症状的肺痨、肺胀、哮病及喘病、肺痈等疾病进行鉴别。

1.肺痨　肺痨的主要症状之一亦为咳嗽，因此须与作为症状诊断的咳嗽相鉴别。肺痨常同时出现咯血、胸痛、潮热、盗汗、消瘦等症，结合血沉、结核菌素试验、痰液涂片、细菌培养以及X线检查，可作出鉴别。

2.肺胀　有久患咳、喘、哮等病症的病史，在咳嗽的同时并有胸中烦闷，肺部膨膨胀满，上气喘咳，甚至面目晦暗、唇舌紫绀、颜面四肢水肿等症，且病程缠绵，久治不愈。必要时可结合影像学及实验室检查协助鉴别。

3.哮病及喘病　哮病及喘病虽然也会兼有咳嗽，但各以哮、喘为其主要临床表现。哮病主要表现为痰气交阻，气道壅塞，呼吸不利，喉间痰鸣如吼，反复发作，常有过敏史或家族史。喘病主要表现为呼吸迫促，张口抬肩，甚则摇身撷肚，不能平卧。

4.肺痈　肺痈亦有咳嗽吐痰症状，但其主症为发热、胸痛、咯吐大量腥臭脓血浊痰，结合白细胞总数及中性粒细胞计数增高、痰培养有致病菌和X线检查等可作出鉴别。

三、临床表现

（一）症状

本病常见症状为发热、咳嗽、咳痰，病变范围大者可有呼困难，胸膜受累者可出现胸痛。严重感染者可并发感染性休克，出现休克性肺炎。

（二）体征

早期肺部可无明显体征，肺泡内渗出物较多时可闻及湿啰音，肺实变时可有典型的肺实变体征。重症患者可有呼吸频率增快、鼻翼煽动、发绀等。并发胸膜炎、胸腔感染及感染性休克者，可出现相应体征。

四、治疗

（一）火龙药灸疗法（验案举例）

郭××，女，42岁。2019年2月10日初诊。

主诉：干咳、头痛、鼻流清涕1周。

现病史：1周前由于患感冒出现头痛、咳嗽、鼻塞、流涕等症状。曾自行口服桑菊感冒片、复方甘草片和止咳糖浆等药物治疗，服用后头痛、鼻流清涕等症状好转，但是咳嗽逐渐加重。

查体：神志清楚，语言流利，呼吸气粗，干咳无痰，面色少华。舌红，苔薄白，脉浮数。

诊断：咳嗽（外感风寒型）。

治法：火龙药灸。

（1）灸疗部位：上背部、阳性反应区。

（2）药液处方：宣肺止嗽方。组成：半夏100g、陈皮100g、桔梗100g、杏仁100g、浙贝100g、紫苏子100g、紫菀100g、白芥子60g、白前60g、甘草60g。

（3）操作方法：充分暴露灸疗部位，选取风门、肺俞、大椎、肩中俞、肩外俞等腧穴拔罐，并用干毛巾覆盖保暖，拔罐时间为10分钟；起罐后，予灸疗部位铺火龙药巾，然后用一块干毛巾遮盖其上，并再覆盖两块湿毛巾；在湿毛巾上均匀喷洒火龙药液，喷洒的火龙药液范围不超出湿毛巾覆盖的范围；用打火机逆经络循行方向点火，同时施术者手持一块湿毛巾站立在患者一侧，随时准备扑火，当患者自我感觉灼热时即扑灭，反复操作5次，时间为20分钟；治疗结束后取下毛巾及药巾，询问患者感觉并嘱咐患者注意保暖、谨防着凉。

（4）操作间隔：每日或隔日治疗1次，3次为1个疗程。

（5）疗效及随访：经治疗1个疗程咳嗽明显好转，头痛、咳嗽、鼻塞、流涕等症状消失，治疗2个疗程后痊愈，嘱其注意保暖，多喝水，随访1个月，病情稳定。

（二）其他常用疗法

根据临床需要，可与下列疗法联合使用。

1.中药内服

（1）风寒袭肺型

治法：疏风散寒，宣肺止咳。

方药：三拗汤合止嗽散加减。

组成：麻黄3g、杏仁6g、甘草3g、桔梗9g、荆芥9g、紫菀9g、百部9g、白前9g、陈皮6g、甘草3g。

（2）风热犯肺型

治法：疏风清热，宣肺止咳。

方药：桑菊饮加减。

组成：桑叶9g、菊花9g、杏仁6g、桔梗6g、薄荷6g、连翘6g、芦根6g、甘草3g。

（3）风燥伤肺型

治法：疏风清肺，润燥止咳。

方药：桑杏汤加减。

组成：桑叶15g、杏仁10g、香豉10g、栀子12g、浙贝10g、沙参15g、梨皮30g。

（4）痰湿蕴肺型

治法：燥湿化痰，理气止咳。

方药：二陈平胃散合三子养亲汤加减。

组成：半夏6g、茯苓6g、陈皮6g、苍术6g、厚朴6g、紫苏子9g、白芥子9g、莱菔子9g、甘草3g。

（5）痰热郁肺型

治法：清热化痰，肃肺止咳。

方药：清金化痰汤加减。

组成：黄芩12g、栀子12g、知母15g、桑白皮15g、瓜蒌仁15g、浙贝9g、麦冬9g、茯苓9g、桔梗9g、橘红9g、甘草3g。

（6）肝火犯肺型

治法：清肺泻肝，化痰止咳。

方药：黄芩泻白散合黛蛤散加减。

组成：黄芩10g、桑白皮15g、地骨皮15g、粳米15g、青黛12g、蛤粉10g、甘草6g。

（7）肺阴亏虚型

治法：养阴清热，润肺止咳。

方药：沙参麦冬汤加减。

组成：沙参9g、麦冬9g、玉竹6g、扁豆6g、桑叶6g、天花粉6g、甘草3g。

2.针灸疗法

（1）外感咳嗽

取穴：以手太阴、手阳明经穴为主，取天突、中府、肺俞、列缺、合谷。

配穴：风寒加风池、风门；风热加大椎、曲池；咽喉肿痛加少商放血。

操作：天突穴进针时需要注意，先直刺0.2寸，再将针尖紧靠胸骨后方向下刺入1~1.5寸，做小幅度提插，出现针感后，立即出针；或将针上提0.5寸后，留针。余穴使用普通毫针刺法，若风热可疾刺以泻热，若风寒则可留针或针灸同用，或针刺治疗后加拔罐以祛风寒。

（2）内伤咳嗽：取手足太阴经腧穴为主穴，取天突、肺俞、太渊、三阴交。配穴：若痰湿侵肺加阴陵泉、丰隆；若肝火伤肺加行间、鱼际；若肺阴虚损加膏肓、太溪。

操作：天突操作注意事项同前，余穴用毫针平补平泻，或者加用灸法。配穴则需按补虚泻实法进行手法操作。

3.穴位贴敷法

取穴：肺俞、定喘、风门、膻中、丰隆。

操作：将白附子、洋金花、川椒、樟脑按照一定比例研磨成粉，用姜汁调和成糊状，使用胶布将其贴敷于穴位，每隔3~4日更换1次，三伏天为最佳贴敷时间。

4.穴位注射法

选穴：定喘、大杼、风门、肺俞。

操作：使用维生素 B_1 注射液，或胎盘注射液，进行穴位注射，每次1~2穴，每穴注入0.5ml药物。穴位的选择应从上至下依次交替注射，注射频率为隔日1次。

5.药物治疗

（1）抗生素：阿莫西林胶囊，每次0.5g，每6~8小时注射1次；罗红霉素分散片，每次50mg，每日服用两次；阿奇霉素片，每次0.25g，每天服用1次。

（2）激素类药物：甲泼尼龙片每次4~48mg，每天服用1次。

五、按语

咳嗽可见于多种呼吸系统疾病，因此必须明确诊断，配合药物治疗。平时注意增强体质，气候骤变时注意保暖，并同时慎酒戒烟。

第三节　哮喘

哮病是一种发作性疾病。发作时以喉中哮鸣有声，呼吸急促，呼吸困难，喘息不能平卧等为主要症状。

一、病因及发病机制

（一）中医病因病机及分型

1.病因病机　本病是由于宿痰不化，内伏于肺，复加外感、饮食、情志、劳累等其他因素，最终导致痰阻气道，肺失宣肃，肺气上逆。

（1）外邪侵袭：外感风寒或风热，并未及时对症治疗，导致邪郁在肺，阻遏气机，气不布津，聚液成痰。如《临证指南医案·哮》曰："宿哮……沉痼之病……寒入背腧，内合肺系，宿邪阻气阻痰。"

（2）饮食不当：贪食生冷，而致寒饮内停，或喜食肥厚腻，而致积痰郁积，或因过食海鲜等发物，而致脾失运化。痰浊内生，上扰于肺，阻遏肺气，最终形成哮病。《医碥·喘哮》曰："哮者……得之食味酸咸太过，渗透气管痰入结聚，一遇风寒，气郁痰壅即发。因此，古籍中还可见"食哮""鱼腥哮""卤哮""糖哮""醋哮"等病名。

（3）体虚病后：素体虚弱，或病后体虚，例如小儿患麻疹、顿咳，或反复感冒不愈，反复咳嗽等，从而导致肺气亏损，气不化津，痰浊内生；或阴虚火旺，热蒸于内，炼液成痰。素体体虚而致本病的患者以肾气不足最为常见，但是病后体虚致病的患者以肺损伤最为常见。

2.证候分型

（1）寒哮型：呼吸急促，喉中哮鸣有声，胸膈满闷如塞；咳不甚，痰稀薄，色白，咳吐不爽，面色晦暗带青，口不渴或渴喜热饮，天冷或受寒易发，形寒畏冷；初起多兼恶寒、发热、头痛等表证；舌苔白滑，脉弦紧或浮紧。

（2）热哮型：气粗息涌，咳呛阵作，喉中哮鸣，胸高胁胀，烦闷不安；汗出，口渴喜饮，面赤口苦，咳痰色黄或色白，黏浊稠厚，咳吐不利，不恶寒；舌质红，苔黄腻，脉滑数或弦滑。

（3）肺虚型：喘促气短，语声低微，面色㿠白，自汗畏风；咳痰清稀色白，多因气候变化而诱发，发作前喷嚏频频，鼻塞，流清涕；舌淡苔白，脉细弱或虚大。

（4）脾虚型：倦怠无力，食少便溏，面色萎黄无华；痰多而黏，咳吐不爽，胸脘满闷，恶心纳呆；或食油腻易腹泻，每因饮食不当而诱发；舌质淡，苔白滑或腻，脉细弱。

（5）肾虚型：平素息促气短，动则为甚，呼多吸少；咳痰质黏起沫，脑转耳鸣，腰酸腿软，心慌，不耐劳累；或五心烦热，颧红，口干；或畏寒肢冷，面色苍白；舌淡苔白，质胖，或舌红少苔，脉沉细或细数。

（二）西医病因及发病机制

1.病因 本病病因包括遗传和环境两个方面。环境因素包括环境污染尘螨、动物羽毛、花粉、油漆、蛋白质等变应原性因素和吸烟、超重与肥胖、运动、内分泌变化等非变应原性因素。

2.发病机制

（1）变态反应：当变应原进入易过敏人群的体内后，通过巨噬细胞和T

淋巴细胞的传递，可刺激B淋巴细胞合成特异性IgE，并结合于肥大细胞和嗜碱性粒细胞表面的高亲和性IgE受体FcR1。若过敏原再次进入体内，可与肥大细胞和嗜碱性粒细胞表面的IgE交联，从而促发细胞内一系列的反应，使该细胞合成并释放多种活性介质导致平滑肌收缩、黏液分泌增加、血管通透性增高和炎性细胞浸润等。炎性细胞在介质的作用下又可分泌多种介质，使气道病变加重，炎性浸润增加，产生哮喘。

（2）气道炎症：是最重要的哮喘发病机制，是导致患者气道高反应性和气道弥漫性、可逆性阻塞的病理基础。

（3）神经－受体失衡：肾上腺素能神经的α受体、胆碱能神经的M1、M3受体和非肾上腺素能－非胆碱能神经的P物质受体功能增强，而肾上腺素能神经的β受体、胆碱能神经的M2受体和非肾上腺素能神经的血管活性肠肽受体功能不足，均可使气道对各种刺激因子的反应性增高，引起气道平滑肌收缩、痉挛。

（4）其他：哮喘的发病与呼吸道病毒感染、服用某些解热镇痛药和使用含碘造影剂等也有一定关系。

二、诊断与鉴别诊断

（一）诊断标准

1.发作时喉中哮鸣有声，呼吸困难，甚则张口抬肩，不能平卧，或口唇指甲紫绀。

2.呈反复发作性。常因气候突变、饮食不当、情志失调、劳累过度等因素诱发。发作前多有鼻痒、喷嚏、咳嗽、胸闷等先兆。

3.有过敏史和家族史。

4.两肺可闻及哮鸣音，或伴有湿啰音。

5.血嗜酸性粒细胞水平可增高，痰液涂片可见嗜酸性细胞。胸部X线检查一般无特殊改变，久病可见肺气肿的影像学表现。

（二）鉴别诊断

1.**喘证**　喘是指气息而言，为呼吸气促、困难，是多种肺系急慢性疾病的一个症状；哮是指声响而言，喉中哮鸣有声，是一种反复发作的独立性疾病。哮必兼喘，但喘未必兼哮。二者都有呼吸急促、困难的表现。

2.支饮 支饮亦可表现出痰鸣气喘的症状，但多因慢性咳嗽经久不愈，逐渐加重而成咳喘，病势时轻时重，发作与间歇的界限不清，与哮病之间歇发作、起病突然、缓解迅速、喉中哮鸣有声等症状区别明显。

三、临床表现

（一）症状

多数哮喘患者在发作前有一定的前驱症状，如突然出现的鼻和咽部发痒，打喷嚏，流鼻涕，继而出现胸闷、咳嗽等。持续几秒钟到几分钟后便出现典型表现。

1.呼吸困难 表现为发作性喘息，伴有哮鸣音，吸气短促，呼气相对延长，以呼气性呼吸困难为主，严重者可出现端坐呼吸。多于夜间或凌晨突然发作，短则持续数分钟，长则持续数小时甚至数天，可自行缓解或经治疗后缓解。

2.胸闷 患者胸部有紧迫感，严重者甚至有窒息感，胸闷与呼吸困难可同时存在，也可仅有胸闷。

3.咳嗽 哮喘发作前多有刺激性干咳，发作时咳嗽反而有所减轻，若无合并感染，多咳白色泡沫样痰。咳嗽可与胸闷、呼吸困难同时存在，也可以是哮喘的唯一症状。如为咳嗽变异性哮喘，其特点是仅有干咳或咳少量痰液，使用抗生素治疗无效，此类患者常易误诊或漏诊。

（二）体征

1.哮鸣音 哮喘患者最具有特征性的体征，因气流通过狭窄的气道而产生，两肺可闻及广泛的哮鸣音。当哮喘严重发作，支气管极度狭窄，哮鸣音反而减弱甚至消失，称为"沉默肺"，是危重哮喘的表现。

2.肺过度充气体征 哮喘发作，尤其是严重发作时，可出现明显的肺过度充气体征，表现为患者胸廓的前后径扩大，肋间隙增宽，发作缓解后肺过度充气体征明显改善或消失。

3.其他体征 哮喘严重发作时，患者口唇及四肢末梢发绀，辅助呼吸肌收缩加强，出现三凹征等。持续严重发作可引起呼吸肌疲劳，进而导致呼吸衰竭。重度哮喘发作时常有奇脉，危重时还可出现胸腹矛盾运动。

哮喘的症状和体征多呈一过性，经治疗病情缓解（或自行缓解）后，可完全消失，病史较长的患者有些体征可持续存在。

四、治疗

（一）火龙药灸疗法（验案举例）

周××，女，30岁，职员。2020年04月23日初诊。

主诉：间断性哮鸣气急半月余。

现病史：患者半月前因花粉刺激出现喘息哮鸣，后半夜加重，胸闷气短，有痰。近半月逐渐加重，日间偶有发作，喉间稍有哮喘。舌苔薄白，脉弦细。查体：双肺大量哮鸣音，呼气延长。

诊断：哮病（外寒内饮型）。

治法：火龙药灸。

（1）灸疗部位：上背部、阳性反应区。

（2）药液处方：宣肺止嗽方。组成：半夏100g、陈皮100g、桔梗100g、杏仁100g、浙贝100g、苏子100g、紫菀100g、白芥子60g、白前60g、甘草60g。

（3）操作方法：充分暴露灸疗部位，选取肺俞、定喘、心俞、膈俞、膏肓俞、风门、大椎等腧穴拔罐，并用干毛巾覆盖保暖，拔罐时间为10分钟；起罐后，予灸疗部位铺火龙药巾，然后用一块干毛巾遮盖其上，并再覆盖两块湿毛巾；在湿毛巾上均匀喷洒火龙药液，喷洒的火龙药液范围不超出湿毛巾覆盖的范围；用打火机逆经络循行方向点火，同时施术者手持一块湿毛巾站立在患者一侧，随时准备扑火，当患者自我感觉灼热时即扑灭，反复操作5次，时间为20分钟；治疗结束后取下毛巾及药巾，询问患者感觉并嘱咐患者注意保暖、谨防着凉。

（4）操作间隔：每日或隔日治疗1次，5次为1个疗程。

（5）疗效及随访：经1个疗程患者症状明显好转，哮喘减轻，喉中清利，治疗2个疗程各症状均消失，哮喘未再发作。嘱其注意保暖，避免接触过敏原。随访3个月，病情稳定。

（二）其他常用疗法

根据临床需要，可与下列疗法联合使用。

1. 中药内服

（1）寒哮型

治法：宣肺散寒，化痰平喘。

方药：射干麻黄汤加减。

组成：射干9g、麻黄12g、细辛9g、紫菀9g、款冬花9g、五味子12g、半夏12g、生姜12g、大枣7枚。

（2）热哮型

治法：清热宣肺，化痰定喘。

方药：定喘汤加减。

组成：麻黄9g、白果9g、款冬花9g、紫苏子6g、杏仁6g、桑白皮9g、半夏9g、黄芩6g、甘草6g。

（3）肺虚证型

治法：补肺益气。

方药：玉屏风散加减。

组成：黄芪15g、白术10g、防风5g、大枣1枚。

（4）脾虚型

治法：健脾益气。

方药：六君子汤加减。

组成：人参10g、白术9g、茯苓9g、陈皮9g、半夏12g、炙甘草6g。

（5）肾虚型

治法：补肾纳气。

方药：金匮肾气丸或七味都气丸加减。

组成：熟地黄24g、山药12g、山茱萸12g、泽泻9g、茯苓9g、丹皮9g、附子3g、桂枝3g。

2. 针灸疗法

取穴：肺俞、定喘、膻中、尺泽、列缺。

配穴：若外感风寒加风池、风门；若外感风热加大椎、曲池；若发热明显加曲池、丰隆；若喘甚加天突。虚证以补益肺肾、降气平喘为主，取穴以背俞穴和手太阴、足少阴腧穴为主；肺气虚加气海；肾气虚加阴谷、关元。

3.穴位贴敷法

选穴：肺俞、膏肓、膻中、定喘。

药物：白芥子30g，甘遂15g，细辛15g。

方法：将上药研磨成粉，再用生姜汁调成糊状，压成药饼形状，上面放置少许丁桂散，贴在穴位上，并用胶布固定。贴敷30~60分钟后撕去，以免过久损伤皮肤。

4.穴位埋线法

选穴：膻中、定喘、肺俞。

方法：常规消毒后，无菌操作下行局部浸润麻醉，使用三角缝合针将0号羊肠线埋于上述穴位皮下的肌肉层，每隔10~15天更换1次。

5.耳针疗法

选穴：平喘、下屏尖、肺、神门、皮质下。

方法：每次治疗2~3穴，毫针针刺，使用捻转法，并用中、强度刺激进行针刺，本法对哮喘发作期有明显疗效。

6.药物治疗

（1）糖皮质激素常用药物有：丙酸倍氯米松（BDP）吸入剂、布地奈德（BUD）吸入剂、丙酸氟替卡松（FP）吸入剂等。BDP气雾剂一般用量为每次100~200ug，每日3~4次；BUD吸入剂的一般用量为每次200ug，每日2次。为减少吸入大剂量糖皮质激素导致的不良反应，可与长效肾上腺素受体激动剂、茶碱类药物或白三烯调节剂联合使用。

（2）肾上腺素受体激动剂常用制剂：①短效–速效β2肾上腺素受体激动剂：数分钟起效并维持数小时，如沙丁胺醇、特布他林气雾剂，每次吸入1~2喷，用于控制哮喘急性发作，为缓解轻中度哮喘急性症状的首选药物。②短效–迟效β2肾上腺素受体激动剂：半小时内起效，可维持4~8小时，如沙丁胺醇、特布他林片剂，每次1~2片，每日3次，适用于治疗日间哮喘。控释剂作用时间较长，可达8~12小时。班布特罗为特布他林前体药，可维持24小时，适用于夜间哮喘。③长效–迟效β2肾上腺素受体激动剂：如沙美特罗气雾剂，用于防治夜间哮喘。④长效–速效β2肾上腺素受体激动剂：如福莫特罗干粉吸入剂，既可用于防治夜间哮喘，也适用于控制哮喘急性发作。沙美特罗、福莫特罗常与吸入激素联合使用。

（3）白三烯调节剂常用半胱氨酸LT受体拮抗剂，如孟鲁司特10mg，每日1次，或扎鲁司特20mg，每日2次。不良反应较轻微，主要是胃肠道症状，少数有皮疹、血管性水肿、转氨酶升高等副反应，停药后可恢复正常。

（4）茶碱（黄嘌呤）类药物常用茶碱缓释片或控释片，每次0.1~0.2g，每日1~2次。由于其半衰期长，服药次数少，患者的依从性好，同时血药浓度稳定，既可保证疗效，又可避免不良反应，适合夜间哮喘的治疗。

五、按语

哮喘可见于多种疾病，发作缓解后，应积极治疗其原发病。发作严重或哮喘持续状态时，应中西药物配合治疗。气候变化时应注意保暖。属过敏体质者，须避免接触过敏原。

第四节　喘证

喘证是指以呼吸困难，甚至张口抬肩，鼻翼煽动，不能平卧等为表现的一类病症。病情严重者甚至会出现喘脱。

一、病因及发病机制

（一）中医病因病机及分型

1.病因病机

（1）外邪侵袭：因外感风寒，寒邪袭肺，内则壅遏肺气，外则郁闭皮毛，肺卫为邪所伤，肺气不得宣畅。或因风热犯肺，肺气壅实，甚则热蒸液聚成痰，清肃失司，以致肺气上逆作喘。若表寒未解，内已化热，或肺热素盛，寒邪外束，热不得泄，则热为寒郁，肺失宣降，气逆而喘。

（2）饮食不当：恣食肥甘、生冷，或嗜酒伤中，脾失健运，痰浊内生，上干于肺，壅阻肺气，升降不利，发为喘促。若湿痰久郁化热，或肺火素盛，痰受热蒸，则痰火交阻，清肃之令不行，肺气为之上逆。即指痰浊壅盛之喘证而言。如复加外感诱发，可见痰浊与风寒、内热等内外病邪错杂的情况。

（3）情志不调：忧虑过度，心情抑郁，肺气不畅；或郁怒伤肝，肝气乘肺，肺失肃降，气逆而喘。

（4）房劳久病：久病肺弱，咳伤肺气，肺之气阴不足，以致气失所主而短气喘促，若久病迁延不愈，则由肺及肾。或房劳伤肾，精气内夺，肺之气阴亏耗，不能下荫于肾，肾元亏损，肾不纳气，上出于肺，出多少，上逆为喘。

2.证候分型

（1）实喘

①风寒壅肺：喘息咳逆，呼吸急促，胸部胀闷，痰多色白，质清稀；常伴恶寒无汗，头痛鼻塞，或有发热，口不渴；舌苔薄白而滑，脉浮紧。

②表寒肺热：喘逆上气，息粗鼻扇，胸胀或痛，咳而不爽，吐痰稠黏；伴形寒，身热，烦闷，身痛，有汗或无汗，口渴；舌质红，苔薄白或黄，脉浮数或滑。

③痰热郁肺：喘咳气涌，胸部胀痛，痰多质黏色黄，或为血痰，伴胸中烦闷，身热有汗，口渴而喜冷饮，面赤咽干，小便赤涩，大便或秘；舌质红，苔黄腻，脉滑数。

④痰浊阻肺：喘咳痰鸣，胸中满闷，甚则胸盈仰息，痰多黏腻，色白，咳吐不利；伴呕恶纳呆，口黏不渴；舌质淡，痰白腻，脉滑或濡。

⑤肺气郁闭：每遇情志刺激而诱发，突然呼吸短促，息粗气憋，胸胁闷痛，咽中如窒，喉中痰鸣不著；平素多忧思抑郁，或心悸失眠，或心烦易怒，面红耳赤；舌质红，苔薄白或黄，脉弦。

（2）虚喘

①肺气虚耗：喘促短气，气怯声低，喉有鼾声，咳声低弱，痰吐稀薄，自汗畏风，或咳呛，痰少质黏，烦热口干，咽喉不利，面颧潮红；舌质淡红，或舌红少苔，脉软弱或细数。

②肾虚不纳：喘促日久，动则喘甚，呼多吸少，气不得续；伴形瘦神疲，跗肿，汗出肢冷，面青唇紫，或见喘咳，面红烦躁，口咽干燥，足冷，汗出如油；舌质淡，苔白或黑润，或舌红少津，脉沉弱或细数。

③正虚喘脱：喘逆剧甚，张口抬肩，鼻翼煽动，不能平卧，稍动则咳喘欲绝；或有痰鸣，心悸烦躁，四肢厥冷，面青唇紫，汗出如珠；脉浮大而无根，或脉微欲绝。

（二）西医病因及发病机制

1.病因　哮喘是一种复杂且有多种基因遗传倾向的疾病。具有哮喘易感基因的人群发病与否受环境因素的影响较大。环境因素包括变应原性因素，如室内变应原（尘螨、家养宠物、蟑螂）、室外变应原（花粉、草粉）、食物（鱼、虾、蛋）、药物（阿司匹林、抗生素）和非变应原性因素（大气污染、吸烟、肥胖）等。

2.发病机制　哮喘的具体发病机制尚未明确，现代研究表明哮喘是由气道免疫炎症、神经免疫调节及两者相互作用导致的。

二、诊断与鉴别诊断

（一）诊断标准

1.以呼吸短促，甚则张口抬肩，鼻翼煽动，喘息不能平卧，口唇发绀为主要症状。

2.常有慢性咳嗽、哮病、肺痨、心悸等病史，常因偶感外邪或劳累过度而诱发。

3.呈桶状胸，叩诊胸部呈过清音，心浊音界缩小或消失，肝浊音界下移。肺呼吸音减低，可闻及干湿性啰音或哮鸣音。或肝肿大，下肢水肿，颈静脉怒张。

4.合并感染者，白细胞及中性粒细胞计数可增高。

（二）鉴别诊断

1.哮病　哮指声响而言，主要特征为喉中有哮鸣音，并反复发作；喘指气息而言，呼吸短促困难，常在多种急慢性病症中出现。由于哮必兼喘，哮病反复久延，又可发展成为持续性的痰喘，故有将哮病列入喘病范围者。

2.短气　喘与短气之症相似而又有区别。喘者，喘促气急，喉间痰声辘辘，张口抬肩，摇身撷肚，倚息不能平卧。短气者，呼吸急促而不能接续，似喘而无抬肩，呼吸急促而无痰声，动后更甚。短气往往为喘之渐，二者既有区别，又有联系。短气者有较喘病为轻者，有似轻而实际并不轻者，因为短气乃肾精元气亏虚之故。

3.咳嗽　见"咳嗽"篇。

三、临床表现

（一）症状

典型的症状为反复发作性的喘息、气急、胸闷、咳嗽。不典型的症状为反复发作性的胸闷、咳嗽。可有打喷嚏、流清涕、眼睛痒等发作先兆，夜间和/或清晨容易发作或加剧，症状可自行缓解或经治疗后快速缓解。

（二）体征

非重症支气管哮喘可无明显体征，也可存在或散在弥漫性哮鸣音、呼吸频数、呼气相延长等体征。重症支气管哮喘可出现端坐呼吸、语不成句，伴焦虑、烦躁，大量出汗，发绀，奇脉。

四、治疗

（一）火龙药灸疗法（验案举例）

万××，男，70岁。2020年8月3日初诊。

主诉：胸闷、气促、呼吸困难，夜不能平卧，加重月余。

现病史：患慢性咳嗽、喘促已20余年。每年秋冬发病，春夏则好转。近年来，因心情不舒畅，病状日渐加重，春夏季亦出现咳喘发作，今年尤甚。现终日胸闷、气促、呼吸困难，不能平卧，夜间更甚。查体：患者极度瘦弱，呈慢性病容，桶状胸，吸气短促，呼气延长，坐卧不安。胸部叩诊呈明显鼓音，听诊两肺呈明显哮鸣音。舌苔白腻，脉沉细无力。

诊断：支气管哮喘（肺肾两亏型）。

治法：火龙药灸。

（1）灸疗部位：上背部、阳性反应区。

（2）药液处方：平喘补肺方。组成：黄芪100g、党参100g、制附子100g、麻黄100g、紫菀100g、款冬花100g、丹参100g、紫苏子100g、细辛50g、五加皮50g、炙甘草50g。

（3）操作方法：充分暴露灸疗部位，选取肺俞、定喘、风门、膈俞、膏肓俞、肝俞等腧穴拔罐，并用干毛巾覆盖保暖，拔罐时间为10分钟；起罐后，予灸疗部位铺火龙药巾，然后用一块干毛巾遮盖其上，并再覆盖两块湿毛巾；在湿毛巾上喷洒火龙药液，注意要尽量喷洒均匀，喷洒的火龙药液范围不超出湿毛巾覆盖的范围，以免烫伤；用打火机顺经点火，同时施术者手持一块湿毛巾站立在患者一侧，随时准备扑火，当患者自我感觉灼热时即扑灭，反复操作5次，时间为20分钟；治疗结束后取下毛巾及药巾，询问患者感觉并嘱咐患者注意保暖、谨防着凉。

（4）操作间隔：每日或隔日治疗1次，5次为1个疗程。

（5）疗效及随访：1个疗程后胸闷、气促、呼吸困难、听诊哮鸣音减轻，2个疗程后喘促症状基本消失，听诊哮鸣音消失，嘱其低枕睡眠，注意保暖，避免寒邪侵袭，保持心情愉悦。随访3个月，病情稳定。

（二）其他常用疗法

根据临床需要，可与下列疗法联合使用。

1. 中药内服

（1）风寒犯肺型

治法：宣肺散寒。

方药：麻黄汤合华盖散。

组成：麻黄10g、紫苏15g、半夏10g、橘红10g、杏仁10g、紫菀10g、白前10g。

（2）表寒肺热型

治法：解表清里，化痰平喘。

方药：麻杏石甘汤。

组成：麻黄10g、黄芩15g、桑白皮15g、石膏5g、紫苏子10g、杏仁10g、半夏10g、款冬花10g。

（3）痰热郁肺型

治法：清热祛痰，宣肺平喘。

方药：桑白皮汤。

组成：桑白皮15g、黄芩15g、知母10g、浙贝10g、射干10g、瓜蒌皮10g、前胡10g、地龙3条。

（4）痰浊阻肺型

治法：降气化痰，宣肺平喘。

方药：二陈汤合三子养亲汤。

组成：半夏15g、陈皮15g、茯苓15g、紫苏子20g、白芥子20g、莱菔子

20g、杏仁10g、紫菀10g、旋覆花10g。

（5）肝气乘肺型

治法：开郁降气平喘。

方药：五磨饮子。

组成：沉香10g、木香10g、川朴花10g、枳壳10g、紫苏子15g、金沸草15g、代赭石15g、杏仁15g。

（6）肺虚喘证

治法：补肺益气。

方药：生脉散合补肺汤。

组成：党参20g、黄芪20g、冬虫夏草15g、炙甘草10g、麦冬20g、五味子20g。

（7）肾虚喘证

治法：补肾纳气。

方药：金匮肾气丸合参蛤散。

组成：附子10g、肉桂15g、山萸肉15g、冬虫夏草10g、胡桃肉10g、紫河车10g、熟地黄20g、当归20g。

（8）喘脱证

治法：扶阳固脱，镇摄肾气。

方药：参附汤送服黑锡丹。

组成：人参30g、黄芪30g、炙甘草10g、山萸肉25g、冬虫夏草15g、五味子20g、蛤蚧（粉）3g、龙骨10g、牡蛎10g。

2.针灸疗法

（1）实喘证

治法：祛邪肃肺，化痰平喘。

取穴：肺俞、定喘、膻中、尺泽、列缺。

配穴：若外感风寒加风池、风门。若外感风热加大椎、曲池；若发热明显加曲池、丰隆；若喘甚加天突。外感风寒者可配以灸法以散寒祛邪。

（2）虚喘证

治法：补益肺肾，止哮平喘。

取穴：肺俞、肾俞。

配穴：若肺气亏损加气海；若肾气不足加阴谷、关元。

3.艾灸疗法

选穴：大椎、风门、肺俞、膻中。

方法：用麦粒灸，每穴每次灸3~5壮，每10天灸1次，3次为1个疗程。一般在三伏天用此法治疗。

4.穴位贴敷法

方法：用白芥子、甘遂、细辛、延胡索各15g共研细末，使用时以生姜汁调制成药饼6只，上放置少许丁桂散，敷于百劳、肺俞、膏肓上，持续敷2小时后取掉药物。

五、按语

喘证的预后和病程长短、病邪性质、病位深浅有关。一般而论，实喘易治，虚喘难疗，虚喘为气失摄纳，根本不固，补之未必有效。且每因体虚易感外邪，诱致疾病反复发作，病情迁延难愈。喘证患者应注意早期治疗，力求根治，平素尤需防寒保暖，防止感邪诱发或加重病情。忌烟酒，远房事，调情志，饮食宜清淡而富有营养。加强体育锻炼，增强体质，提高身体抗病能力，但应锻炼有度，避免过度疲劳。

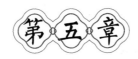

火龙药灸疗法在消化科的应用

第一节　胃痛

胃痛，又称胃脘痛，是以上腹胃脘部近心窝处出现疼痛为主要临床表现的病症。西医学的急慢性胃炎、消化性溃疡、溃疡性结肠炎、功能性胃肠病等以上腹部疼痛为临床表现的疾病，可属于中医学"胃痛"范畴。

一、病因及发病机制

（一）中医病因病机及分型

1.病因病机　胃痛的病位在胃脘部，与肝、脾关系密切。基本病机为胃气郁滞，胃失和降，不通则痛。病理因素主要有气滞、寒凝、热郁、湿阻、血瘀。病理性质：早期多为实证；后期常为脾胃虚弱，但往往虚实夹杂。

2.证候分型

（1）血瘀型：胃脘部刺痛，痛有定处，拒按；可伴有呕血或黑便，矢气则舒，食后可加重；舌苔白，舌质紫暗，舌下可见脉络迂曲，脉象弦涩。

（2）阴虚型：胃脘部隐隐作痛、饥而不欲食，多由思虑过度、饮食不节、过度劳累、受凉等因素诱发；伴手足烦热，心中嘈杂，食欲不振，口舌咽干、大便干燥；舌红少津，脉细数。

（3）热郁型：胃脘部灼热疼痛，痛有定处，拒按，按之痛甚，泛酸嘈杂；伴烦躁易怒，燥热不安，口苦、口渴，小便黄赤、大便燥结；舌质红，苔黄腻，脉弦数。

（4）气滞型：胃脘胀痛，痛无定处，窜及两胁，嗳气泛酸，食少纳差；

伴情绪急躁，情志不舒时胃脘胀加重，喜叹息，大便不畅；舌淡红，苔薄白，脉弦缓。

（二）西医病因及发病机制

1.病因 胃痛的原因以疾病原因多见，疾病原因主要包括慢性胃炎、消化性溃疡（包括胃溃疡、十二指肠溃疡等）、胃癌、胃肠道穿孔、消化道出血、幽门梗阻等。

2.发病机制

（1）感染因素：幽门螺杆菌感染。

（2）饮食不当：嗜食用生冷、辛辣的食物，长期饮食不规律等不良饮食习惯，均可能刺激胃部而引发疼痛。

（3）药物刺激：某些治疗非消化系统疾病的口服药物会刺激胃黏膜，引起胃痛。

（4）精神压力：日常生活中精神压力过大、情绪波动过大，可能导致神经内分泌功能异常而使胃部有疼痛感，或者诱发胃病而产生疼痛。

二、诊断与鉴别诊断

（一）诊断标准

1.以胃脘部近心窝处疼痛为主要症状。疼痛可表现为胀痛、刺痛、灼痛、隐痛、剧痛、闷痛等不同性质。

2.常伴有食欲不振、恶心呕吐、嘈杂泛酸、嗳气吞腐等症状。

3.发病以中青年居多，多有反复发作史，发病前多有明显的诱因，如天气变化、恼怒、劳累、暴饮暴食、饥饿、进食生冷干硬辛辣之品，或有不合理用药史等。

4.胃镜、上消化道造影、幽门螺杆菌检查等有助于本病的诊断。

（二）鉴别诊断

1.真心痛 真心痛是胸痹心痛的严重证候，多见于老年人，常有胸痹病史，典型症状为胸前区闷痛、刺痛或绞痛，疼痛剧烈，痛引肩背，常伴心悸气短、汗出肢冷、唇甲发绀等症状，病情危急。部分患者也常表现为胃脘疼痛，所以特别容易与胃痛混淆，造成误诊。《灵枢·厥论》曰："真心痛，手足青至节，心痛甚，旦发夕死，夕发旦死。"提示真心痛病情危急，预后凶险。

2.胁痛　胁痛病位在肝胆，与脾胃有关，临床主要表现以胁肋部疼痛，可兼有胃脘部不适甚至胃脘疼痛；多伴有厌食油腻、胸胁满闷、口苦，发热恶寒等症。胃痛病位在胃，与肝、脾有关，以胃脘疼痛为主，常伴有胸胁疼痛，脘腹痞闷胀满、吞酸嘈杂等症。

三、临床表现

（一）症状

胃痛是临床上常见症状，常伴有呃逆、胀气、恶心、呕吐、腹泻、胸闷以及反酸烧心等症状。多见于急慢性胃炎，胃、十二指肠溃疡，胃神经官能症，也见于胃黏膜脱垂、胃下垂、胰腺炎、胆囊炎及胆石症等疾病。

（二）体征

胃痛以上腹胃脘部近心窝处疼痛为主要表现，常伴有食欲不振、恶心呕吐、嘈杂泛酸、嗳气吞腐等症状。疼痛可表现为胀痛、刺痛、灼痛、隐痛、剧痛、闷痛等不同性质。

四、治疗

（一）火龙药灸疗法（验案举例）

张××，女，43岁。2017年10月14日初诊。

主诉：间断性胃脘部隐痛5年余，加重1周。

现病史：患者5年前因受凉出现胃脘部不适，自行喝热水后缓解。5年来胃痛反复发作，呈隐痛，遇冷加重，得热则缓。行胃镜检查提示浅表性胃炎。曾不规律服用奥美拉唑、多潘立酮等药，症状时好时坏。1周前因工作紧张、熬夜而出现胃脘部疼痛，程度较前加重。查体：胃脘部疼痛，呈隐痛，遇冷加重，乏力，精神差，饮食睡眠不佳，大便稀溏；舌质淡胖、苔白，脉细弱。

诊断：胃痛（脾胃虚寒型）。

治法：火龙药灸。

（1）灸疗部位：胃脘部、腹部。

（2）药液处方：胃痛方。组成：党参100g、白术100g、茯苓100g、木香100g、砂仁100g、延胡索100g、厚朴100g、丹参100g、蒲公英100g、炙甘草60g。

（3）操作方法：充分暴露灸疗部位，选取上脘、中脘、下脘、神阙、天枢、关元、气海等腧穴。灸疗部位铺火龙药巾，然后用一块干毛巾遮盖其上，并再覆盖两块湿毛巾；在湿毛巾上喷洒火龙药液，尽量喷洒均匀，喷洒的火龙药液范围不超出湿毛巾覆盖的范围；用打火机顺经点火，同时施术者手持一块湿毛巾站立在患者一侧，随时准备扑火，当患者自我感觉灼热时即扑灭，反复操作5次，时间为20分钟；治疗结束后取下毛巾及药巾，询问患者感觉并嘱咐患者注意保暖、谨防着凉。

（4）操作间隔：每日或隔日治疗1次，5次为1个疗程。

（5）疗效及随访：经治疗1个疗程，疼痛明显减轻，其余各症状均有好转，纳食可，大便已成型，治疗2个疗程后疼痛完全消失，精神好，嘱其注意保暖，规律健康饮食，随访3个月，病情稳定。

（二）其他常用疗法

根据临床需要，可与下列疗法联合使用。

1.中药内服

（1）寒邪客胃

治法：温胃散寒，理气止痛。

代表方：良附丸。若寒邪较著，加川椒、肉桂；恶寒、头痛加苏叶、桂枝。

（2）饮食伤胃

治法：消食导滞，和中止痛。

代表方：保和丸。若脘腹胀甚者，加枳实、木香、槟榔；食积化热，嗳腐酸臭者，加黄连、栀子；胃脘胀痛而便秘者，合小承气汤；胃痛急剧而拒按，伴见苔黄燥，便秘者，为食积化热成燥，则合大承气汤。

（3）肝气犯胃

治法：疏肝理气，和胃止痛。

代表方：柴胡疏肝散。若肝胃气滞突出，胃痛或伴有胁痛者，加川楝子、延胡索；嗳气较频者，加半夏、旋覆花、代赭石等和胃降逆；泛酸者，加乌贼骨、浙贝、煅瓦楞子。

（4）肝胃郁热

治法：疏肝泻热，和胃止痛。

代表方：化肝煎。若胸胁胀满，烦躁易怒甚者，加柴胡、香附、川芎等疏肝理气；口苦、口干者，加柴胡、黄芩、玉竹、麦冬等解郁清热，养阴生津；胃热壅盛，胃脘灼痛，痞满，大便不畅者，用大黄黄连泻心汤。

（5）湿热中阻

治法：清化热湿，理气和胃。

代表方：清中汤。湿热偏重者，加苍术、藿香；热偏重者，加蒲公英、黄芩、连翘；伴恶心呕吐者，加竹茹、苏叶和胃降逆；大便秘结不通者，加大黄（后下）通腑；气滞腹胀者，加厚朴、枳实。

（6）瘀血停滞

治法：化瘀通络，理气和胃。

代表方：失笑散合丹参饮加减。胃痛甚者，加延胡索、郁金、九香虫、木香、枳壳行气活血止痛；见呕血及黑便者，宜去檀香、砂仁，加大黄、茜草根、三七粉（冲服）。

（7）脾胃虚寒

治法：温中健脾，和胃止痛。

代表方：黄芪建中汤。若泛吐酸水者，加吴茱萸、煅瓦楞子制酸止痛；泛吐清水较多或胃中有振水音者，加干姜、半夏、陈皮、茯苓；寒胜痛甚，呕吐肢冷，合理中丸，或改用大建中汤。脾胃虚寒，胃痛、食欲不振、恶心呕吐者，用香砂六君子汤。

（8）胃阴不足

治法：养阴益胃，和中止痛。

代表方：益胃汤。若胃酸明显减少者，加乌梅、诃子肉、鸡内金等；胃痛甚者，合芍药甘草汤缓急止痛；胃脘胀痛较剧，兼有气滞者，加厚朴花、川楝子、延胡索；热结便秘，加火麻仁、瓜蒌仁、蒲公英。

2.针刺疗法

主穴：中脘、足三里、内关、公孙。

配穴：寒邪犯胃可加神阙、梁丘；饮食停滞加建里、梁丘；肝气犯胃加期门、太冲；瘀血停滞加膈俞；胃阴不足加三阴交、太溪；脾胃虚寒加气海、脾俞、胃俞。

操作：毫针刺法。

3.指针疗法

取穴：中脘、足三里、至阳、气海、天枢、内关等穴。

操作：用双手拇指或中指的指腹，以患者耐受并感觉舒适的力度进行点压、顺时针按揉，同时嘱患者行有节律的腹式呼吸，连续按揉10分钟。

4.穴位注射疗法

取穴：中脘、足三里、肝俞、脾俞等。

操作：每次2穴，用丹参注射液、当归注射液或生脉注射液，也可选用维生素B_1或维生素B_{12}注射液，每穴1~2ml，隔日注射1次。

5.耳针疗法

取穴：胃、肝、脾、神门、交感等。

操作：毫针针刺或王不留行籽贴压。

6.埋线疗法

取穴：肝俞、脾俞、胃俞、中脘、梁门、天枢、足三里。

操作：采用无菌操作，将羊肠线用埋线针置入相应穴位皮下肌层。每月治疗1次，连续3次，适用于各类胃肠功能障碍者。

7.艾灸疗法

（1）温和灸：取中脘、足三里（双侧交替使用）、神阙，行温和灸，每日1~2次。

（2）温针灸：取中脘、足三里、内关、公孙，毫针直刺，小幅度提插捻转，得气后，于中脘、足三里穴行温针灸，每日1次。

（3）隔药灸：取中脘、下脘、气海、神阙等穴行隔姜灸，每次灸5~10壮，以皮肤潮红为度，每日2次。

五、按语

1.改善不良的饮食及生活习惯，避免酗酒，规律饮食，保证一日三餐合理进食。

2.停用不必要的非甾体抗炎药（NSAIDs）等对胃黏膜有损害的药物，可选用对胃黏膜刺激性较小的药物。

3.既往存在各类消化系统疾病的患者，应积极治疗原发疾病，避免症状复发或加重。

4.日常注意保持情绪稳定，避免长期精神紧张，注意劳逸结合。

第二节　功能性消化不良

功能性消化不良属中医"痞满"范畴，是由于脾胃功能失调，升降失司，胃气壅塞，出现以脘腹满闷不舒为主要表现的病症。以自觉胀满，触之无形，按之柔软，压之无痛为临床特点。

一、病因及发病机制

（一）中医病因病机及分型

1.病因病机　痞满的病机可归结为中焦气机壅滞，升降失常。属实者为实邪内阻，如外邪由表入里，食滞中阻，痰湿内郁，气机郁滞，影响中焦气机升降；属虚者为脾胃虚弱，气机运化失司，升降失司。该病病位在胃（胃脘部），与肝、脾密切相关。

2.证候分型

（1）表邪入里：由于外邪侵袭人体肌表，治疗误用他法，滥用攻下，导致脾胃严重受损，外邪乘正气亏虚，内陷于里，聚结于胃脘部，阻遏中焦气机，升降失衡，胃气壅塞，遂成痞满。

（2）食滞中阻：暴饮暴食，或恣食寒凉生冷，或过度食用肥甘厚味，或喜浓茶、烟酒及辛辣过烫等刺激性饮食，损伤脾胃阳气，以致食谷不化，阻滞于胃脘部，气机升降失和，胃气壅塞，而成痞满。

（3）痰湿阻滞：脾胃受损，水湿不化，酿生痰浊，邪气与痰浊交阻于胃脘部，致升降失司，胃气壅塞，而成痞满。

（4）情志失调：思虑过度则气结，情绪急躁、易怒则气逆，过度忧伤则气郁，惊吓、恐吓则气乱等，造成人体气机逆乱，升降失司，形成痞满。肝气郁滞，横犯脾胃，致胃脘部气阻滞之痞满在临床中多见。

（5）药物所伤：误用或滥用药物，或因他病长时间服用大寒大热或有毒的药物，损伤脾胃，内生寒热，阻塞中焦气机，升降失司，遂成痞满。

（6）脾胃虚弱：素体脾胃虚弱，正气不足，或过饥过饱，饮食不节，或久病伤及脾胃，受纳水谷、运化失职，升降失和，胃气壅滞，遂成痞满。

（二）西医病因及发病机制

本病发病与进食后与胃底容受性舒张障碍、胃十二指肠运动紊乱等有关。心理、环境及社会因素也可引发或加重本病。

二、诊断与鉴别诊断

（一）诊断标准

1.以心下痞塞，胸膈满闷，触之无形、不痛，食欲不振等为特点。

2.起病缓慢，时轻时重，呈反复发作的慢性过程。

3.发病常与饮食、情志、起居、寒温等诱因有关。

4.上消化道造影、胃液分析、胃镜、胃肠道功能动力学检查有助于本病的诊断。

5.需除外胃癌及其他病症中出现的痞满症状。

（二）鉴别诊断

1.**胃痛**　胃痛与痞满的病位皆在胃脘部，且胃痛常兼胀满，痞满时有隐痛，应加以鉴别。胃痛以疼痛为主，痞满以痞塞满闷为主；胃痛者胃脘部可有压痛，痞满者则无压痛。

2.**心痛**　胸痹心痛可有脘腹满闷不舒，胃痞常伴有胸膈满闷，但二者有病在心胸和病在胃脘之不同，应予以区别。胸痹心痛属胸阳痹阻，以心脉瘀阻，心脉失养为患，以胸痛，胸闷，短气为主症，伴有心悸、脉结代等症状。痞满系脾胃功能失调，升降失司，胃气壅塞所致，以胃脘痞塞满闷不舒为主症，多伴饮食减少，得食则胀，嗳气则舒等。心电图和胃镜等检查有助于鉴别诊断。

三、临床表现

（一）症状

功能性消化不良患者常自觉胃脘部痞塞、胸膈满闷不舒，伴有食欲不振、嗳气，望诊胃部无隆起，触之濡软、按之不痛。

（二）体征

1.消化内镜检查：是痞满最重要的检查，有助于与器质性消化系统疾病鉴别，明确诊断。

2.X线钡餐造影：有助于明确诊断胃下垂。

3.B超检查：有助于诊断肝、胆、胰、脾等器官疾病引起的痞满。

4.病理检查：有助于明确慢性胃炎的病理类型。

5.其他检查：^{13}C或^{14}C呼气试验有助于明确是否伴有幽门螺杆菌感染；腹部CT或MRI检查有助于排查肝、胆、胰、脾疾病；胃排空功能测定、胃肠电图、胃腔内压力测定等有助于确定患者是否存在胃肠运动功能障碍；心脏体格检查、心电图、心脏彩超等有助于排除心血管疾病。

四、治疗

（一）火龙药灸疗法（验案举例）

王××，男，67岁，2017年2月23日初诊。

主诉：心下痞塞满闷反复发作8年，加重1月。

现病史：患者8年前无明显诱因出现心下痞塞满闷，矢气后减轻，时有隐隐作痛，食欲不振，肠鸣音亢进，大便稀溏，面色萎黄，形体消瘦。胃镜检查提示轻度萎缩性胃炎伴轻度不典型增生，轻度肠上皮化生。后未予重视，1月前患者因食冷饮后出现心下痞塞加重，矢气后减轻，时有隐隐作痛，食欲不振，肠鸣音亢进，大便稀溏，面色萎黄，形体消瘦，舌质淡胖，脉弱。

诊断：痞满（脾胃虚弱型）。

治法：火龙药灸。

（1）灸疗部位：督脉（脾胃区）、阳性反应区。

（2）药液处方：和胃消痞方。组成：代赭石200g、半夏100g、厚朴100g、党参100g、木香100g、山楂60g、莱菔子60g、神曲60g、陈皮60g、炙甘草30g。

（3）操作方法：充分暴露灸疗部位，选取胃俞、脾俞、至阳、中枢、命门、三焦俞等腧穴拔罐，并用干毛巾覆盖保暖，拔罐时间为10分钟；起罐后，先予灸疗部位铺火龙药巾，然后在其上遮盖一块干毛巾，并再覆盖两块湿毛巾；在湿毛巾上喷洒火龙药液，需喷洒均匀，喷洒的火龙药液范围不超出湿毛巾覆盖的范围；用打火机顺经点火，同时施术者手持一块湿毛巾站立在患者一侧，随时准备扑火，当患者自我感觉灼热时即扑灭，反复操作5次，时间为20分钟；治疗结束后取下毛巾及药巾，询问患者感觉并嘱咐患者注意保暖、谨防着凉。

（4）操作间隔：每日或隔日治疗1次，5次为1个疗程。

（5）疗效及随访：1个疗程后胃部隐痛消失，其余症状明显减轻，治疗2个疗程后症状均消失，告愈。嘱其按时休息，放松心情，不过量劳动，忌食辛辣刺激之物，少食牛肉羊肉等难消化之品，宜食易消化之物。随访3个月，病情稳定。

（二）其他常用疗法

根据临床需要，可与下列疗法联合使用。

1.中药内服

（1）饮食内停

治法：消食和胃，行气消痞。

代表方：保和丸。若食积较重，食欲减退者，加鸡内金、谷芽、麦芽消食开胃；胀满明显者，加枳实、厚朴、大腹皮理气导滞；食积化热，大便秘结者，加大黄、槟榔，或用枳实导滞丸消食导滞；脾虚便溏者，加白术、扁豆，或用枳实消痞丸。

（2）痰湿中阻

治法：除湿化痰，理气和中。

代表方：平胃散合二陈汤加减。若痰湿盛而满闷者，加紫苏梗、桔梗等；痰阻气逆，心下痞硬，嗳气不止者，加旋覆花、代赭石，或用旋覆代赭汤加减；渴不欲饮，水入即吐，合五苓散；痰湿郁久化热而口苦、舌苔黄者，改用黄连温胆汤；脾胃虚弱者，加党参、白术、砂仁。

（3）湿热阻胃

治法：清热化湿，和胃消痞。

代表方：泻心汤合连朴饮加减。若胃中灼热、嘈杂明显者，加蒲公英、连翘、瓦楞子清热和胃；恶心呕吐明显者，加竹茹、白蔻仁、生姜和胃降逆；大便黏滞不畅者，加蚕沙、泽泻等化湿和胃；津液受伤明显，口干舌燥者，加天花粉、沙参养阴生津。寒热错杂，心下痞，呕利肠鸣者，用半夏泻心汤加减。

（4）肝胃不和

治法：疏肝解郁，和胃消痞。

代表方：越鞠丸合枳术丸加减。若胀满较甚者，加柴胡、大腹皮、青皮，或用五磨饮子加减；心烦不寐者，加合欢皮、郁金、酸枣仁；郁而化火，嘈杂反酸者，合左金丸；痞满日久不愈，舌暗脉涩，加丹参、莪术、三棱。心下痞，胸胁苦满，心烦喜呕，口苦，咽干者，用小柴胡汤加减。

（5）脾胃虚弱

治法：补气健脾，升清降浊。

代表方：补中益气汤。若胀闷较重者，加枳壳、木香、厚朴理气消痞；纳呆厌食者，加砂仁、神曲行气消食；心下坚，大如盘者，加大剂量枳实，或合枳术丸散结消痞；阳虚明显，痞满夜甚，遇寒加重，四肢不温者，加制附子、干姜，或合理中丸；舌苔厚腻，湿浊内蕴者，加半夏、茯苓，或改香砂六君子汤加减。

2.针刺疗法

主穴：足三里、内关、中脘、胃俞、脾俞。

配穴：肝气犯胃加期门、太冲，施泻法；胃热津伤加内庭、合谷；脾胃虚弱加关元、天枢。

操作：毫针刺法。

3.耳针疗法

取穴：脾、胃、大肠、小肠、肝、胸等。

操作：针刺每日1次，或用耳穴贴压法，每日按压2~3次。

4.穴位注射疗法

取穴：足三里、胃俞、脾等。

操作：用维生素B_1注射液，每穴1~2ml，每日或隔日治疗1次，10次为1个疗程。

5.电针疗法

取穴：上脘、中脘，配足三里、天枢。

操作：选疏密波，电流强度以肌肉明显收缩为度，每日1次，每次20~30分钟，15~20次为1个疗程。

6.艾灸疗法

（1）温和灸：足三里、中脘行温和灸，以穴位处出现温热感为标准。

（2）无瘢痕灸：中脘、足三里、天枢、胃俞为第一组，章门、关元、三阴交、脾俞为第二组，两组交替使用，1天1组，予以无瘢痕灸，注意不要烫伤。

7.药物治疗

根据不同疾病选择不同治疗方法，如慢性胃炎可用阿莫西林、克拉霉素、奥美拉唑、枸橼酸铋钾四联药物治疗，根除幽门螺杆菌，上腹胀满不舒的症状便可缓解；对于消化性溃疡，可用抗酸药物治疗；此外，多潘立酮、西沙比利等胃肠促动力药可缓解胃肠道动力性疾病如胃食管反流、慢性特发性或糖尿病性胃轻瘫、慢性假性肠梗阻。但是西药的治疗易存在过敏、腹泻、贫血、皮肤黏膜反应等副作用。

五、按语

1.痞满饮食以少食多餐、营养丰富、清淡易消化为原则，不宜饮酒及过食生冷、辛辣食物，切忌粗硬饮食、暴饮暴食。

2.本病的预后一般较良好，在生活中保持心情愉悦、饮食有规律，并坚持治疗，大多能治愈。

3.本病发病病程时间较长，常反复发作，所以本病贵在坚持，若治疗不当，常可使病程迁延，并可发展为胃部肿瘤。

第三节　腹痛

腹痛是指因感受外邪、饮食所伤、情志失调、素体阳虚或脏腑经脉失养等使脏腑气机阻滞，气血运行不畅，经脉痹阻，以胃脘以下、耻骨毛际以上的部位发生疼痛为主症的病症。

一、病因及发病机制

（一）中医病因病机及分型

1.病因病机　腹痛的病理性质不外寒、热、虚、实四端。四者往往相互掺杂，或寒热交替、或虚实夹杂；或为虚寒、或属实热。病机为脏腑气机阻滞，气血运行不畅，经脉痹阻，不通则痛，或脏腑经脉失养，不荣则痛。

2.证候分型

（1）感受外邪：由于外感风寒，外邪凝滞于经脉，腹部经脉气血受阻，不通则痛而发为腹痛。或外感暑、热、湿邪，邪气侵犯肠道，湿热壅滞，传导失职，邪气凝聚于腹内，脏腑气机受损，造成气机壅塞发为腹痛。

（2）饮食不节：由于脾主升，胃主降，肠主传导，暴饮暴食，脾胃功能受损，脾阳虚者易感寒凉之邪，胃阳旺者易生实热之邪，内结于里；嗜食肥甘厚腻、辛辣刺激性食物，湿热积滞，蕴于肠胃；饮食不洁、过食生冷寒凉等，易导致脾胃升降受阻，腑气通降功能受损而发生腹痛。

（3）情志失调：因肝主条达而恶抑郁，情志不畅则肝气不舒，不通则痛；肝气犯胃，致肝胃不和，气滞日久，则血行不畅，气行则血行，气停则血滞，故日久可见血瘀。因此气机不畅，瘀血停滞也可发腹痛。《证治汇补·腹痛》曰："暴触怒气，则两胁先痛而后入腹"。

（4）阳气虚弱：由于脾为太阴湿土，喜温而恶寒；或素体阳气虚衰，脾阳不振，寒从中生；或嗜食寒凉之品，损伤脾阳，寒湿停滞于体内，中阳虚寒，温煦失司，而致腹痛；长期腹痛不适反过来也会导致脏腑虚寒，寒邪凝聚于内，肾阳虚衰，脏腑虚寒，发为腹痛。

（二）西医病因及发病机制

1.病因

（1）急性腹膜炎：由胃、肠穿孔引起者最为常见，伴有腹部压痛、反跳痛与腹肌紧张，肠鸣音减弱或消失。

（2）腹腔脏器炎症：如急性或慢性胃炎、肠炎、胰腺炎、阑尾炎和盆腔炎等。一般腹痛部位与病变脏器的体表投影相符。

（3）空腔脏器痉挛或梗阻：如胆石症、胆道蛔虫病、泌尿系结石、肠梗阻等。

（4）脏器扭转或破裂：如肠扭转、肠系膜或大网膜扭转、卵巢囊肿扭转、急性内脏破裂（如肝脾破裂、异位妊娠破裂等）。

（5）腹膜粘连或脏器包膜牵张：如手术后或炎症后腹膜粘连；实质性脏器因病变肿胀，导致包膜张力增加而发生腹痛（如肝炎、肝淤血、肝癌等）。

（6）化学性刺激：如消化性溃疡，可因胃酸作用而发生刺痛或灼痛。

（7）肿瘤压迫与浸润：如胃癌、结肠癌、直肠癌等。

（8）腹腔内血管疾病：如缺血性肠病、腹主动脉瘤及门静脉血栓形成等。

（9）胸腔疾病的牵涉痛：如肺炎、心绞痛、急性心肌梗死、急性心包炎、肺梗死、胸膜炎等，疼痛可牵涉腹部，类似急腹症。

（10）全身性疾病：如尿毒症时毒素刺激腹膜而引起腹痛。少数糖尿病酮症酸中毒也可引起腹痛，酷似急腹症。铅中毒时则会引起肠绞痛。

（11）其他原因：如荨麻疹导致的胃肠黏膜水肿，腹型过敏性紫癜导致的肠管浆膜下出血等。

2.发病机制 腹痛为临床常见症状，多由腹部脏器疾病所致，少数也可由腹腔外及全身性疾病引起。按性质可分为器质性和功能性两种。由于各种因素所产生的炎症、腔内压力、牵引力、创伤等刺激，产生相应的腹腔损害而引发疼痛。

二、诊断与鉴别诊断

（一）诊断标准

1.腹痛的性质和程度 与诱发因素、病变所在部位、体表投影、病变的发生机制、病变的严重程度有关，如绞痛常表示胆结石、泌尿系结石、肠梗阻等。其中胆道蛔虫梗阻表现为剑突下钻顶样疼痛；胀痛见于消化性溃疡伴幽门梗阻、慢性肝炎等。腹痛发作的与病变大致相同，但可因个体差异、疾病的变异性而不同，有时腹痛的发作并不能直观的反映病变情况。

2.腹痛部位 腹痛的体表投影位置大致可以反映出该部位内脏器官的疾病。大多数情况下腹痛所在位置即病变所在部位，但有一些疾病导致的腹痛可通过交感神经传入脊髓，表现为疼痛部位不确切、感觉模糊，例如胃溃疡。此外一些疾病引起的疼痛可牵涉身体体表，如急性胆囊炎可牵涉至右肩胛部、背部，急性阑尾炎发作时的疼痛可由脐周转移至右下腹。

3.伴随症状 腹痛伴随高热提示炎症，可见于腹部脏器化脓性炎症；伴呕吐、恶心提示食管、胃或胆道疾病；呕吐、腹胀、腹痛、未排气排便提示机械性肠梗阻；伴腹泻提示肠道炎症、吸收不良或胰腺、肝脏疾病；伴休克提示腹腔脏器破裂（患者为女性时尤其注意异位妊娠破裂出血）、心肌梗死，此外中毒性菌痢发生时也可有腹痛伴休克，应特别注意；伴血尿，可能为泌尿系感染或尿路结石；伴柏油样便提示上消化道出血；鲜血便，常提示下消化道出血，例如溃疡性结肠炎、结肠癌、肠结核等。

（二）鉴别诊断

1.胃痛　胃居于腹中，与肠相连，腹痛常伴有胃痛，胃痛亦时有腹痛，常需鉴别。胃痛是以胃脘疼痛为主症，病位在胃，与肝脾相关，常伴有脘腹痞闷胀满、吞酸嘈杂等症。腹痛是以胃脘以下、耻骨毛际以上部位疼痛为主症，疼痛范围比较广，发病与脾胃、肝胆、肠道等多脏腑相关，常伴有腹部胀满、大便不通或腹泻等。

2.其他内科疾病中的腹痛症状　许多内科疾病常见腹痛的表现，此时的腹痛只是该病的症状之一。如痢疾之腹痛，伴有里急后重，下痢赤白脓血；霍乱之腹痛，伴有吐泻交作；积聚之腹痛，以腹中包块为特征；鼓胀之腹痛，以腹部外形胀大为特点等。而腹痛一病，当以腹部疼痛为主要表现。

三、临床表现

（一）症状

以胃脘以下、耻骨毛际以上的部位发生疼痛为主症。腹痛的性质可表现为隐痛、绞痛、钝痛、烧灼痛、钻顶样疼痛等。还可能出现发热、呕吐、腹泻、便血、黄疸、血尿等伴随症状。

（二）体征

1.疼痛部位　①中上腹疼痛多为胃痛，与胃炎、胃溃疡、胃痉挛等疾病有关。②右上腹疼痛与肝胆疾病有关，可见于胆石症、胆囊炎、急性传染性肝炎等。③脐周疼痛可见于小肠绞痛、肠道寄生虫病。④下腹疼痛可见于结肠绞痛、急性盆腔炎。⑤耻骨上疼痛可见于膀胱痛，如急性膀胱炎等。⑥麦氏点疼痛通常为阑尾炎，所谓麦氏点是指右髂前上嵴与肚脐连线的中外1/3处，即右下腹偏外处。

2.疼痛性质和程度　消化性溃疡穿孔常突然发生，呈剧烈的刀割样、烧灼样的持续性中上腹痛。胆绞痛、肾绞痛、肠绞痛的疼痛也相当剧烈，患者常呻吟不已，辗转不定。剑突下钻顶样痛是胆道蛔虫梗阻的特征。持续性、广泛性剧烈腹痛见于急性弥漫性腹膜炎。

四、治疗

（一）火龙药灸疗法（验案举例）

姚×，男，27岁，2016年3月21日初诊。

主诉：间断性腹痛3年余，加重1周。

现病史：患者既往因工作原因饮食不规律，常出现间断性上腹部疼痛，呈隐痛，伴恶心呕吐，大便溏薄，休息后缓解，未予重视。1周前，患者受凉后出现上腹部疼痛加重，呈间断性，伴恶心呕吐，大便溏薄，舌质淡胖、苔白，脉细弱。

诊断：腹痛（脾胃虚弱型）。

治法：火龙药灸。

（1）灸疗部位：任脉、腹部。

（2）药液处方：健脾益胃方。组成：升麻5g、刺芫荽9g、人参10g、柴胡10g、炙甘草10g、陈皮10g、炒白术15g、黄芪30g。

（3）操作方法：充分暴露灸疗部位，选取中脘、天枢、关元、神阙等腧穴，灸疗部位铺火龙药巾，然后用一块干毛巾遮盖其上，并再覆盖两块湿毛巾；在湿毛巾上喷洒火龙药液，喷洒均匀，喷洒的火龙药液范围不超出湿毛巾覆盖的范围；用打火机顺经点火，同时施术者手持一块湿毛巾站立在患者一侧，随时准备扑火，当患者自我感觉灼热时即扑灭，反复操作5次，时间为20分钟；治疗结束后取下毛巾及药巾，询问患者感觉并嘱咐患者注意保暖、谨防着凉。

（4）操作间隔：每日或隔日治疗1次，6次为1个疗程。

（5）疗效及随访：经治疗1个疗程症状明显好转，腹痛减轻，无恶心呕吐，治疗2个疗程后症状均消失，嘱其规律健康饮食，忌食生冷辛辣刺激之物，放松心情。随访3个月，病情稳定。

（二）其他常用法

根据临床需要，可与下列疗法联合使用。

1.中药内服

（1）寒邪内阻

治法：温中散寒，理气止痛。

代表方：良附丸合正气天香散加减。若感受寒湿，恶心呕吐，胸闷，纳呆，身重，倦怠，舌苔白腻者，加藿香、苍术、厚朴、蔻仁、半夏。腹中雷鸣切痛，胸胁逆满，呕吐，属寒气上逆者，用附子粳米汤；腹中冷痛，手足逆冷，身体疼痛，为内外皆寒，宜乌头桂枝汤；少腹拘急冷痛，苔白，脉沉紧，为下焦受寒，厥阴之气失于疏泄，宜暖肝煎；寒实积聚，腹痛拘急，大便不通者，用大黄附子汤。

（2）湿热壅滞

治法：泻热通腑，行气导滞。

代表方：大承气汤。若燥热不甚，湿热偏重，大便不爽者，去芒硝，加栀子、黄芩、黄柏清热泻火；痛引两胁，加郁金、柴胡理气化瘀止痛。如心下满痛，腹痛剧烈，寒热往来，恶心呕吐，大便秘结者，改用大柴胡汤表里双解。

（3）饮食积滞

治法：消食导滞，理气止痛。

代表方：枳实导滞丸。若腹痛胀满者，加厚朴、木香行气消胀；大便自利，恶心呕吐者，去大黄，加陈皮、半夏、苍术理气燥湿，降逆止呕。食滞不重，腹痛较轻者，用保和丸消食导滞。

（4）肝郁气滞

治法：疏肝解郁，理气止痛。

代表方：柴胡疏肝散。若气滞较重，胸胁胀痛者，加川楝子、郁金；痛引少腹、睾丸者，加橘核、荔枝核、川楝子理气止痛；肝郁日久化热者，加丹皮、山栀子、川楝子。腹痛肠鸣、气滞腹泻者，用痛泻要方疏肝理脾；少腹绞痛、阴囊寒疝者，用天台乌药散散寒止痛。

（5）瘀血内停

治法：活血化瘀，和络止痛。

代表方：少腹逐瘀汤。若腹部术后作痛，或跌仆损伤作痛，加泽兰、红花、桃仁、三七；瘀血日久发热，加丹参、丹皮、王不留行凉血化瘀；下焦蓄血、少腹急结，伴有发狂，用桃核承气汤活血逐瘀；胁下积块、疼痛拒按，用膈下逐瘀汤祛瘀散结。

（6）中虚脏寒

治法：温中补虚，缓急止痛。

代表方：小建中汤。胃气虚寒，脐中冷痛，连及少腹，加胡芦巴、荜澄茄温肾散寒止痛；血气虚弱，腹中拘急冷痛，困倦、短气、纳少、自汗者，加当归、黄芪调补气血。

2.针刺疗法

主穴：中脘、天枢、关元、足三里。

配穴：寒邪内阻加神阙；饮食积滞加下脘、梁门；肝郁气滞加期门、太冲；中虚脏寒加脾俞、神阙；脐周疼痛加上巨虚；脐下疼痛加下巨虚。腹痛发作时，足三里可持续行针1~3分钟，直至痛止或缓解。

操作：毫针刺法。

3.耳针疗法

取穴：胃、小肠、大肠、肝、交感、神门、皮质下、脾。

操作：每次选3~5穴，用王不留行籽按压或毫针针刺。

4.穴位贴敷法

取穴：神阙、阿是穴。

操作：取大葱、生姜、食盐各30g，切碎捣烂，炒热，贴于穴上，药凉后再加热，适用于虚寒型。

5.艾灸疗法

（1）温和灸：上腹痛选中脘、天枢行温和灸；下腹痛选足三里、天枢行温和灸。

（2）热敏灸：探查热敏感最强的穴位或区域施以艾条温和灸，施灸时间以灸感消失为度，可选择关元、双侧天枢、足三里附近探查热敏点施灸。

（3）隔药饼灸：采用附子、肉桂、丹参、红花、川芎、香附、木香等药物制成药饼进行隔药灸，每穴每次各灸2壮。

6.药物治疗

本病相当于西医学的胃肠炎、十二指肠溃疡、肠痉挛性绞痛、胆道蛔虫病、肋间神经痛、急性阑尾炎、泌尿系结石等疾病。根据不同疾病选择不同治疗方法，如肠痉挛、肠绞痛，选择抗胆碱药、钙通道阻滞剂，如消旋山莨菪碱片、阿托品等；抗酸药、抑酸药等主要用于胃肠疾病；硫酸镁用于治疗小结石引起的胆绞痛；乙酰水杨酸用于治疗蛔虫病引起的胆绞痛等。

五、按语

腹痛多与饮食失调有关，平素宜饮食有节，养成良好习惯。临床诊断时应排除异位妊娠、急性阑尾炎等急腹症，以免贻误病情。

第四节　腹泻

腹泻属中医"泄泻"范畴，是以排便次数增多，粪质稀溏，或完谷不化，甚至泻出蛋花样粪便为主要临床表现的病症。古代医家常将大便溏薄而势缓者称为"泄"，大便清稀如水而势急者称为"泻"，现代医家常将其合称为"泄泻"。《奇效良方》云："泄泻，人为一证耳，岂知泄者，泄漏之义，时时溏泄，或作或愈。泻者，一时水去如注泄。"泄与泻的含义是不同的，从排便量、排便的急缓以及持续时间上进行区别。

一、病因及发病机制

（一）中医病因病机及分型

1.**病因病机**　泄泻基本病机为脾虚湿盛，肠道传化失司。如明代张景岳《景岳全书·泄泻》曰："泄泻之本，无不由于脾胃。"病位在脾胃、大小肠，脾失健运是关键，与肝、肾也有着密切关系。脾主运化，喜燥恶湿；胃主受纳，腐熟水谷；小肠司泌浊，大肠主传导；肝主疏泄，调节脾之运化；肾主命门之火，能温脾阳助运化水湿，暖胃助腐熟水谷。若脾运失职，水谷不化，小肠无以分清泌浊。大肠传化失常，水反为湿，谷反为滞，混杂而下，则发生泄泻。

病理因素主要是湿。湿为阴邪，易困脾阳，脾受湿困，则运化不健，所以《医宗必读·泄泻》有"无湿不成泻"之说。但湿邪为病，更可夹寒、夹热、夹滞，变化多端。泄泻的病理性质，初起以邪实为主，久病多虚或虚实夹杂。暴泻多属实证，久泻多属虚证。暴泻多湿盛，多因湿盛伤脾，或食滞生湿，壅滞中焦，脾不能运，脾胃不和，水谷清浊不分所致，病属实证。久泻多脾虚，甚则为脾肾两虚。常为劳倦内伤、大病久病之后，或他脏及脾，脾虚健运无权，水谷不化，湿浊内生，混杂而下，发生泄泻。此外，其他如肝气乘脾所致泄泻，也多在脾虚的基础上发生，多属虚实夹杂证。

泄泻的病机转化，如因暴泻不止，损气伤津，消耗阴液，造成痉、厥、闭、脱等危症。久泻脾病及肾，肾阳亏虚，脾失温煦，不能腐熟水谷，可成命门火衰之五更泄泻。

2.证候分型

（1）暴泻

1）寒湿内盛：泄泻清稀，甚则如水样，脘闷食少，腹痛肠鸣，或兼恶寒，发热，头痛，肢体酸痛；舌苔白或白腻，脉濡缓。

2）湿热中阻：泄泻腹痛，泻下急迫，或泻而不爽，粪色黄褐臭秽，肛门灼热，烦热口渴，小便短黄；舌质红，苔黄腻，脉滑数或濡数。

3）食滞肠胃：腹痛肠鸣，泻下粪便臭如败卵，泻后痛减，脘腹胀满，嗳腐酸臭，不思饮食；舌苔垢浊或厚腻，脉滑。

（2）久泻

1）肝气乘脾：肠鸣攻痛，腹痛即泻，泻后痛缓，每因抑郁恼怒，或情绪紧张而发泄泻，伴有胸胁胀闷，嗳气食少，腹痛攻窜，肠鸣矢气；舌淡红，脉弦。

2）脾胃虚弱：大便时溏时泻，迁延反复，稍进油腻食物，则大便溏稀，次数增加，或完谷不化，伴食少纳呆，脘闷不舒，面色萎黄，倦怠乏力；舌质淡，苔白，脉细弱。

3）肾阳虚衰：黎明前腹部作痛，肠鸣即泻，泻后痛减，完谷不化，腹部喜暖喜按，形寒肢冷腰膝酸软；舌淡苔白，脉沉细。

（二）西医病因及发病机制

1.病因

（1）胃肠道疾病：急性胃肠炎（细菌性痢疾、轮状病毒腹泻、病毒性肠炎、霍乱）、细菌性食物中毒、慢性萎缩性胃炎、克罗恩病、吸收不良性腹泻等。

（2）肝、胆、胰腺疾病：如肝硬化、胆囊炎等。

（3）全身性疾病：急性传染病中的伤寒。

（4）内分泌系统疾病：甲状腺功能亢进、甲状腺危象。

（5）其他：药物如新斯的明导致的不良反应等。

2.发病机制

（1）渗透性腹泻：因为肠道内存在大量高渗性食物或药物，将体内大量水分吸收进入肠道而导致的。摄入难吸收物、食物消化不良及黏膜转运机制障碍会影响肠道内部水与电解质的吸收与代谢，从而导致高渗性腹泻。渗透性腹泻也可因为糖类吸收不良而引起。食物中的糖类在小肠上部基本全部被消化分解成各种单糖物质，而后由肠绒毛上皮的吸收细胞快速吸收。当体内缺乏双糖酶或单糖时，小分子糖不能被水解而积存在肠道内，形成高渗状态而引起腹泻。此外当腹腔脏器（肝、胆、胰）发生疾病时，若伴随消化不良症状，可因脂肪和蛋白质吸收不良从而导致腹泻，属于吸收不良性腹泻。

（2）分泌性腹泻：分泌性腹泻是由于肠黏膜受到刺激而大量分泌水、电解质，超过肠黏膜吸收能力或吸收受到抑制所引起的腹泻。肠吸收细胞的刷状缘含有许多微绒毛，使吸收面积大大增加。小肠黏膜的隐窝细胞顶膜有氯离子通道，调节氯离子的外流和分泌，其关键作用是分泌水和电解质至肠腔。当肠细胞分泌功能增强、吸收减弱或二者并存时，均可以引起水和电解质的净分泌增加而引起分泌性腹泻。

（3）渗出性腹泻：因为肠黏膜的完整性受到感染性或非感染性等因素导致损伤致使炎性物质大量渗出，从而导致腹泻。渗出性腹泻可分为感染性和非感染性两种，前者的病原体可以是细菌、病毒、寄生虫、真菌等，如细菌性痢疾。非感染性因某些疾病导致黏膜坏死导致体液渗出，如自身免疫系统疾病、克罗恩病、溃疡性结肠炎、肿瘤、放射性肠炎等。

（4）动力性腹泻：带有胃肠道副作用的药物、疾病和某些胃、肠道手术可改变原有肠道正常的蠕动功能，使肠蠕动功能亢进，肠内容物与黏膜接触时间较前缩短、较原有蠕动过快通过肠腔，从而影响胃肠道的吸收与消化功能，发生腹泻。

腹泻的发生往往伴有上述机制的共同作用。此外还有一些腹泻的生理病理过程尚未明确。

二、诊断与鉴别诊断

腹泻主要以大便次数增多，粪质稀薄或带有未消化食物，甚至泻出如水样为主要临床表现，伴腹胀、腹痛、肠鸣、纳呆、苔白、脉缓濡等。

（一）诊断标准

1.以大便粪质溏稀为主症，或粪如水样，或完谷不化，或大便次数增多。

2.常伴有腹胀、腹痛、肠鸣、纳呆。

3.起病或急或缓。暴泻起病急，泻下急迫而量多；久泻起病缓，泻下势缓而量少，且有反复发作史，与感受外邪、饮食不节、情志所伤有关。

4.大便常规检查、大便培养、结肠镜检查、胃肠道造影、腹部B超及CT检查、血常规检查、生化检查等有助于本病诊断。

（二）鉴别诊断

痢疾　二者皆多发于夏秋季节，表现为大便次数增多或伴腹痛等。痢疾由邪蕴肠腑，气血壅滞，腐败为脓，肠道传导失司所致，大便次数虽多而量少，排赤白脓血便，伴腹痛，里急后重感明显。而泄泻为脾虚湿盛，肠道传化失司所致，表现为大便溏薄，粪便清稀，或如水样，或完谷不化，而无赤白脓血便，腹痛多伴肠鸣，少有里急后重感。正如《景岳全书》所说："泻浅而痢深，泻轻而痢重，泻由水谷不分，出于中焦，痢以脂血伤败，病在下焦。"

三、临床表现

（一）症状

1.大便次数增多，每日大于3次，甚至可达10次以上，呈蛋花汤样便，或色褐而臭，伴有少量黏液，或伴有发热、腹痛、里急后重、便秘、腹胀、情绪紧张焦虑等症。

2.有饮食不节、进食生冷、嗜食肥甘厚味或感受寒凉史。

3.腹泻严重者伴有呕吐，可见小便少、身体发热、精神萎靡不振、口渴、皮肤干瘪、目珠凹陷、无泪等症。

（二）体征

1.大便镜检可有脂肪球，少量红细胞或白细胞。大便病原体检查可有大肠杆菌、轮状病毒、白色念珠菌、空肠弯曲菌等。

2.重症腹泻可见低渗性脱水、酸碱平衡紊乱及电解质失衡等表现，严重者可危及生命。

四、治疗

（一）火龙药灸治疗（验案举例）

郝××，女，56岁，2018年1月14日初诊。

主诉：晨间腹泻伴腹痛3天。

现病史：患者3天前无明显诱因出现晨间腹泻，伴气短乏力，恶寒腹冷，纳呆，经结肠镜检查为慢性结肠炎。每晨腹泻3~4次，气短乏力，恶寒腹冷，纳呆，面色萎黄、体倦神疲，四肢不温、腹冷。

诊断：泄泻（脾肾阳虚型）。

治法：火龙药灸。

（1）灸疗部位：任脉、腹部、阳性反应区。

（2）药液处方：止泻方。组成：苍术100g、白术100g、茯苓100g、山药100g、厚朴100g、陈皮100g、葛根100g、车前子100g、桔梗50g、炙甘草50g。

（3）操作方法：充分暴露灸疗部位，选取天枢、神阙、中脘、关元等腧穴。灸疗部位铺火龙药巾，然后用一块干毛巾遮盖其上，并再覆盖两块湿毛巾；在湿毛巾上喷洒火龙药液，要喷洒均匀，喷洒的火龙药液范围不超出湿毛巾覆盖的范围，以防烫伤；用打火机顺经点火，同时施术者手持一块湿毛巾站立在患者一侧，随时准备扑火，当患者自我感觉灼热时即扑灭，反复操作5次，时间为20分钟；治疗结束后取下毛巾及药巾，询问患者感觉并嘱咐患者注意保暖、谨防着凉。

（4）操作间隔：每日或隔日治疗1次，3次为1个疗程。

（5）疗效及随访：经治疗1个疗程症状明显好转，治大便基本成型，次数明显减少，其余诸症减轻，治疗2个疗程大便成型，每日排便1~2次，其余症状消失，嘱其忌食生冷、辛辣、油腻、刺激之类，注意腹部保暖，畅情志。随访3个月，病情稳定。

（二）其他常用疗法

根据临床需要，可与下列疗法联合使用。

1.中药内服

（1）寒湿困脾

治法：温化寒湿。兼有表寒者则佐以解表散寒。

药方：藿香正气散加减。

组成：藿香9克、紫苏6克、白芷6克、大腹皮12克、茯苓12克、白术9克、陈皮6克、厚朴9克、半夏9克、桔梗6克、甘草6克、生姜6克、大枣2枚。

（2）食滞肠胃

治法：消食导滞

药方：保和丸。

组成：山楂18g、神曲6g、半夏9g、茯苓9g、陈皮6g、连翘6g、莱菔子6g。

（3）脾气亏虚

治法：健脾益气。

药方：参苓白术散加减。

组成：莲子肉12g、薏苡仁9g、砂仁6g、桔梗6g、白扁豆12g、甘草9g、白术15g、山药15g、茯苓12g、人参5g。

（4）肝气郁滞

治法：抑肝扶脾。

药方：痛泻要方加减。

组成：白术18g、白芍12g、陈皮9g、防风6g。

2.针刺疗法

取穴：天枢、神阙、上巨虚、大肠俞、三阴交。

配穴：寒湿困脾加脾俞、阴陵泉；肠腑湿热加合谷、下巨虚；饮食停滞加中脘、建里；脾气亏虚加脾俞、足三里；肾阳亏虚加肾俞、关元。

操作：毫针常规针刺。

3.耳针疗法

取穴：大肠、小肠、腹、胃、脾、神门。

操作：每次选择3~5穴，王不留行籽贴压或毫针针刺。

4.穴位注射疗法

取穴：天枢、上巨虚。

操作：用维生素B_{12}、B_1注射液，每穴注射0.5~1ml，每日或隔日治疗1次。

5.刺络疗法

取穴：曲池、委中、金津、玉液，湿热盛者加十二井穴或十宣穴。

操作：曲泽、委中用三棱针刺血5~10ml，金津、玉液、十二井穴或十宣穴用三棱针点刺出血，出血量以血色变为鲜红色为度，此法适用于湿热泄泻，也用于水泻脱水者，寒凝血瘀腹痛较甚者，也可选择曲泽、委中表面青筋隆起处刺血。

6.艾灸疗法

（1）温针灸：中脘、足三里、梁丘等穴，针刺后加灸，每日1次。

（2）温和灸：选择天枢、大肠俞予以温和灸。

（3）隔姜灸：神阙、中脘、天枢予以隔姜灸，每日1次，每次4~5壮。

7.药物治疗

本病相当于西医的大肠癌、克罗恩病、溃疡性结肠炎、糖尿病等导致的泄泻，可参照本病治疗。溃疡性结肠炎、克罗恩病可用糖皮质激素、氨基水杨酸类药物、免疫抑制剂治疗；糖尿病予以胰岛素、二甲双胍等降糖对症治疗；大肠癌可予以手术、化疗及对症支持治疗。

五、按语

本病以预防为主，平常要养成良好的生活习惯，急性腹泻要在每次大便后用软纸轻轻擦拭肛门并用温水清洗，以免肛门感染；重度腹泻患者应注意津液亏虚、电解质紊乱等情况的发生和处理。

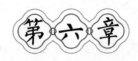

火龙药灸疗法在泌尿生殖科的应用

第一节　水肿

水肿是指由于感受风寒、湿热等邪气，或由饮食不节，或由久病、劳倦等，致使肺失宣降，脾失运化，肾失开合，三焦气化功能失常，导致体内水液潴留，泛于肌肤，以头面、眼睑、四肢，甚至全身性水肿为主要临床表现的一类病症。

一、病因及发病机制

（一）中医病因病机及分型

1.病因病机　本病多由感受外邪，饮食失调，或劳倦过度等所致。水肿病位主要在肺、脾、肾三脏。基本病机是肺失宣降、通调水道失司，脾失健运，肾失蒸腾、开阖，膀胱开合失常，导致体内水液潴留，泛滥于肌肤。在发病机制上，肺、脾、肾三脏之间紧密联系，相互作用，相互影响，若肺脾二脏久病必及肾脏，导致肾阳蒸化功能虚衰而致水肿进一步加重。肾阳虚衰，火不暖土，则脾阳随之虚衰，土不制水，反则水肿更甚；肾虚水泛，上逆于心肺脏腑，则肺气不降，宣降、通调水道功能失常，反而加重水肿。因外邪、疮毒所致的水肿，病位则多在肺脾；因内伤所致的水肿，病位则多在脾肾。因此，水肿发病是以肾为根本，以肺为标，而以脾为制水之脏。《景岳全书·肿胀》云："凡水肿等证，乃肺脾肾三脏相干之病。盖水为至阴，故其本在肾；水化于气，故其标在肺；水唯畏土，故其制在脾。今肺虚则气不化精而化水，脾虚则土不制水而反克，肾虚则水无所主而妄行。"此外，瘀血阻滞，三焦水道不利，使水肿顽固难除。

2. 证候分型

【阳水】

（1）风水相搏：眼睑水肿，继则四肢及全身皆肿，来势迅速。可兼恶寒，发热，肢节酸楚，小便不利等症。偏于风热者，伴咽喉红肿疼痛，舌质红，脉浮滑数。偏于风寒者，兼恶寒，咳喘，舌苔薄白，脉浮滑或浮紧。

（2）湿毒浸淫：眼睑水肿，后遍及全身，皮肤光亮，尿少色赤，身发疮痍，甚则溃烂，恶风发热；舌质红，苔薄黄，脉浮数或滑数。

（3）水湿浸渍：起病缓慢，病程较长，全身水肿，下肢为甚，按之没指，小便短少，身体困重，胸闷，纳呆，泛恶；苔白腻，脉沉缓。

（4）湿热壅盛：遍体水肿，皮肤绷急光亮，胸脘痞闷，烦热口渴，小便短赤，或大便干结；舌红，苔黄腻，脉沉数或濡数。

【阴水】

（1）脾阳亏虚：身肿日久，腰以下为甚，按之凹陷不易恢复，脘腹胀闷，纳减便溏，面色不华，神疲乏力，四肢倦怠，小便短少；舌质淡或胖，苔白腻或白滑，脉沉缓或沉弱。

（2）肾阳衰微：水肿反复消长不已，面浮身肿，腰以下甚，按之凹陷不起，尿量减少或反多，腰酸冷痛，四肢厥冷，怯寒神疲，面色㿠白，甚者心悸胸闷，喘促难卧，腹大胀满；舌质淡胖，苔白，脉沉细或沉迟无力。

（3）瘀水互结：水肿迁延不退，肿势轻重不一，四肢或全身水肿，以下肢为主，伴皮肤瘀斑，腰部刺痛，或伴血尿，或妇女月经不调，经血色暗，有血块，肌肤甲错；舌紫暗，苔白，脉沉细涩。

（二）西医病因及发病机制

1. 病因　可因年龄、职业因素、环境因素（所处环境温度异常，如多风、多寒、多湿之地）、生活行为因素、心理因素、躯体疾患因素、药物（青霉素、苯巴比妥、水杨酸钠、奎尼丁等）导致水肿。

2. 发病机制

（1）血管内外液体交换失衡：由于毛细血管流体静压升高、血浆胶体渗透压降低、微血管壁通透性增加、淋巴回流受阻等原因导致组织液的生成大于回流，从而导致水肿。

（2）体内外液体交换失衡：由于肾小球滤过率降低、肾小管重吸收增加导致水钠潴留。

二、诊断与鉴别诊断

（一）诊断标准

1.水肿刚开始大多起于眼睑部位，进而延及头面、四肢，严重者全身水肿；水肿也可先起于下肢足胫部位，进而及于全身。轻者仅局限于眼睑或足胫部位水肿，严重者全身皆水肿，肿处按之可有或无凹陷。如肿势危及生命，可伴有腹水，腹部紧绷隆起，伴胸闷心悸，呼吸喘急，喘而不能平躺，唇色紫绀等症。

2.可有感受风寒、湿热等邪气，或饮食不节，或久病、劳倦等病史。

3.明确患者是否单侧或双侧水肿，若单侧水肿考虑是否为深静脉血栓，可进行下一步检查。

4.若为双侧水肿，则详细询问病史并行体格检查，进行尿常规、血常规、24小时尿蛋白定量、血沉、肝功、肾功、免疫学检查，严重者进一步行心电图、心功能测定、内分泌功能、肾脏活检等检查，有助于明确诊断病情及严重程度。

（二）鉴别诊断

鼓胀　鼓胀以腹水为主，也可出现四肢肿胀，甚至全身水肿，在临床中水肿需与鼓胀相鉴别。鼓胀的病因主要是饮酒过度、嗜食肥甘厚味、情志不畅、继发于其他疾病（久病黄疸、积聚），血吸虫感染，过度劳倦等。主要病机是肝脾肾三脏功能受损，气滞血瘀导致水停滞于腹中。临床上鼓胀先出现脘腹胀满不适，饭后尤为明显，进而腹部胀大，病情严重时才表现出双下肢肿胀，若不及时治疗，则致全身水肿，腹壁多有静脉曲张暴露。水肿多由感受外邪，饮食失调，劳倦过度等所致。

三、临床表现

（一）症状

1.水肿初期大多起于眼睑部位，进而延及头面、四肢，严重者可全身性水肿。

2.水肿也可先起于下肢足胫部位，进而延及于全身。

（二）体征

1.轻者水肿仅局限于眼睑或足胫部，严重者全身皆水肿，肿处皮肤紧绷光亮，按之无凹陷，或皮肤松弛，按之凹陷，严重者则按之凹陷难起。

2.如肿势危及生命，可伴有腹水，腹部紧绷隆起，并伴有胸闷心悸，呼吸喘急，喘而不能平躺，唇色紫绀等症。

四、治疗

（一）火龙药灸疗法（验案举例）

任×，女，21岁，2018年5月20日初诊。

主诉：反复面浮足肿半年余，加重伴腰痛1周。

现病史：患者半年前因肾盂肾炎入院治疗，好转后出院，但此后反复发作，劳累、受凉后明显，1周前患者因受凉导致面浮足肿加重，伴腰痛，查蛋白尿（＋）。精神萎靡，疲倦，饮食可，偶有尿频尿急，舌质薄白，舌质淡红，脉沉缓。

诊断：水肿（脾肾阳虚型）。

治法：火龙药灸。

（1）灸疗部位：督脉、背部、阳性反应区。

（2）药液处方：益肾利水方。组成：黄芪60g、山药60g、淫羊藿60g、菟丝子60g、五味子60g、牛膝60g、丹参60g、泽兰60g、防己60g、白花蛇舌草60g、麝香2g。

（3）操作方法：充分暴露灸疗部位，选取胃俞、三焦俞、脾俞、肾俞、至阳、中枢、命门等腧穴拔罐，并用干毛巾覆盖保暖，拔罐时间为10分钟；起罐后，予灸疗部位铺火龙药巾，然后用一块干毛巾遮盖其上，并再覆盖两块湿毛巾；在湿毛巾上均匀喷洒火龙药液，喷洒的火龙药液范围不超出湿毛巾覆盖的范围；用打火机顺经点火，同时施术者手持一块湿毛巾站立在患者一侧，随时准备扑火，当患者自我感觉灼热时即扑灭，反复操作5次，时间为20分钟；治疗结束后取下毛巾及药巾，询问患者感觉并嘱咐患者注意保暖、谨防着凉。

（4）操作间隔：每日或隔日治疗1次，6次为1个疗程。

（5）疗效及随访：经治疗1个疗程症状明显好转，浮肿明显消退，精神渐佳；治疗2个疗程后浮肿完全消失，精神可，大小便正常，嘱其健康饮食，规律作息，畅情志，随访3个月，病情稳定。

（二）其他常用疗法

根据临床需要，可与下列疗法联合使用。

1. 中药内服

（1）风水相搏

治法：疏风清热，宣肺行水。

方药：越婢加术汤加减。

组成：麻黄18g、石膏24g、生姜9g、甘草6g、白术12g、大枣5枚。

（2）湿毒浸淫

治法：宣肺解毒，利湿消肿。

方药：麻黄连翘赤小豆汤合五味消毒饮加减。

组成：麻黄6g、连翘10g、杏仁10g、赤小豆20g、大枣3枚、生桑白皮10g、生姜10g、甘草5g、茯苓15g、泽泻10g、车前子（包煎）10g、蒲公英15g、紫花地丁10g、野菊花10g、金银花12g、穿心莲10g。

（3）水湿浸渍

治法：运脾化湿，通阳利水。

方药：五皮饮合胃苓汤加减。

组成：泽泻15g、大腹皮15g、茯苓皮15g、薏苡仁15g、桑白皮12g、广陈皮12g、白术12g、厚朴12g、苍术12g，生姜皮9g，甘草6g，肉桂3g。

（4）湿热壅盛

治法：分利湿热。

方药：疏凿饮子加减。

组成：泽泻12g、赤小豆（炒）15g、商陆6g、羌活（去芦）9g、大腹皮15g、椒目9g、木通12g、秦艽（去芦）9g、槟榔9g、茯苓皮30g。

（5）脾阳亏虚

治法：健脾温阳，行气利水。

方药：实脾散加减。

组成：厚朴30g、白术30g、木瓜30g、木香30g、草果仁30g、大腹子

30g、炮附子30g、白茯苓30g、干姜（炮）30g，炙甘草15g。

（6）肾阳衰微

治法：温肾助阳，化气行水。

方药：济生肾气丸合真武汤加减。

组成：白茯苓30g、泽泻30g、山茱萸30g、山药（炒）30g、车前子30g、牡丹皮30g、附子（炮）15g、官桂15g、川牛膝15g、熟地黄15g、芍药9g、生姜9g，白术6g。

（7）瘀水互结

治法：活血祛瘀，化气行水。

方药：桃红四物汤合五苓散加减。

组成：泽泻15g、茯苓10g、猪苓10g、白术10g、桃仁6g、红花6g、桂枝6g、当归12g、川芎9g、白芍12g、熟地黄15g。

2.针刺疗法

取穴：水分、气海、三焦俞、足三里、阴陵泉。

操作：毫针常规针刺。

3.耳针疗法

取穴：取双侧肺、脾、肾、皮质下、膀胱。

操作：双侧取穴，先用半寸的毫针针刺耳穴，不要刺透对侧皮肤。然后捻转行针数秒钟，并留针20~30分钟，留针过程中每5分钟需要行针1次。每日1次或每2日1次，10次为1个疗程。也可用王不留行籽代替毫针进行治疗。

4.三棱针疗法

取穴：腰俞、肾俞、委中、阴陵泉。

方法：用三棱针在腰俞、肾俞、委中、阴陵泉这四个穴位进行针刺放血疗法，放血量在20~50ml为宜，待其血色变红后停止，如果血色不变，再进行拔罐疗法。若在毫针针刺疗法之后再加用本疗法，效果更佳。

5.电针疗法

取穴：脾俞、三焦俞。

方法：采用疏密波，治疗20分钟，每日1次。

6.皮肤针疗法

取穴：膀胱经背部穴位。

方法：以梅花针沿背部膀胱经循行线至上而下轻轻叩刺，以皮肤有红晕为度，隔日治疗1次。

7.药物治疗

血浆白蛋白：主要纠正血浆异常渗透压，治疗因蛋白质丢失而导致的低白蛋白血症。

利尿剂：根据利尿效能主要分为高效、中效和低效3个等级的利尿剂。高效利尿剂主要包括呋塞米、布美他尼等，主要用于心脏、肝脏及肾脏的器质性病变导致的水肿，也用于肺水肿及脑水肿的急性发作。中效利尿药主要指噻嗪类利尿药，主要用于充血性心力衰竭、肝损害、急慢性肾病，以及肾上腺皮质激素和雌激素导致的水钠潴留。低效利尿药主要指螺内酯、氨苯蝶啶，常联合其他利尿药，治疗伴有醛固酮增多的顽固性心、肝及肾性水肿，并可消除其他利尿药导致的血钾排泄过多。

五、按语

水肿常因感受外邪而发病或加重，故应注意适寒温，防外感；注意调摄饮食，平素宜清淡；劳逸结合，调畅情志。素体气虚，卫阳不固，自汗易感者，可服用玉屏风散以补气固表，适当参加体育锻炼，提高机体抗病能力。

水肿患者应注意低盐饮食，进食清淡、易消化、营养充足的食物。其中低盐饮食尤其重要。因营养障碍而致水肿者，应注意适当补充富含优质蛋白质的食物。水肿而尿少者，每日记录液体出入量。严重水肿者，要保持皮肤干燥，勤翻身，以免产生褥疮。

第二节　尿潴留

尿潴留属中医"癃闭"范畴。癃闭是由于肾和膀胱的蒸腾、气化功能失司导致的以排尿困难、全日尿量少于400ml、小便点滴而出甚则闭塞不通为主要临床表现的一种病症。其中以小便不利，点滴而短少，病势较缓者称为"癃"；以小便闭塞，点滴全无，病势较急者称为"闭"。癃和闭虽有区别，但都是指排尿困难，只是病情严重程度上的不同，因此多合称为癃闭。

一、病因及发病机制

（一）中医病因病机及分型

1.病因病机 本病多因外邪侵袭、情志内伤、瘀浊内停、久病体虚所致。在《素问·灵兰秘典论》篇有："膀胱者，州都之官，津液藏焉，气化则能出矣。"小便的排出通畅，依赖于膀胱的气化功能。因此本病的病位主要在膀胱。在《素问·经脉别论》篇提出："饮入于胃，游溢精气，上输于脾，脾气散精，上归于肺，通调水道，下输膀胱，水精四布，五经并行。"水液的吸收、运行、输布、排泄，依赖于三焦通路的气化功能和肺脾肾三脏的通调水道、传输、蒸腾气化功能的正常，因此癃闭的病位还与三焦、肺脾肾关系密切相关。上焦气化不利，当责之于肺，肺失宣肃，则不能通调水道，下输膀胱；中焦气化不利，当责之于脾，脾阳虚衰，则升清功能失调；下焦气化不利，当责之于肾，肾阳虚衰，气不化水，以上均可从不同的角度导致癃闭。肝气郁滞，气不行则水停，三焦气化不利，也会发生癃闭。此外，各种原因引起的尿路梗阻，也可发生癃闭。基本病机可归纳为三焦气化不利，肾和膀胱气化失司。

2.证候分型

（1）膀胱湿热：小便点滴不通，或量极少而短赤灼热，小腹胀满，口苦口黏，或口渴不欲饮，或大便不畅；舌质红，苔黄腻，脉数。

（2）肺热壅盛：小便不畅或点滴不通，咽干，烦渴欲饮，呼吸急促，或有咳嗽；舌红，苔薄黄，脉数。

（3）肝郁气滞：小便不通或通而不爽，情志抑郁，或多烦善怒，胁腹胀满；舌红，苔薄黄，脉弦。

（4）浊瘀阻塞：小便点滴而下，或尿如细线，甚则阻塞不通，小腹胀满疼痛；舌紫暗，或有瘀点，脉涩。

（5）脾气不升：小腹坠胀，时欲小便而不得出，或量少而不畅，神疲乏力，食欲不振，气短声低；舌质淡，苔薄，脉细弱。

（6）肾阳衰惫：小便不通或点滴不爽，排出无力，面色㿠白，神气怯弱，畏寒肢冷，腰膝酸软无力；舌淡胖，苔薄白，脉沉细或弱。

（7）肾阴亏耗：小便量少或全无，口咽干燥，腰膝酸软，烦躁不安，潮热盗汗，头昏耳鸣；舌绛红，少苔，脉细数。

（二）西医病因及发病机制

（1）良性前列腺增生：是中老年男性排尿障碍患者的一种常见病因，与年龄和体内的激素水平代谢紊乱有很大关系。确切病因尚不清楚，有上皮因子学说、雄雌激素相互作用学说等。

（2）神经性尿闭：神经系统病变影响膀胱、尿道功能从而引起神经性尿闭，如糖尿病引起的副交感神经功能障碍所致的逼尿肌无力或脑桥、脊髓等病变导致的膀胱出口梗阻、盆底肌肉痉挛等均可引起尿闭。

（3）膀胱括约肌痉挛：由于交感神经功能亢进、局部炎症刺激及全身性自主神经功能失调，可导致内括约肌痉挛而发生排尿障碍。

（4）尿路结石：上尿路结石梗阻会导致肾盂、肾间质及集合管内压力急剧升高，体内代谢产物不能排出体外，导致尿闭及肾绞痛。下尿路结石主要由营养不良、低蛋白饮食及继发结石所致，继发结石主要是继发于尿道狭窄、神经源性膀胱、尿道异物及长期留置尿管等原因所致。

（5）尿路肿瘤：进行性尿路不畅，全程无痛血尿。

（6）肾功能不全引起的少尿、无尿：因肾脏器官病变导致的肾小球和肾小管功能严重损害所致。

二、诊断与鉴别诊断

（一）诊断标准

1.以排尿困难，全日总尿量明显减少，点滴而出，或小便闭塞不通，点滴全无为临床特征。

2.多见于老年男性，或产后妇女，手术后患者。常有淋证、水肿病病史。

3.适当选择肛门指诊、B超、腹部X线、膀胱镜、肾功能检查，以明确癃闭的具体病因。

（二）鉴别诊断

1.尿路感染　以小便频急，滴沥不尽，尿道疼痛，小腹拘紧，疼痛可牵涉腰腹为主要临床表现。尿潴留以排尿困难，全日尿量少于400ml，甚至小于100ml或点滴全无为主要临床表现。二者共同存在小便短涩量少，排尿困难，但尿路感染排尿时会疼痛，24小时尿量基本正常；尿潴留排尿时不痛，24小时尿量低于400ml，甚则更少，甚至无尿。

2.慢性肾衰竭 尿潴留以排尿困难，全日尿量少于400ml，甚至小于100ml，点滴全无为主要临床表现。二者相同的症状为小便不通，但慢性肾衰竭常伴有恶心、呕吐等消化道症状，以全身各系统受累为主要表现，而尿潴留一般不会出现呕吐，仅以尿量极少或全无为主要表现。

三、临床表现

（一）症状

本病主要以排尿困难，全日尿量少于400ml，甚至小于100ml，点滴全无为主要临床表现。起病可突然发生，一般在"癃"的阶段主要表现为小便不利，滴沥不尽，或出现排尿无力，或尿流变细，或尿流突然中断，24小时尿量明显减少等。在"闭"的阶段主要表现为小便不通，24小时总尿量少于100ml，甚至点滴全无，或小便欲解不出，膀胱胀满。病情严重时，可出现头晕、胸闷、气短、恶心呕吐、水肿，若牵涉及心肺则会表现出烦躁、神昏等。

（二）体征

1.主要体征为尿液排出困难。"癃"即小便不利、点滴而出，病势较缓；"闭"即小便不通、欲解不得，病势较急。

2.男性直肠指诊检查可触及前列腺肥大，或膀胱区叩诊有明显浊音。

3.凡小腹胀满，小便欲解不出，触叩小腹部膀胱区有明显胀满者，为尿潴留，若全日小便总量明显减少或不通，无尿意，无小腹胀满，触叩小腹部膀胱区亦无明显充盈征象，则多属肾衰竭。

四、治疗

（一）火龙药灸疗法（验案举例）

王×，男，65岁，2017年4月28日初诊。

主诉：小便点滴不爽5天。

现病史：患者无明显诱因出现小便点滴不爽，排出无力，面色㿠白，神气怯弱，劳累、受凉后症状加重，舌质淡，苔白，脉沉细而尺弱。

诊断：癃闭（肾阳亏虚型）。

治法：温补肾阳，化气行水

（1）灸疗部位：督脉、阳性反应区。

（2）药液处方：益肾利水方。组成：炮附子9g、白茯苓15g、泽泻15g、山茱萸15g、山药15g、车前子15g、牡丹皮15g、官桂9g、川牛膝9g、熟地黄9g。

（3）操作方法：暴露背部灸疗部位，选取膀胱俞、肾俞、命门、大肠俞、小肠俞等腧穴拔罐，并用干毛巾覆盖保暖，拔罐时间为10分钟；起罐后，予灸疗部位铺火龙药巾，然后用一块干毛巾遮盖其上，并再覆盖两块湿毛巾；在湿毛巾上均匀喷洒火龙药液，喷洒的火龙药液范围不超出湿毛巾覆盖的范围；用打火机顺经点火，同时施术者手持一块湿毛巾站立在患者一侧，随时准备扑火，当患者自我感觉灼热时即扑灭，反复操作5次，时间为20分钟；治疗结束后取下毛巾及药巾，询问患者感觉并嘱咐患者注意保暖、谨防着凉。

（4）操作间隔：每日或隔日治疗1次，3次为1个疗程。

（5）疗效及随访：经治疗1个疗程症状明显好转，小便渐通，精神渐佳，治疗2个疗程排尿困难完全消失，小便通畅，嘱其规律作息，避免劳累，注意保暖，适当活动。随访3个月，病情稳定。

（二）其他常用疗法

根据临床需要，可与下列疗法联合使用。

1. 中药内服

（1）膀胱湿热

治法：清利湿热，通利小便。

方药：八正散加减。

组成：木通9g、瞿麦9g、萹蓄9g、车前子12g、滑石15g、栀子9g、大黄9g、甘草梢6g。

（2）肺热壅盛

治法：清泻肺热，通利水道。

方药：清肺饮加减。

组成：桑皮9g、酒黄芩12g、天花粉9g、桔梗6g、石膏12g、赤芍9g、薄荷6g。

（3）肝郁气滞

治法：疏利气机，通利小便。

方药：沉香散加减。

组成：沉香15g、石韦15g、滑石15g、当归15g、瞿麦15g、白术23g、甘草7.5g、冬葵子23g、赤芍23g、王不留行15g。

（4）浊瘀阻塞

治法：行瘀散结，通利水道。

方药：代抵当丸加减。

组成：大黄10g、当归10g、生地10g、穿山甲20g、芒硝10g、桃仁10g、肉桂6g。

（5）脾气不升

治法：升清降浊，化气行水。

方药：补中益气汤合春泽汤加减。

组成：黄芪15g、人参10g、当归10g、陈皮10g、白术10g、升麻6g、柴胡10g、甘草6g、茯苓12g、桂枝10g、猪苓30g、泽泻10g。

（6）肾阳衰惫

治法：温补肾阳，化气利水。

方药：济生肾气丸加减。

组成：炮附子9g、白茯苓15g、泽泻15g、山茱萸15g、山药15g、车前子15g、牡丹皮15g、官桂9g、川牛膝9g、熟地黄9g。

（7）肾阴亏耗

治法：滋补肾阴，育阴利水。

方药：六味地黄丸合猪苓汤。

组成：生地15g、泽泻15g、五加皮15g、猪苓15g、山茱萸10g、丹皮10g、陈皮10g、山药20g、茯苓20g、阿胶20g、甘草5g。

2.针刺疗法

取穴：主穴为中极、三阴交、阴陵泉、膀胱俞。

配穴：湿热下注加尺泽、行间；肾气亏虚加关元、肾俞；肝郁气滞加太冲、支沟等。

操作：毫针刺法。

3.耳针疗法

取穴：肾、膀胱、肝、脾、三焦、交感、神门、皮质下。

操作：每次选择3~5个穴位进行治疗，先用0.5寸的毫针针刺耳穴，不要刺透至对侧皮肤。然后捻转行针数秒钟，并留针20~30分钟，留针过程中每5分钟行针1次。每日1次或两日1次，10次为1个疗程。也可用王不留行籽行耳穴贴压治疗。

4.电针疗法

取穴：双侧水道、归来。

操作：采用断续波，通电20分钟，每日1次。

5.头针疗法

取穴：额旁3线、顶中线、顶旁1线。

操作：用0.38mm×75mm规格的毫针刺入1~1.2寸，快速捻针，频率为200次/分钟，进针后持续捻转2~3分钟，或接电针仪，使用疏密波，留针30分钟。

6.艾灸疗法

取穴：肾俞、中极、气海、百会。

操作：温和灸。百会需灸至患者自觉头部有明显暖流为佳，每日1次。

7.外敷疗法

取穴：神阙。

操作：取葱白500g（捣碎）、麝香少许拌匀，分2包，先置脐上1包，热熨约15分钟，再换1包，上面放置冰袋敷15分钟。交替使用，以通为度。

8.药物治疗

（1）良性前列腺增生症：轻中度良性前列腺增生症主要采用药物治疗，常用的药物有：α受体阻滞剂、抗雄激素药物及植物提取物等。重度良性前列腺增生症主要采用外科手术治疗，主要有传统的开放式手术、经尿道前列腺电切术及腹腔镜手术等。

（2）神经性尿闭：针对不同病因选择不同方法，如控制血糖、营养神经、膀胱挤压、间歇性导尿等。

（3）膀胱括约肌痉挛：治疗方法主要有使用α受体阻滞剂、调节自主神经功能、对因治疗等。

（4）尿路结石：上尿路结石以经膀胱镜输尿管逆行插管为最简单、安全及有效的早期治疗方法。下尿路结石主要治疗方法为体外冲击波碎石术、气压弹道碎石术、膀胱切开术等方法。

（5）尿路肿瘤及肾功能不全引起的少尿、无尿主要是对因治疗，即抑制肿瘤细胞，改善肾小球及肾小管功能。

9.导尿法

若经过服药、外敷等法治疗无效，而小腹严重胀满，叩触小腹部膀胱区呈浊音，当用导尿法以缓其急。

五、按语

癃闭患者在日常生活中应尽可能保持心情舒畅，忌忧思恼怒，积极锻炼身体，注意起居饮食，勿过食肥甘、辛辣、醇酒，勿忍尿、纵欲，避免久坐少动。避免外邪入侵和湿热内生的有关因素。老年人尽量减少使用抗胆碱类药物，如阿托品、颠茄等，以免癃闭发生。

积极治疗淋证、水肿、尿路肿块及结石等疾患。对于尿潴留需进行导尿的患者，必须严格消毒，规范操作。保留导尿管的患者，应保持会阴部清洁，并鼓励患者多饮水，保证每日尿量；当患者能自动解出小便时，应尽快拔除导尿管。

第三节　勃起功能障碍

勃起功能障碍是指青壮年男子性行为时阴茎痿弱不举，临房举而不坚，或坚而不久的一种病症。中医称为阳痿。

一、病因及发病机制

（一）中医病因病机及分型

1.病因病机　阳痿的病因比较复杂，如房事过度，或少年时经常手淫，或过早结婚，以致精气亏虚，命门火衰，而发阳痿；或忧愁思虑不解，情绪不畅，损伤心肝脾，伤及阳明脉，以致气血两虚，宗筋失养，而成阳痿；或是突受惊恐，惊则气乱，恐则伤肾，恐则气下，渐至阳道不振，举而不坚，导致阳痿；又或是过食油腻烟酒、辛辣刺激性食物损伤脾胃，内生湿热，湿热下注，热则宗筋弛纵，也可导致阳痿。其中以房事过度，过度手淫为主。其病位在肾，与脾、胃、肝关系密切。病机主要因劳欲过度、情志失调、饮食不节、先天不足，最终导致宗筋失养、弛纵，导致阳痿。在《景岳全书·阳痿》说："火衰者十居七八，而火盛者仅有之耳。"提出阳痿的发生以命门火衰为主，湿热下注少见。

2.证候分型

（1）肝气郁结：临房不举，而睡中自举，或举而不坚，情志抑郁，喜太息，胸胁胀痛，嗳气，脘闷不适，食少便溏；舌质淡，苔薄白，脉弦或弦细。

（2）湿热下注：阳痿不举，阴茎痿软弛长，睾丸坠胀作痛，阴囊痒或潮湿多汗，泛恶口苦，胁胀腹闷，肢体困倦，尿黄灼痛，大便不爽，口黏口苦；舌质红，苔腻黄，脉滑数。

（3）命门火衰：阳痿不举，性欲减退，或举而不坚，精薄清冷，神疲倦怠，畏寒肢冷，面色㿠白，头晕耳鸣，腰膝酸软，夜尿清长，五更泄泻，阴器冷缩；舌淡胖，苔薄白，脉沉迟或细。

（4）心脾亏虚：阳痿不举，遇劳加重，心悸，失眠多梦，神疲乏力，面色萎黄，食少纳呆，腹胀便溏；舌淡，边有齿痕，苔薄白，脉细弱。

（5）惊恐伤肾：临房不举，时有自举，兼见胆怯多疑，言迟声低，心悸惊惕，夜寐多梦；舌质淡，苔白，脉弦细。

（二）西医病因及发病机制

1.病因

（1）心理性：多由焦虑、紧张、压抑及自卑心理等不良心理因素导致。这些不良心理因素多由缺乏性知识教育、错误的性教育、精神创伤、夫妻关系不和谐、社会人际关系不协调及医源性因素等导致。心理性因素会导致阳痿，阳痿又会加重心理负担，从而形成恶性循环。

（2）器质性：由器质性病变导致阳痿，其病因主要有全身性疾病（冠心病、高血压、糖尿病等）；一些慢性疾病（甲状腺疾病、严重的肝病及肾病）；创伤与手术（脑部、脊髓、盆腔、阴茎的外伤或手术）；药物性因素（如降压药、精神类药物等）等，这些原因会导致神经、血管、内分泌及海

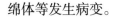

绵体等发生病变。

（3）混合性：同时存在心理性和器质性因素，这一类在临床上最多见。

（4）年龄：随着年龄的增长，阴茎勃起功能逐年下降。

（5）不良生活习惯：吸烟、酗酒、吸毒、工作压力等，导致血中雄激素水平降低，胶原纤维明显增加，海绵窦血管腔发生明显变化而致本病。

（6）生活状况：如离婚、独居、感情不和等。

2.发病机制

（1）大脑皮质对性兴奋的抑制作用加强，脊髓勃起中枢兴奋性减退。

（2）神经障碍：如脊髓损伤、脊髓横断、脊髓肿瘤、颞叶病变，都可因传导性兴奋的神经障碍而引起阳痿。

（3）动脉粥样硬化或其他血管病变均可导致血运不足；下丘脑—垂体异常及原发性性腺功能不全均可导致阳痿。

（4）药物影响及各种手术并发症，如胍乙啶、利血平、甲基多巴、醋酸甲羟孕酮、抗胆碱能药物、雌激素等药物；经会阴前列腺切除术、交感神经切除术、直肠癌根治术等手术，均因解剖学和生理学的改变而造成阳痿。

二、诊断与鉴别诊断

阳痿的检查包括病史、查体、实验室检查及特殊检查4项。由于阳痿的病因复杂，所以对阳痿的诊断应当慎重。一般的步骤应该是首先确定阳痿是否存在，并初步评定为功能性还是器质性，必要时再通过特殊检查以明确器质性阳痿的病因，个别病例需组织多学科专家会诊。

（一）诊断标准

1.成年男性在发生性关系时，由于阴茎不能勃起，无法进行正常的性生活。

2.房劳过度，久病体虚，或青少年经常手淫，常伴有神疲乏力，腰酸膝软，头晕耳鸣，畏寒肢冷，阴囊阴茎冷缩，小便不畅，滴漓不尽，或小便清白，频多等症。

3.排除性器官发育不全，或药物引起的阳痿。

4.行尿常规、精液常规及前列腺液、血脂检查及夜间阴茎勃起试验等帮助诊断。

（二）鉴别诊断

早泄 早泄是指在发生性关系时，阴茎可勃起，但过早排精，继而阴茎痿软的一种病症。二者的关系是指早泄虽可引起阳痿，但阳痿是指性交时阴茎根本不能勃起，或勃起无力，或持续时间过短而不能进行正常的性生活。

三、临床表现

（一）症状

1.阳痿以阴茎痿弱不起，房事举而不坚，或坚而不久为主要临床特征。

2.阳痿常与遗精、早泄合并出现。

3.常伴有神疲乏力，腰酸膝软，头晕耳鸣，畏寒肢冷，阴囊阴茎冷缩，或局部冷湿，精液清稀冰冷，精少或精子活动力低下，或会阴部坠胀疼痛，小便不畅，滴漓不尽，或小便清白，频多等症。

（二）体征

1.阳痿表现为男性在有性欲的情况下，阴茎不能勃起或能勃起但不坚硬，不能进行性交活动而发生性交困难。

2.阴茎完全不能勃起者称为完全性阳痿，阴茎虽能勃起但不具有性交需要的足够硬度者称为不完全性阳痿。

四、治疗

（一）火龙药灸疗法（验案举例）

唐×，男，40岁，2018年10月9日初诊。

主诉：阴茎痿软，不能勃起2年余。

现病史：患者2年前无明显诱因出现阴茎痿软，不能勃起，期间曾服桂附八味丸、龟鹿丸等均未见明显好转，反复发作，伴头晕耳鸣、面色㿠白、精神不振，舌质薄白，舌质淡红，脉细弱。

诊断：阳痿（肾阳虚衰型）。

治法：温补肾阳。

（1）灸疗部位：督脉（腰骶部）。

（2）药液处方：补肾起痿方。组成：仙茅100g、淫羊藿100g、墨旱莲100g、女贞子100g、肉苁蓉100g、锁阳100g、巴戟天100g、菟丝子100g、雄蚕蛾60g、九香虫60g。

（3）操作方法：充分暴露灸疗部位，选取肾俞、命门、大肠俞、志室、膀胱俞、八髎等腧穴拔罐，并用干毛巾覆盖保暖，拔罐时间为10分钟；起罐后，予灸疗部位铺火龙药巾，然后用一块干毛巾遮盖其上，并再覆盖两块湿毛巾；在湿毛巾上喷洒火龙药液，尽量喷洒均匀，喷洒的火龙药液范围不超出湿毛巾覆盖的范围；用打火机顺经脉走向点火，同时施术者手持一块湿毛巾立于患者一侧，随时准备扑火，当患者自我感觉灼热时即扑灭，反复操作5次，时间为20分钟；治疗结束后取下毛巾及药巾，询问患者感觉并嘱咐患者注意保暖、谨防着凉。

（4）操作间隔：每日或隔日治疗1次，6次为1个疗程。

（5）疗效及随访：经2个疗程治疗症状明显好转，晨起前能自动勃起，治疗4个疗程症状消失，勃起较坚，能行房事，嘱其规律作息，勿劳累，畅情志，注意保暖。随访3个月，病情稳定。

（二）其他常用疗法

根据临床需要，可与下列疗法联合使用。

1.中药内服

（1）肝气郁结型

治法：疏肝解郁，行气起痿。

方药：柴胡疏肝散加减。

组成：柴胡10g、川芎10g、枳实10g、香附10g、陈皮10g、厚朴10g、白芍6g、半夏6g、甘草5g。

（2）湿热下注型

治法：清利湿热。

方药：龙胆泻肝汤加减。

组成：龙胆草20g、知母12g、黄柏12g、山栀10g、柴胡10g、生地黄15g、车前子15g、葛根15g、泽泻10g、鱼腥草30g、薏苡仁各30g。

（3）命门火衰型

治法：温肾填精，壮阳起痿。

方药：赞育丹加减。

组成：肉苁蓉12g、巴戟天12g、韭子12g、杜仲12g、山茱萸12g、仙茅12g、淫羊藿12g、蛇床子6g、附子6g、枸杞18g、当归18g、附子6g、肉桂5g、白术24g、熟地24g。

（4）心脾亏虚型

治法：健脾养心，益气起痿。

方药：归脾汤加减。

组成：炙黄芪30g、党参15g，龙眼肉、当归、白术、茯苓、酸枣仁、苍耳子、辛夷花、大枣、生姜各10g，白芷、川芎、炙甘草各6g。

（5）惊恐伤肾型

治法：益肾宁神。

代表方：启阳娱心丹加减。

组成：人参10g、远志20g、茯神25g、菖蒲9g、甘草10g、橘红10g、砂仁10g、柴胡10g、菟丝子30g、白术30g、生枣仁20g、当归20g、白芍40g、山药40g、神曲15g。

2.针刺疗法

取穴：肾俞、关元、中极、三阴交。

操作：毫针刺法，每日针刺1次，10次为1个疗程。

3.穴位注射

取穴：关元、中极、肾俞。

操作：每次选2穴，注入维生素B_1、维生素B_{12}注射液，每日1次。

4.耳针疗法

取穴：内、外生殖器，内分泌、心、肾。

操作：毫针中强度刺激或王不留行籽穴位贴压。

5.穴位埋线

取穴：肾俞、关元、中极、三阴交。

操作：每次选1~3穴，埋入0号医用羊肠线，每月治疗1~2次。

6.电针疗法

取穴：次髎、秩边或关元、三阴交。

操作：用疏密波刺激穴位20~30分钟。

7.艾灸疗法

（1）直接灸

取穴：关元、中极。

操作：穴位直接灸，待皮肤结痂脱落后再继续艾灸，灸毕后小腹会感觉到持续数天的温暖。

（2）温和灸

取穴：中脘、关元、中极、至阴。

操作：予以温和灸。

8.物理疗法

腔道介入治疗是目前阳痿的治疗方法中较先进的物理疗法，通过高频电磁场的作用，促进炎症消退及解除性神经的压迫。

9.心理疗法

帮助患者了解正常情况下性功能的变化，消除错误认识，增加恢复的信心。在心理治疗基础上，可同时应用针灸药物等治疗。

五、按语

1.阳痿大多数属功能性病变，肾为先天之本，通过通督灸可以更好的助肾温阳，同时经过适当的治疗调养，一般可以治愈，预后良好。

2.偶有阳痿，在下一次性生活时完全正常，可能是一时紧张或劳累所致，不属于病态。

3.阳痿虽然频繁发生，但于清晨或自慰时阴茎可以勃起并可维持一段时间，多是由心理因素引起。

4.阳痿持续存在并不断加重，多为器质性病变引起。

第四节　遗精

遗精是以不因性行为而精液自行频繁遗泄为主要临床表现的病症。本病发病因素比较复杂，主要有房事过度，先天禀赋不足，过度劳心，过度思虑，饮食不节，外感湿热之邪等。因夜间做梦而遗精者，称为梦遗；清醒时精液自行流出者，称为滑精。

一、病因及发病机制

（一）中医病因病机及分型

1.病因病机 本病发病因素比较复杂，主要有房事过度，先天禀赋不足，过度劳心，过度思虑，饮食不节，外感湿热之邪等。君相火旺，过度劳心，心阴严重耗损，心火亢盛，心火不能下交于肾，肾水不能上济于心，心肾不交，扰动精室，发为遗精。饮食不节，嗜食油腻辛辣，损伤脾胃功能，易生内热，进而耗损津液，蕴痰化火，湿热痰火注于下焦进而扰动精室，发为遗精。劳心太过，或体劳太过，以致心脾亏虚，气不摄精，发为遗精。患者先天禀赋不足，素体亏虚；或过早结婚，房事过度；或少年时期经常手淫，导致肾精亏虚，进而肾气方虚，甚则肾阳不足，则下元虚衰，固涩失司，精关不固，而致滑精。早在《素问·六节藏象论》篇提出："肾者主蛰，封藏之本，精之处也。"《景岳全书·遗精》中："精之藏制虽在肾，而精之主宰则在心，故精之蓄泄无非听命于心。"综上所述，遗精的病位主要在心肾二脏，与脾、肝关系密切。病机主要是君相火旺、湿热痰火下注、脾气虚衰，气不摄精；先天禀赋不足，精关不固，故而导致遗精。

2.证候分型

（1）君相火旺：多梦遗精，阳事易举易泄，心烦，潮热，颧红，腰酸，头晕，耳鸣，口干多饮，尿黄，便结；舌红苔少，或薄黄，脉细数。

（2）湿热下注：遗精频作，小便黄赤，热涩不畅，口苦而黏；舌质红，苔黄腻，脉濡数或滑数。

（3）劳伤心脾：遗精时作，劳则加重，失眠健忘，心悸气短，四肢倦怠，纳少腹胀，面色萎黄，大便溏薄；舌质淡胖，边有齿印，舌苔薄白，脉细弱。

（4）肾气不固：遗精频作，多为无梦而遗，甚而滑精不禁，伴见头昏，腰膝酸软，形寒肢冷，面色㿠白，阳痿早泄，精液清冷，夜尿清长；舌质淡胖而嫩，苔白滑，脉沉细。

（二）西医病因及发病机制

1.病因

（1）心理因素：由于缺乏对两性关系的认识，或者对性问题思想过度集中，使大脑皮层持续于处性兴奋状态下。

（2）性刺激环境因素：色情期刊或电影等中的性刺激镜头，刺激大脑。

（3）纵欲手淫：房事纵欲，手淫频繁，使前列腺充血，脊髓射精中枢呈病理性兴奋。

（4）过度劳累：高强度的体力或脑力活动，使身体处于疲惫状态，大脑皮层下中枢活动处于兴奋状态。

（5）炎症刺激：外生殖器及附属性腺炎症，如包皮龟头炎、前列腺炎、精囊炎等刺激。

（6）物理因素：仰卧入睡，被褥温暖沉重，刺激、压迫外生殖器，或穿紧身衣裤，束缚挤压勃起的阴茎。

2.发病机制　遗精多由缺乏正确的性知识，思想过多集中于性的问题上，使大脑皮层存在持续的性兴奋灶，而随时诱发遗精。外生殖器及附属性腺的炎症，如包皮炎、尿道炎、前列腺炎、精囊炎等，可产生刺激使遗精易于发生。

二、诊断与鉴别诊断

（一）诊断标准

1.男子梦中遗精，每周超过2次，或者在清醒时有少量精液随尿外流。

2.常伴有头晕，耳鸣，健忘，心悸失眠，情绪不畅、腰酸膝软，精神萎靡，身体困乏无力、记忆力减退等症状。

3.常规体检、直肠指诊、前列腺B超及精囊B超等有助于明确诊断。

（二）鉴别诊断

本病需和溢精、早泄、精浊进行鉴别。

1.溢精　溢精是指成年未婚男子，或婚后夫妻分居者，1个月遗精1~2次，次日并无不适感觉或其他症状，溢精属于生理现象，并非病态。《景岳全书·遗精》曰："有壮年气盛，久节房欲而遗者，此满而溢者也。"又曰："至若盛满而溢者，则去者自去，生者自生，势出自然，固无足为意也。"

2.早泄　早泄是指性生活时精液过早流出，甚者在交接之前，精液提前泄出可致不能进行正常的性生活。

3.精浊　精浊是指尿道口时时流出米泔样或者糊状浊物，茎中作痒疼痛，痛甚如刀割样，而遗精是从尿道口流出精液，且无疼痛。

三、临床表现

（一）症状

1.已婚男子不因性生活而精液自出，或在睡眠中发生，或在清醒时发生，每周超过1次，或未婚男子频繁发生精液遗泄，每周超过2次。

2.伴有耳鸣，头昏，健忘，失眠，神倦乏力，腰酸膝软等症，并持续1个月以上者。

（二）体征

直肠指诊、前列腺B超及精液常规等检查有助于病因诊断。

四、治疗

（一）火龙药灸疗法（验案举例）

王×，男，25岁，2019年3月5日初诊。

主诉：间断性遗精2年余。

现病史：患者2年前因手淫而出现遗精，每周2次左右，伴四肢无力，记忆力减退、精神萎靡，舌质薄白，舌质淡红，脉缓弱。

诊断：遗精（脾肾阳虚型）。

治法：温补肾阳。

（1）灸疗部位：督脉（腰骶部）。

（2）药液处方：止遗固精方。组成：黄芪100g、山茱萸100g、山药100g、五味子100g、金樱子100g、沙苑子100g、女贞子100g、菟丝子100g、锁阳100g、远志60g、知母60g。

（3）操作方法：充分暴露灸疗部位，选取脾俞、肾俞、次髎、命门、大肠俞、八髎等腧穴拔罐，并用干毛巾覆盖保暖，拔罐时间为10分钟；起罐后，予灸疗部位铺火龙药巾，然后用一块干毛巾遮盖其上，并再覆盖两块湿毛巾；在湿毛巾上均匀喷洒火龙药液，喷洒的火龙药液范围不超出湿毛巾覆盖的范围；用打火机顺经脉循行点火，同时施术者准备好一块湿毛巾立于患者一侧，随时准备扑火，当患者自我感觉灼热时即扑灭，反复操作5次，时间为20分钟；治疗结束后取下毛巾及药巾，询问患者感觉并嘱咐患者注意保暖、谨防着凉。

（4）操作间隔：每日或隔日治疗1次，5次为1个疗程。

（5）疗效及随访：经治疗1个疗程滑精明显好转，治疗2个疗程遗精完全消失，精神充沛，诸症皆消，嘱其规律作息，健康饮食，避免劳累，放松精神，随访3个月，病情稳定。

（二）其他常用疗法

根据临床需要，可与下列疗法联合使用。

1. 中药内服

（1）君相火旺型

治法：清心泻肝。

方药：三才封髓丹加减。

组成：丹参、生龙骨（先煎）、生牡蛎（先煎）各30g，太子参、覆盆子、萆薢各20g，生地、熟地、天冬、麦冬、川黄柏、砂仁（后下）、茯苓、杜仲、莲须、生甘草各10g，益智仁15g。

（2）湿热下注型

治法：清热利湿。

方药：程氏萆薢分清饮加减。

组成：萆薢6g、石菖蒲15g、黄柏15g、车前子4.5g、水蜈蚣9g、向日葵心9g、莲子心3g、连翘心6g、丹皮12g、灯心草3g。

（3）劳伤心脾型

治法：调补心脾，益气摄精。

方药：妙香散加减。

组成：麝香（另研）3g、木香（煨）75g、山药、茯神、茯苓、黄芪、远志各30g、人参、桔梗、甘草各15g。

（4）肾气不固型

治法：补肾益精，固涩止遗。

方药：金锁固精丸加减。

组成：蒺藜、芡实、莲子各12g，莲须3g，龙骨（先煎）、牡蛎（先煎）各20g，山茱萸、麦冬各15g，远志、浮小麦、炙甘草各10g，大枣5枚。

2. 针刺疗法

取穴：会阴、关元、肾俞、次髎、三阴交。

操作：毫针常规针刺，每日或隔日治疗1次，每次留针20~30分钟，每隔5~7分钟行针1次。也可在关元、肾俞、中极、三阴交行埋线治疗。

3.皮肤针疗法

取穴：气海、关元、中极、三阴交、太溪、命门、志室或腰骶两侧夹脊穴。

操作：用皮肤针叩击至皮肤轻度红晕为度，每日1次。

4.耳针疗法

取穴：内生殖器、内分泌、神门、肝、肾。

操作：每次选2~4穴，毫针中度刺激，或用埋针、耳穴贴压法。

5.穴位注射

取穴：关元、中极、志室。

操作：用维生素B_1或当归注射液每穴注入0.5~1ml，要求针感向前阴传导。

6.艾灸疗法

（1）直接灸

取穴：关元、中极。

操作：行直接灸，待皮肤结痂脱落后再继续艾灸，灸毕后小腹会感觉到持续数天的温暖。

（2）温和灸

取穴：中脘、关元、中极、至阴。

操作：予以温和灸。

7.仪器治疗　如使用数码性功能诊断治疗技术、男性性功能康复仪等。

五、按语

1.遗精病症虽病及多个脏腑，但初起大多轻浅，若调理得当，大多可痊愈。

2.若是忌医讳药，久病不治，或调治不当，日久肾精耗伤，阴阳俱虚，或命门火衰，下元衰惫，则会转变成早泄、阳痿、不育或虚劳等证。

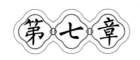

火龙药灸疗法在妇儿科的应用

第一节　月经不调

月经不调是妇科疾病中最常见的疾病。凡是月经在周期、经量、经色、经质等方面发生改变，同时伴有其他不适者，属于月经不调。中医学根据病状不同而分别命名，月经提前者称"经早"，月经错后者称"经迟"，月经迟早不定称"经乱"等。

一、病因及发病机制

（一）中医病因病机及分型

1.病因病机　此病的病因病机，虽有寒、热、虚、实之不同，但冲脉为病是本病的病机关键。"冲脉为血海"，脾胃为气血生化之源，若脾胃亏虚，气血运化失常，无以化生气血，则血海空虚，导致月经不调。

2.证候分型

（1）月经先期：月经周期提前7天以上，甚至10余日一行，经期正常，连续2个月经周期以上。

（2）月经后期：月经周期推迟7日以上，甚至3~5月一潮，经期正常，连续2个月经周期以上。

（3）月经先后无定期：月经周期或提前或错后1~2周，经期正常，并连续3个月经周期以上。

（二）西医病因及发病机制

1.病因

（1）情绪不良：相关研究已证实，长期的精神压抑、精神紧张或遭受重大精神刺激和心理创伤，会使下丘脑–垂体–卵巢轴功能发生异常，发生月经不调的概率较高，同时情绪状态不良的女性，月经不调的相关表现也更加突出。

（2）滥用药物：如大量使用抗生素，抑制和伤害女性身体的正常生理功能和机体免疫功能，削弱了自身的抵抗力，导致机体功能障碍，造成月经失调。

（3）吸烟酗酒：大量研究表明，吸烟和酗酒等不良嗜好会使月经不调的风险大大提升。

（4）便秘：经常便秘会造成子宫处于后倾位，阔韧带内的静脉受到挤压，从而加重了子宫壁的充血，使其弹性丧失，容易产生月经失调、腰部酸困疼痛等症状。

（5）寒冷刺激：相关研究发现月经不调与寒冷刺激的关系密切。经常遭受寒冷刺激会使盆腔内的血管过分收缩，造成卵巢功能紊乱，会引起月经过少甚至闭经。

（6）生活不规律：如长期熬夜，饮食不规律，均会引起女性内分泌紊乱，进而引发月经不调。

（7）节食：节食会使机体能量摄入不足，造成体内大量脂肪和蛋白质被耗用，致使雌激素合成障碍而明显缺乏，从而影响月经来潮甚至导致经量减少或闭经。

（8）其他因素：如过度疲劳、其他疾病等。

2.发病机制　西医学认为月经不调的发病机制主要是下丘脑–垂体–卵巢轴功能障碍，导致卵泡发育延迟、雌激素水平降低或黄体功能不良或萎缩，以及雌激素和孕酮比例失衡，从而延长了子宫内膜的生长期，或表现出分泌反应高、分泌反应差或不完全脱落，引起停药或突破性子宫出血，主要表现为月经周期、月经间隔和月经量的异常。

二、诊断与鉴别诊断

月经不调的诊断必须首先排除生殖系统或全身的器质性病变。须结合病史、体格检查、辅助检查进行诊断。

（一）诊断标准

1.月经周期不定，提前或者延后7天以上，经期正常，可伴有月经量少或多，连续出现3个周期以上。

2.基础体温双相，卵泡期短，仅7~8天；或黄体期短于10天，或体温上升不足0.5℃。

3.妇科检查子宫大小正常或略小。

4.超声检查见卵巢增大。

（二）鉴别诊断

月经先期注意与经间期出血相鉴别；月经后期应与早孕、胎漏、异位妊娠相鉴别；月经先后不定期应与崩漏相鉴别。

三、临床表现

（一）症状

1.月经提前来潮，周期不足21天，或连续出现2个月经周期及以上，经期基本正常，或伴有月经过多或月经过少。

2.月经周期延后7天以上，甚至3~5个月一行，可伴有经量及经期的异常，连续出现2个月经周期以上。

3.月经不按周期来潮，提前或者延后7天以上，经期正常，可伴有月经量少或月经量多，并连续出现3个周期以上。

（二）体征

1.妇科检查无阳性体征。

2.基础体温双相。

四、治疗

（一）火龙药灸疗法（验案举例）

吴××，女，30岁。2021年3月15日初诊。

主诉：人流术后月经量少1年。

现病史：患者于1年前行人工流产术，术后月经28~30天1行，经期4~5天，经量较前减少1/2，色暗红，夹有少量血块，伴小腹坠胀疼痛，情绪欠佳，偏头痛，口苦，纳寐可，二便调，舌质红，苔白腻，脉弦。

诊断：月经过少（肾虚肝郁型）。

治法：补肾疏肝，养血调经。

（1）灸疗部位：督脉、阳性反应区。

（2）药液处方：补肾养血调经方。组成：当归15g、熟地12g、山药9g、杜仲10g、牛膝10g、山茱萸10g、炙甘草6g、当归15g、甘草10g、木香10g、乌药20g、香附10g、当归6g、川芎6g、肉桂6g、莪术6g、牡丹皮6g、人参9g、牛膝9g、甘草9g。

（3）操作方法：充分暴露灸疗部位，选取肝俞、肾俞、志室、三焦俞、大肠俞等腧穴拔罐，并用干毛巾覆盖保暖，拔罐时间为10分钟；起罐后，予灸疗部位铺火龙药巾，然后用一块干毛巾遮盖其上，并再覆盖两块湿毛巾；在湿毛巾上均匀喷洒火龙药液，喷洒的火龙药液范围不超出湿毛巾覆盖的范围；用打火机逆经络循行方向点火，同时施术者手持一块湿毛巾站立在患者一侧，随时准备扑火，当患者自我感觉灼热时即扑灭，反复操作5次，时间为20分钟；治疗结束后取下毛巾及药巾，询问患者感觉并嘱咐患者注意保暖、谨防着凉。

（4）操作间隔：每日或隔日治疗1次，10次为1个疗程。

（5）疗效及随访：经1个疗程治疗月经量明显增多，腹痛明显减轻，精神好转，治疗2个疗程月经量及颜色均恢复正常，小腹疼痛基本消失，心情舒畅，嘱其勿食生冷辛辣，规律作息，注意保暖，保持心情舒畅，随访6个月，病情稳定。

（二）其他常用疗法

根据临床需要，可与下列疗法联合使用。

1.中药内服

（1）月经先期

1）脾气虚证

治法：补脾益气，摄血调经。

方药：补中益气汤加减。

组成：黄芪15g、党参15g、白术10g、炙甘草15g、当归10g、陈皮6g、升麻6g、柴胡12g、生姜9片、大枣6枚。

2）肾气虚证

治法：补益肾气，固冲调经。

方药：固阴煎加减。

组成：党参15g、熟地12g、山药（炒）10g、山茱萸6g、远志6g、炙甘草6g、五味子15g、菟丝子（炒香）9g。

3）阳盛血热证

治法：清热凉血调经。

方药：清经散加减。

组成：牡丹皮9g、地骨皮15g、白芍9g、熟地9g、青蒿6g、茯苓3g、黄柏1.5g。

4）阴虚血热证

治法：养阴清热调经。

方药：两地汤加减。

组成：生地30克、玄参30克、白芍15克、麦冬15克、地骨皮9克、阿胶9克。

5）肝郁血热证

治法：疏肝清热，凉血调经。

方药：丹栀逍遥散加减。

组成：柴胡15g、当归15g、白芍15g、白术15g、茯苓15g、生姜15g、薄荷6g、炙甘草6g、丹皮12g、山栀10g。

（2）月经后期

1）肾虚证

治法：益精养血，补肾调经。

方药：当归地黄饮加减。

组成：当归15g、熟地12g、山药9g、杜仲10g、牛膝10g、山茱萸10g、炙甘草6g。

2）血虚证

治法：补血填精，益气调经。

方药：大补元煎加减。

组成：人参10g、山药6g、熟地9g、杜仲6g、当归9g、山茱萸3g、枸杞9g，炙甘草6g。

3）虚寒证

治法：温阳散寒，养血调经。

方药：温经汤加减。

组成：吴茱萸9g、麦冬9g、当归6g、芍药6g、川芎6g、人参6g、桂枝6g、阿胶6g、牡丹皮6g、生姜6g、甘草6g、半夏6g。

4）实寒证

治法：温经散寒，活血调经。

方药：温经汤加减。

组成：当归6g、川芎6g、肉桂6g、莪术6g、牡丹皮6g、人参9g、牛膝9g、甘草9g。

5）气滞证

治法：理气行滞，和血调经。

方药：乌药汤加减。

组成：当归15g、甘草10g、木香10g、乌药20g、香附（炒）10g。

6）痰湿证

治法：燥湿化痰，理气调经。

方药：苍附导痰丸加减。

组成：苍术（制）10g、香附10g、陈皮12g、胆南星10g、枳壳（麸炒）10g、半夏9g、川芎10g、茯苓9g、神曲（炒）20g。

（3）月经先后不定期

1）肝郁证

治法：疏肝解郁，和血调经。

方药：逍遥散加减。

组成：甘草15g、当归30g、茯苓30g、白芍30g、白术30g、柴胡30g。

2）肾虚证

治法：补肾益气，养血调经。

方药：固阴煎加减，

组成：党参15g、熟地12g、山药（炒）10g、山茱萸6g、远志6g、炙甘草6g、五味子15g、菟丝子（炒香）9g。

2.针刺治疗

（1）月经先期

选穴：关元、三阴交、血海。

方法：毫针常规针刺。实热、虚热只针不灸，气虚可加灸。

（2）月经后期

选穴：气海、归来、三阴交。

方法：毫针常规针刺。血寒、血虚、肾虚可加灸。

（3）月经先后无定期

选穴：关元、三阴交。

方法：毫针常规针刺。肾虚可加灸。

3.电针治疗

选穴：肝俞、肾俞、脾俞、中极、关元、子宫、三阴交。

方法：常规消毒，用毫针刺入腧穴得气后，在针上连接电针治疗仪。一般5~7次为1个疗程，每日一次，两个疗程中间可以休息3~5天。

4.耳针疗法

选穴：肝、肾、脾、子宫、内分泌、卵巢。

方法：每次选择3~5个穴位进行治疗，先用0.5寸毫针针刺耳穴，不要刺透至对侧皮肤。然后捻转行针数秒钟，并留针20~30分钟，留针过程中每5分钟行针1次，每日1次或两日1次，耳针疗法10次为1个疗程。也可用王不留行籽代替毫针行耳穴贴压治疗。

5.艾灸疗法

选穴：关元、气海、血海（双侧）、三阴交（双侧）、足三里（双侧）、阴陵泉（双侧）。

方法：将艾条燃着的一端与施灸处的皮肤保持1寸左右距离，使患者局部温热而无灼痛。每穴灸20分钟左右，以皮肤出现红晕为度。对昏迷或局部知觉减退者，须随时注意局部温热程度，防止灼伤。

6.药物治疗

（1）孕激素适用于体内有一定雌激素水平的各年龄段患者。口服地屈孕酮10~20mg/d，用药10日；或甲羟孕酮4~12mg/d，每日分2~3次口服，连用10~14天。

（2）避孕药一般在撤退性出血后，周期性口服避孕药3个周期，病情反复者酌情延至6个周期。

五、按语

1.青春期前即应学习、了解一些卫生常识，对月经来潮这一生理现象有正确的认识，消除恐惧及紧张心理。

2.经期应注意保暖，忌寒冷刺激。

3.注意休息、减少疲劳，加强营养，增强体质。

4.应尽量控制剧烈的情绪波动，避免强烈的精神刺激，保持心情愉快。

第二节　痛经

痛经是指女性在经期或经行前后，出现周期性的小腹疼痛，又称"经行腹痛"。其发病率为50%~90%，对女性造成了严重的困扰。西医学将该病分为原发性痛经和继发性痛经两种。原发性痛经通常在月经初潮后不久出现，患者通常无生殖系统的器质性病变；继发性痛经则继发于某些器质性疾病，如慢性盆腔炎、子宫内膜异位症、子宫腺肌病等。

一、病因及发病机制

（一）中医病因病机及分型

1.病因病机　痛经的病因有生活所伤、情志不和、六淫为害，痛经的病位在冲任与胞宫，其发生与冲任、胞宫的周期性生理变化密切相关。病因病机可概括为"不荣则痛"或"不通则痛"，其重在明辨虚实寒热。若素体肝肾亏损，气血虚弱，经期血海由满盈而溢泄，气血由盈实而骤虚，冲任、胞宫失养，故"不荣则痛"；若由于肝郁气滞、寒邪凝滞、湿热郁结等因素导致的瘀血阻络，客于胞宫，损伤冲任，气血运行不畅，则"不通而痛"。

2.证候分型

（1）寒凝血瘀：经前或经期，小腹冷痛拒按，得热痛减，或周期后延，经血量少，色暗有块，畏寒肢冷，面色青白；舌暗，苔白，脉沉紧。

（2）气滞血瘀：经前或经期，小腹胀痛拒按，月经量少，经行不畅，色紫暗有块，块下痛减，胸胁、乳房胀痛；舌紫暗，或有瘀点，脉弦涩。

（3）湿热蕴结：经前或经期，小腹疼痛或胀痛不适，有灼热感，或痛连腰骶，或平素小腹疼痛，经前加剧，月经量多或经期延长，色暗红，质稠或有血块，平素带下量多，色黄稠臭秽，或伴低热，小便黄赤；舌红，苔黄腻，脉滑数或濡数。

（4）气血虚弱：经期或经后，小腹隐痛喜按，月经量少，色淡质稀，神疲乏力，头晕心悸，面色苍白，失眠多梦；舌质淡，苔薄，脉细弱。

（5）肝肾亏损：经期或经后，小腹绵绵作痛，喜按，伴腰骶酸痛，月经量少，色淡暗，质稀，头晕耳鸣，面色晦暗，失眠健忘，或伴潮热；舌质淡红，苔薄白，脉沉细。

（二）西医病因及发病机制

1.病因

（1）经期子宫内膜前列腺素水平增高是主要的原因。其中$PGF_{2\alpha}$水平的升高是发病的关键，它会造成子宫平滑肌过度收缩，引起血管的痉挛，出现缺血、缺氧而导致痛经。

（2）痛经的出现与内源性缩宫素、血管升压素和 β - 内啡肽等物质的增加也有关系。

（3）神经和精神因素也会导致痛经。

（4）女性生殖系统器质性病变会引起继发性痛经，如慢性盆腔炎、子宫内膜异位症、子宫腺肌病等。

2.发病机制

西医学尚未完全明确原发性痛经的发病机制，目前普遍认为其发生与子宫因素、前列腺素、缩宫素、雌激素、孕激素等因素有关。

二、诊断与鉴别诊断

经期下腹坠痛，妇科检查无阳性体征，即可诊断。

（一）诊断标准

1.初潮后1~2年内发病。

2.月经来潮时或在此之前几个小时开始疼痛，疼痛持续时间不超过48~72小时。

3.疼痛性质属痉挛性或类似分娩疼痛。

4.妇科双合诊或肛诊检查无异常。

（二）鉴别诊断

痛经应与异位妊娠、宫内妊娠流产、黄体破裂、卵巢囊肿蒂扭转、盆腔炎性疾病、急性阑尾炎等疾病相鉴别。

三、临床表现

（一）症状

（1）既往有经行腹痛史；有精神过度紧张，经期或产后冒雨涉水、过食寒凉史，或有不洁房事等情况；有子宫内膜异位症、子宫腺肌病、盆腔炎性疾病、宫颈狭窄、宫颈管粘连等病史或妇科手术史。

（2）腹痛多发生在经前1~2天，行经第1天达高峰，疼痛多呈阵发性、痉挛性，或呈胀痛或伴下坠感。疼痛常可放射至腰骶部、肛门、阴道及大腿内侧。痛甚者可伴面色苍白，出冷汗，手足发凉，恶心呕吐，甚至出现昏厥等。也有少数于经血将净或经净后1~2天始觉腹痛或腰腹痛者。

（二）体征

妇科检查无阳性体征。

四、治疗

（一）火龙药灸疗法（验案举例）

张××，女，33岁。2020年3月18日初诊。

主诉：经行腹痛4个月。

现病史：近4个月以来，每次月经期间小腹疼痛隐隐，按揉后减轻。月经量少、色淡红，经期头晕乏力，面色少华，怕冷，大便溏，小便可，纳寐差，舌淡、苔薄白，脉细滑。妇科检查及彩超检查均无明显异常。

诊断：原发性痛经（气血虚弱证）。

治法：补气养血，和中止痛。

（1）灸疗部位：督脉、阳性反应区。

（2）药液处方：益气补血方。组成：黄芪15g、当归10g、补骨脂10g、肉桂10g、地龙10g、没药5g、木香5g、冰片2g。

（3）操作方法：充分暴露灸疗部位，选取脾俞、胃俞、肝俞、胆俞、肾俞、大肠俞等腧穴拔罐，并用干毛巾覆盖保暖，拔罐时间为10分钟；起罐后，予灸疗部位铺火龙药巾，然后用一块干毛巾遮盖其上，并再覆盖两块湿毛巾；在湿毛巾上喷洒火龙药液，需喷洒均匀，喷洒的火龙药液范围不超出湿毛巾覆盖的范围；用打火机顺经脉循行点火，同时施术者准备好一块湿毛巾立于患者一侧，随时准备扑火，当患者自我感觉灼热时即扑灭，反复操作5次，时间为20分钟；治疗结束后取下毛巾及药巾，询问患者感觉并嘱咐患者注意保暖、谨防着凉。

（4）操作间隔：每日或隔日治疗1次，5次为1个疗程。

（5）疗效及随访：经1个疗程治疗经行少腹疼痛明显减轻，眠可，大便正常，治疗2个疗程经行少腹疼痛基本消失，不影响正常生活，嘱其健康饮食，勿食辛辣刺激，规律作息，适当锻炼。随访6个月，病情稳定。

（二）其他常用疗法

根据临床需要，可与下列疗法联合使用。

1.中药内服

（1）寒凝血瘀型

治法：温经散寒，化瘀止痛。

方药：少腹逐瘀汤加减。

组成：肉桂3g、小茴香1.5g、干姜3g、当归9g、川芎6g、赤芍6g、蒲黄9g、五灵脂6g、没药6g、延胡索3g。

（2）气滞血瘀型

治法：行气活血，化瘀止痛。

方药：膈下逐瘀汤加减。

组成：五灵脂6g、当归9g、川芎6g、桃仁9g、丹皮6g、赤芍6g、乌药6g、延胡索3g、甘草9g、香附4.5g、红花9g、枳壳4.5g。

（3）湿热蕴结型

治法：清热除湿，化瘀止痛。

方药：清热调血汤加减。

组成：黄连3g、牡丹皮10g、生地黄12g、白芍9g、当归9g、川芎9g、红花10g、桃仁10g、延胡索10g、莪术9g、香附10g、车前子6g、败酱草6g、薏苡仁30g。

（4）气血虚弱型

治法：益气养血，调经止痛。

方药：圣愈汤加减。

组成：人参20g、黄芪18g、熟地黄20g、白芍15g、当归15g、川芎8g。

（5）肝肾亏损型

治法：补养肝肾，调经止痛。

方药：益肾调经汤加减。

组成：巴戟天9g、杜仲9g、续断9g、乌药9g、艾叶9g、当归6g、熟地黄9g、白芍9g、益母草12g。

2. 针刺疗法

（1）实证

主穴：三阴交、中极。

配穴：寒凝者加归来、地机；气滞者加太冲；腹胀者加天枢、气海穴；胁痛者加阳陵泉、光明；胸闷者加内关。

方法：用毫针泻法。

（2）虚证

主穴：三阴交、足三里、气海。

配穴：气血亏虚加脾俞、胃俞；肝肾不足加太溪、肝俞、肾俞；头晕耳鸣加悬钟。

方法：用毫针补法。

3. 艾灸疗法

取穴：气滞血瘀型选穴气海、三阴交（双侧），寒湿凝滞型选穴关元、三阴交（双侧）。

方法：将艾条燃着的一端与施灸处的皮肤保持1寸左右，使患者局部温热而无灼痛。每穴灸20分钟左右，以皮肤出现红晕为度。对昏迷或局部知觉功能减退者，须随时注意局部温热程度，防止灼伤。

4. 火针疗法

主穴：关元、次髎（双侧）、十七椎。

配穴：气海、命门、肝俞、肾俞、太冲、三阴交、地机、中封、足三里、中脘、血海、归来等予以随证加减。

方法：常规消毒后点燃酒精灯，左手将灯移近针刺穴位，右手以握笔式持针，将针烧红迅速准确刺入穴位，随即出针，然后用消毒干棉球按压针孔，以使针孔闭合。

5.穴位注射疗法

取穴：次髎、关元、十七椎。

方法：穴位注射使用的药物可选择利多卡因、普鲁卡因或者当归注射液，操作时位于腰部的穴位需要深刺，刺入2.5~3.5寸，待得气后，确定没有回血，方可将药物进行注射，每个穴位注射药物1~2ml。急性期每日1次，症状减轻后3日1次，5次为1个疗程。

6.刺络拔罐疗法

取穴：次髎。

方法：用三棱针在次髎行刺络放血，以流出黑血20~50ml为度，待其血色变红后停止，如果血色不变，再进行拔罐疗法。

7.药物治疗

（1）前列腺素合成酶抑制剂：为减少前列腺素释放，可于经前3~5天口服吲哚美辛25mg，或乙酰水杨酸300mg，分2~4次服用，可能有显效。

（2）雌激素：常用于子宫发育欠佳者。每晚服用乙烯雌酚1mg，月经周期第5天开始服用，连服20天，重复3个月经周期。此法能抑制排卵，亦能促使子宫发育，但应注意随访。

（3）孕激素：治疗膜性痛经。通过补充孕激素，与雌激素重新恢复平衡，月经期子宫内膜得以按正常情况以碎片状剥脱，可减轻子宫因痉挛性收缩所造成的疼痛，自月经第21天起，肌注黄体酮20mg/d，共5次。

五、按语

1.本病患者应注意经期保暖，避免受寒及经期感冒。

2.经期禁食冷饮及寒凉食物；经期禁游泳、盆浴、冷水浴；保持阴道清洁，经期卫生。

3.调畅情志，保持精神舒畅，消除恐惧心理。

4.积极正确地检查和治疗妇科疾病，月经期应尽量避免做不必要的妇科检查及各种手术，防止细菌上行感染。患有妇科疾病，要积极治疗，以避免引起痛经的隐患。

第三节　围绝经期综合征

绝经前后诸证是指妇女在绝经期前后出现烘热面赤、进而汗出，烦躁易怒、头晕目眩、失眠健忘、耳鸣心悸，腰背酸痛、手足心热，或兼有月经紊乱等一系列症状的疾病。又被称为"经断前后诸证"，古籍对该病的记载散见于"脏躁""年老经断复来"等。

一、病因及发病机制

（一）中医病因病机及分型

1.病因病机　该病主要与妇女绝经前后的生理特点有关。《素问·上古天真论》曰："女子七七，任脉虚，太冲脉衰少，天癸竭，地道不通，故形坏而无子也。"七七之年，肾气渐衰，天癸渐竭，冲任日渐亏虚，经血不足，脏腑失养，此时若身体受内外环境的影响，如素体阴阳有所偏衰、平素情志抑郁、宿有痼疾、生活环境发生改变，以致阴阳失衡、脏腑气血失调而患本病。

"肾为先天之本"，又"五脏相移，穷必及肾"，故肾之阴阳失调，每易涉及其他脏腑。而其他脏腑病变，久则必然累及于肾，故本病之本在于肾，常累及心、肝、脾等脏，致使本病证候复杂。

2.证候分型

（1）肾阴虚：绝经前后头晕耳鸣，腰酸腿软，烘热汗出，伴五心烦热，失眠多梦，口燥咽干，或有皮肤瘙痒，月经周期紊乱，量少或多，经色鲜红；舌红苔少，脉细数。

（2）肾阳虚：绝经前后头晕耳鸣，腰痛如折，腹冷阴坠，伴形寒肢冷，小便频数或失禁，带下量多，月经不调，色淡质稀，精神萎靡，面色晦暗；舌淡，苔白滑，脉沉细而迟。

（3）肾阴阳俱虚：绝经前后乍寒乍热，烘热汗出，月经紊乱，量少或多，伴头晕耳鸣，健忘，腰背冷痛；舌淡，苔薄白，脉沉弱。

（4）心肾不交：绝经前后，心烦失眠，心悸易惊，甚至情志失常，月经周期紊乱，量少或多，经色鲜红，伴头晕健忘，腰酸乏力；舌红苔少，脉细数。

（二）西医病因与发病机制

西医学认为绝经前后诸证的发病机制是由于卵巢功能逐渐减退，分泌雌二醇（E_2）、孕酮（P）的能力减弱，导致正常的下丘脑-垂体-卵巢轴之间的平衡失调，破坏自主神经中枢及其支配下各脏器的功能，引起一系列自主神经功能紊乱的症状。

二、诊断与鉴别诊断

（一）诊断标准

1.病史　发病年龄多在45~55岁，若在40岁以前发病者，应考虑为卵巢早衰。注意询问发病前有无工作、生活的特殊变化，有无精神创伤史及双侧卵巢切除手术史或放射治疗史。

2.症状　月经紊乱或停经，随之出现烘热汗出，潮热面红，烦躁易怒，伴头晕耳鸣，心悸失眠，腰背酸楚，或伴面浮肢肿，皮肤蚁行样感，情志不宁等症状。

3.检查　妇科检查：子宫大小正常或偏小，可见阴道分泌物减少。辅助检查：行血清促卵泡素（FSH）和E_2值测定以了解卵巢功能。或行血清抗缪勒管激素（AMH）检查以了解卵巢功能。

（二）鉴别诊断

1.眩晕、心悸、水肿　绝经前后诸证的临床表现可与某些内科疾病，如眩晕、心悸、水肿等相类似，临证时应注意鉴别。

2.癥瘕　绝经前后为癥瘕好发期，如出现月经过多或经断复来，或有下腹疼痛，水肿，或带下五色夹杂，气味臭秽，或身体骤然明显消瘦等症状者，应详加诊察，必要时可结合西医学辅助检查，明确诊断，以免贻误病情。

三、临床表现

（一）症状

1.月经紊乱　是经断前后的常见症状，由于无排卵，表现为月经周期不规则、经期持续时间长及经量增多或减少。

2.血管舒缩症状　主要表现为潮热，是雌激素降低的特征性症状，可持续1~2年，有时可长达5年或更长。

3.潮热 发作严重可影响工作、生活和睡眠，是绝经前后女性需要性激素治疗的主要原因。

4.精神神经症状 绝经前后女性往往感觉注意力不易集中，并且情绪波动较大，表现为激动易怒、焦虑不安或情绪低落、抑郁等。

（二）体征

1.泌尿生殖系统出现萎缩及功能退化，如阴道干涩、阴道感染频发和尿路感染等。

2.绝经后5~10年多数患者会出现骨质疏松，以椎骨最为常见。

3.妇科检查：子宫大小正常或偏小，出现阴道分泌物减少。

4.辅助检查：需要测定血清FSH和E_2水平或者行血清AMH检查以了解卵巢功能。FSH>10U/L，可认为卵巢储备功能有一定的下降；FSH>40U/L及E_2<10~20pg/ml，则表明卵巢功能衰竭。

四、治疗

（一）火龙药灸疗法（验案举例）

武××，女，50岁。2020年3月18日初诊。

主诉：自觉烦躁易怒、潮热汗出半年。

现病史：患者半年前绝经后，时常烦躁易怒、潮热汗出，自服药物（具体不详）后症状未见明显改善，腰部酸困不适，纳差，夜寐多梦，大便偏干，小便易漏尿。刻下：月经2个月余未潮，乏力，四肢沉重，手足冷，腰酸明显，饮食睡眠可，小便黄，大便溏，舌淡、苔薄白，脉沉细弦。

诊断：绝经前后诸证（阴阳两虚、肝气郁结型）。

治法：补肾疏肝，调理冲任。

（1）灸疗部位：督脉、阳性反应区。

（2）药液处方：疏肝补肾方。组成：菟丝子30g、女贞子10g、墨旱莲10g、杜仲10g、淫羊藿10g、浮小麦30g、柴胡6g、郁金10g、合欢皮10g、百合10g、莲子心3g、丹参10g、首乌藤20g。

（3）操作方法：充分暴露灸疗部位，选取肺俞、膈俞、脾俞、胃俞、肾俞、大肠俞等腧穴拔罐，并用干毛巾覆盖保暖，拔罐时间为10分钟；起罐后，予灸疗部位铺火龙药巾，然后用一块干毛巾遮盖其上，并再覆盖两块湿毛巾；在湿毛巾上均匀喷洒火龙药液，喷洒的火龙药液范围不超出湿毛巾覆盖的范围；用打火机逆经络循行方向点火，同时施术者手持一块湿毛巾站立在患者一侧，随时准备扑火，当患者自我感觉灼热时即扑灭，反复操作5次，时间为20分钟；治疗结束后取下毛巾及药巾，询问患者感觉并嘱咐患者注意保暖、谨防着凉。

（4）操作间隔：每日或隔日治疗1次，10次为1个疗程。

（5）疗效及随访：经1个疗程治疗症状明显好转，潮热汗出频次减少，烦躁易怒改善，治疗2个疗程潮热汗出消失，手足冷未见，其余症状基本痊愈，嘱其规律作息，保持心情舒畅。随访6个月，病情稳定。

（二）其他常用疗法

根据临床需要，可与下列疗法联合使用。

1.中药内服

（1）肝肾阴虚型

治则：育阴潜阳、安神除烦。

方药：芍药甘草汤合甘麦大枣百合汤。

组成：白芍药12g、炙甘草12克、甘草9g、小麦15g、大枣10g、百合15g。

（2）气阴两虚型

治则：益气养阴、培补肝肾。

方药：知柏地黄丸合当归六黄汤。

组成：知母10g、熟地黄10g、黄柏10g、山茱萸（制）12g、山药10g、牡丹皮10g、茯苓10g、泽泻10g、当归10g、生地黄10g、黄芩10g、黄连6克、黄芪12克。

（3）阴阳两虚型

治则：益气扶阳、育阴固精。

方药：二仙汤合二至丸。

组成：仙茅、淫羊藿、当归、巴戟天、女贞子各15g，黄柏、知母各10g。

2.针刺疗法

选穴：公孙、内关、足临泣、外关、列缺、申脉等。

操作：毫针常规针刺。

3.埋线疗法

选穴：足三里、三阴交、合谷、内关、复溜等。

操作：每次选1~3穴，埋入0号医用羊肠线，每月治疗1~2次。

4.耳针疗法

选穴：内生殖器、内分泌、肝、肾、脾、皮质下、交感、神门。

操作：毫针常规针刺、埋针或耳穴耳穴贴压法，隔日治疗1次。左右耳交替治疗。

5.皮肤针疗法

用皮肤针在颈项部、头顶部、腰骶部、小腿内侧等部位叩刺。重点叩刺百会、大椎、肾俞、三阴交、内关等穴。中等强度刺激，由上向下反复叩击4~5遍。每日1次。

五、按语

1.绝经前后诸证是对女性生存质量及生殖健康影响较大的功能性疾病，不能单纯从医学模式上研究，应从生物-心理-社会医学模式进行探讨。

2.肾虚是主要的病机，中医的辨证论治有特色、有优势，同时应重视心理疗法的重要性。

3.激素替代疗法的使用应严格掌握适应症。

第四节　小儿功能性消化不良

小儿消化不良是儿科常见的病症之一，为多种因素引起的小儿消化道综合征，临床上主要表现为上腹痛、腹胀、早饱、嗳气、厌食、恶心、呕吐、上腹部灼热感等，上述症状持续存在或反复发作，对小儿的身心健康造成极大影响。

一、病因及发病机制

（一）中医病因病机及分型

1.病因病机　功能性消化不良属中医学痞满纳呆等范畴，多因饮食不节、脾胃不和、情志不遂而发病。小儿功能性消化不良与乳食内积、外感六淫、脾胃虚弱、饮食不节密切相关。其中乳食内积最为常见，《幼科推拿秘书》中指出："小儿乳食不节，或过食生冷坚硬之物，致令脾胃不能克化，积滞中脘。"小儿脾常不足，当乳食不节，过食肥甘生冷之品，或偏食，伤及脾胃，脾胃失司，受纳运化失职而成积滞，日久脾胃更伤，而转化为疳证。或者外感暑、湿、寒、热，气机阻滞，郁遏中焦，使脾胃受损，升降失职，清浊不分，发为本病。

2.证候分型

（1）肝气犯胃：胃脘胀痛，脘痛连胁，胸脘痞满，纳呆嗳气，喜叹息，烦躁易怒，或焦虑不寐，随情志因素而变化；舌苔薄白，脉弦。

（2）饮食停滞：脘腹胀满，嗳腐吞酸、纳呆恶心，或呕吐不消化食物；舌苔厚腻，脉滑。

（3）脾虚痰蕴：胃脘痞满，餐后早饱，嗳气，不思饮食，口淡无味，四肢乏力沉重，常多自利；舌苔白腻，脉沉濡缓。

（4）寒热错杂：胃脘痞满不痛，灼热嘈杂吞酸，口苦，肠鸣泄泻；舌苔薄黄而腻，脉弦数。

（二）西医病因及发病机制

1.病因　西医学认为本病与胃肠动力不足或障碍、幽门螺杆菌感染、内脏敏感性增高、脑–肠轴功能异常有着密切的关系。其中胃肠运动障碍目前被认为是小儿功能性消化不良的主要发病原因和病理生理基础。

2.发病机制　功能性消化不良的发病机制尚不清楚。目前认为是多种因素综合作用的结果。这些因素包括了饮食和环境异常、胃酸分泌异常、幽门螺杆菌感染、消化道运动功能异常、内脏感觉异常、脑肠肽、中枢神经与肠神经功能紊乱，心理因素以及一些其他胃肠功能紊乱性疾病的参与，如胃食管反流性疾病，吞气症、肠易激综合征等。

二、诊断与鉴别诊断

（一）诊断标准

诊断标准需同时具备以下4项条件。

1.满足以下中的1条：①排便次数或排便量较平时增多（6月龄以上的婴

幼儿排便次数>4次/天，<6月龄的婴儿排便量较平时增多）且粪便不成形，表现为稀烂便或糊状便；②粪便见奶瓣或未消化的食物残渣，较平时增多，或伴酸臭味；③粪便干结（布里斯托大便分类法中第1型及第2型），排便次数>2次/周，无排便障碍。

2.持续时间2周以上，每周出现2天或以上。

3.如果热量摄入充足，不会出现生长迟缓。

4.排除器质性疾病及药物性因素的影响。

（二）鉴别诊断

小儿消化不良的鉴别诊断疾病主要有3种，分别为胃食管反流性疾病，溃疡性消化不良和胃轻瘫。

1.胃食管反流性疾病与小儿功能性消化不良诊断有一定难度，应观察患儿是否出现典型或者不典型的胃酸反流症状，通过内镜检查是否出现食管炎性病变，并检测患者胃液pH的波动范围。

2.与溃疡性消化不良比较，主要包括十二指肠溃疡、幽门管溃疡、十二指肠炎或糜烂性胃窦炎等，在进行小儿消化不良诊断时应排除以上器质性病变。

3.与胃轻瘫进行鉴别时应观察患者可能存在引起胃轻瘫的病因，主要的病因为糖尿病、风湿性疾病和尿毒症。

三、临床表现

（一）症状

1.持续或反复发作的上腹部（脐上）疼痛或不适、早饱、嗳气、恶心、呕吐、反酸。

2.症状在排便后不能缓解，或症状发作与排便频率或粪便性状的改变无关（即除外肠易激综合征）。

（二）体征

触诊可有上腹部或脐周压痛，无炎症性、解剖学、代谢性或肿瘤性疾病的证据可以解释患儿的症状。

四、治疗

（一）火龙药灸疗法（验案举例）

王××，男，6岁。2020年3月18日初诊。

主诉：纳差、挑食2月余。

现病史：家长代诉患儿近2月来胃口不佳，挑食，晨起有口气，伴腹胀、腹痛，脾气较急躁，睡眠可，出汗可，大便偏干偏臭，1~2日一行，小便正常。

查体：腹部B超未见明显异常。面色少华，心肺听诊正常，全腹平软，无压痛及反跳痛，未触及包块，肝脾肋下未及，舌质淡红、苔白偏厚，脉弦细。

诊断：小儿消化不良（湿热证）。

治法：火龙药灸。

（1）灸疗部位：背部督脉。

（2）药液处方：健脾消积方。组成：党参6g、白术6g、山药15g、鸡内金12g、枳壳6g、厚朴6g、香附6g、莱菔子6g、焦麦芽6g、焦山楂6g、焦神曲6g、炙甘草3g。

（3）操作方法：充分暴露灸疗部位，铺火龙药巾，然后用一块干毛巾遮盖其上，并再覆盖两块湿毛巾；在湿毛巾上喷洒火龙药液，需要喷洒均匀，喷洒的火龙药液范围不超出湿毛巾覆盖的范围；用打火机逆经络循行方向点火，同时施术者手持一块湿毛巾站立在患者一侧，随时准备扑火，当患者自我感觉灼热时即扑灭，反复操作2次，时间为8分钟；治疗结束后取下毛巾及药巾，询问患者感觉并嘱咐患者注意保暖、谨防着凉。

（4）操作间隔：每日或隔日治疗1次，2次为1个疗程。

（5）疗效及随访：经1个疗程治疗症状明显好转，食欲明显改善，治疗2个疗程食欲已如常，大便正常，精神可，嘱其勿食油甘厚腻之物，饮食适量，随访2个月，病情稳定。

（二）其他常用疗法

根据临床需要，可与下列疗法联合使用。

1.中药内服

（1）寒湿证

治则：温中利湿。

方药：胃苓汤加炮干姜。

组成：苍术10g、厚朴10g、陈皮5g、甘草5g、白术10g、桂枝5g、猪苓10g、泽泻10g、生姜10g、红枣10g、炮干姜6g。

（2）湿热证

治则：清热利湿。

方药：葛根芩连汤加味。

组成：葛根15g、黄连9g、甘草6g、黄芩9g。

（3）伤食证

治则：消导和中。

方药：保和丸、平胃散加减。

组成：山楂（焦）6g、茯苓6g、半夏（制）6g、六神曲（炒）6g、莱菔子（炒）6g、陈皮6g、麦芽（炒）6g、连翘10g、苍术6g、厚朴6g、炙甘草6g。

（4）脾虚证

治则：补脾开陷。

方药：七味白术散。

组成：人参6g、茯苓12g、炒白术12g、甘草3g、藿香12g、木香6g、葛根15g。

（5）脾肾阳虚证

治则：脾肾兼补。

方药：附子理中汤合四神丸加减。

组成：附子5g、干姜5g、白术5g、炙甘草6g、肉豆蔻（煨）6g、补骨脂（盐炒）6g、五味子（醋制）6g、吴茱萸（制）6g、大枣（去核）6g。

2. 推拿疗法

（1）捏脊法

部位：自长强至大椎穴。

方法：先用两手食指背横压在长强穴向上推，同时以两手拇指与食指合并将皮肤肌肉捏起，向上推捏至大椎穴。连续操作5~6次。

（2）揉中脘法

部位：中脘穴。

方法：让患儿仰卧，医者以右手四指并拢按揉15~20次。

（3）揉百会穴法

部位：百会穴。

方法：患儿仰卧，医者以食指腹按揉15~20次。

3.针刺疗法

取穴：中脘、足三里、天枢、内关、胃俞、脾俞等。

方法：毫针常规针刺，中等强度刺激。

4.放血疗法

取穴：四缝穴。

方法：用毫针点刺。

五、按语

本病在小儿各年龄段均可发病，但以婴幼儿多见，本病既可以单独出现，也可以兼夹出现在其他病如感冒、肺炎、泄泻中。一般预后良好，可以从饮食生活习惯多方面调护。此外，小儿推拿对本病的效果良好，可以调理脾胃可增进食欲，促进消化吸收。

第五节　小儿遗尿

小儿遗尿是指3岁以上具有正常排尿功能的儿童，在睡眠中小便不能自行控制而排出的病症，俗称"尿床"。大多为功能性，男性患儿较多（男女比例为2∶1~3∶1），患儿通常睡眠较深，不易唤醒，轻者数夜1次，重者一夜数次。

一、病因及发病机制

（一）中医病因病机及分型

1.病因病机　遗尿主要是膀胱失于约束，与肺、脾、肾功能失调以及三焦气化失司均有关系。小儿脏腑娇嫩、形气未充，肾气不足，三焦气化失司，膀胱约束不利，以致遗尿。

2.证候分型

（1）下元虚寒：睡中遗尿，醒后方觉，天气寒冷时加重，小便清长，神疲乏力，面色少华，形寒肢冷，腰膝酸软；舌淡，苔薄白或白滑，脉沉细或沉弱。

（2）肺脾气虚：睡中遗尿，日间尿频而量多，面色少华或萎黄，神疲乏力，纳少便溏，自汗、动则汗出，易感冒；舌淡，苔薄白，脉弱无力。

（3）心肾失交：梦中遗尿，寐不安宁，多梦易惊，烦躁叫扰，多动少静，记忆力差，或五心烦热，形体较瘦；舌红苔少，脉沉细数。

（4）肝经湿热：睡中遗尿，小便量少色黄，气味腥臊，性情急躁，夜卧不安或梦语，甚者目睛红赤；舌红，苔黄腻，脉滑数。

（二）西医病因与发病机制

1.病因　西医学认为本病与遗传因素、疾病因素、睡眠因素、膀胱的夜间控制能力发育迟缓、环境因素、抗利尿激素产生不足等有关。

2.发病机制　其发病机制仍然还在不断地深入探索和研究中，当前主要认为是受到机体发育迟缓的影响。

二、诊断与鉴别诊断

（一）诊断标准

1.主要症状　睡眠中无意识地排尿，不能自主控制，醒后才知，且睡眠较深，不易唤醒。

2.发作频率　出生后一直尿床，没有连续6个月以上的不尿床期；3~5岁，尿床频率为每周≥5次，持续3月；超过5岁，尿床频率每周≥2次，持续3月。

3.实验室检查　尿常规、尿细菌培养未见异常，泌尿系统B超或可见膀胱容量小，腰骶部MRI检查或X线检查可见隐性脊柱裂。

（二）鉴别诊断

1.尿路感染　表现为尿频、尿急和排尿痛。尿常规检查有白细胞或脓细胞。

2.尿失禁　表现为尿液自遗而无论昼夜，不分寤寐，出而不禁。尿常规、尿细菌培养均无异常。

3.神经性尿频　表现为白天尿意频繁，但入睡后消失。尿常规、尿细菌培养均无异常。

三、临床表现

（一）症状

小儿遗尿大多数为原发性遗尿，夜间遗尿为其最典型的临床表现，常伴随睡中惊醒、多动、梦游或者其他行为障碍，患儿每晚遗尿2~3次，日间活动量多、兴奋或者患有躯体疾病时加重，尿床次数增多，白天遗尿较为少见。

（二）体征

小儿遗尿无特殊体征。

四、治疗

（一）火龙药灸治疗（验案举例）

薛××，男，7岁。2020年4月1日就诊。

主诉：间断性遗尿4年余。

现病史：家长代诉患儿夜间间断性遗尿4年余，每夜尿床2~3次，小便清长，未予重视。患儿神疲乏力，畏寒，纳差，寐可，大便溏，舌质淡，苔薄白，脉沉。

诊断：遗尿（脾肾阳虚，膀胱失约）。

治法：火龙药灸。

（1）灸疗部位：背部督脉。

（2）药液处方：肾虚遗尿方。组成：菟丝子6g、煅龙骨15g、煅牡蛎3g、肉苁蓉6g、附子3g、五味子3g、桑螵蛸18g、远志15g、石菖蒲15g、茯神15g、山茱萸10g。

（3）操作方法：充分暴露灸疗部位，铺火龙药巾，然后用一块干毛巾遮盖其上，并再覆盖两块湿毛巾；在湿毛巾上均匀喷洒火龙药液，喷洒的火龙药液范围不超出湿毛巾覆盖的范围；用打火机顺经点火，同时施术者手持一块湿毛巾站立在患者一侧，随时准备扑火，当患者自我感觉灼热时即扑灭，反复操作2次，时间为8分钟；治疗结束后取下毛巾及药巾，询问患者感觉并嘱咐患者注意保暖、谨防着凉。

（4）操作间隔：每日或隔日治疗1次，3次为1个疗程。

（5）疗效及随访：经1个疗程治疗症状明显好转，遗尿次数明显减少，治疗2个疗程未见遗尿，精神可，嘱其注意保暖，适当锻炼身体，随访3个月，未再复发。

（二）其他常用治疗

根据临床需要，可与下列疗法联合使用。

1.中药内服

（1）下元虚寒

治法：温补肾阳，固摄止遗。

方药：菟丝子散合桑螵蛸散加减。

组成：菟丝子6g、煅龙骨15g、煅牡蛎3g、肉苁蓉6g、附子3g、五味子3g、桑螵蛸18g、远志15g、石菖蒲15g、茯神15g、山茱萸10g。

（2）肺脾气虚

治法：补肺健脾，固摄止遗。

方药：补中益气汤合缩泉丸加减。

组成：党参15g、黄芪15g、柴胡12g、山药15g、白术10g、乌药9g、陈皮6g、益智仁15g、升麻6g、当归10g、覆盆子15g、菟丝子10g、炙甘草15g。

（3）心肾失交

治法：清心滋肾，安神固摄。

方药：交泰丸合导赤散加减。

组成：黄连18g、肉桂3g、地黄6g、淡竹叶6g、通草6g、甘草6g。

（4）肝经湿热

治法：清利湿热，泻肝止遗。

方药：龙胆泻肝汤加减。

组成：龙胆草6g、黄芩9g、栀子9g、柴胡10g、地黄20g、车前子9g、泽泻12g、通草9g、炙甘草6g。

2.针刺疗法

取穴：关元、中极、膀胱俞、三阴交。

方法：毫针常规针刺。中极、关元直刺或向下斜刺，使针感下达阴部为佳。

3.推拿疗法

取穴：脾经、肺经、肾经、三关、外劳、百会、丹田、龟尾、夹脊穴、命门、大椎、肾俞、膀胱俞、足三里、三阴交。

方法：小儿取俯卧位，暴露脊背部，操作者位于小儿左侧；操作者用两手拇指在后顶住皮肤，食指、中指两指在前与拇指相对，三指同时用力捏提皮肤，沿脊柱两侧，双手三指交替捏提皮肤，并由下向上捻动推移。操作完3遍后，从第4遍起，可"捏三提一"，即每侧手捏提、捻推3次后，再三指用力向上提1次。重复操作1~2遍。

4.耳穴疗法

取穴：肾、膀胱、遗尿点、兴奋点、脑点、肺、脾。

操作：行王不留行籽耳穴贴压疗法，用手指按压籽粒，使局部有明显胀、热、痛感。

5.穴位贴敷疗法

取穴：神阙。

方法：用煅龙骨、煅牡蛎、覆盆子、肉桂各30g，生麻黄10g，冰片6g，共研细末，每次使用5~10g，用醋调成膏饼状贴于脐部，夜敷昼揭。

五、按语

1.家长应尽量让患儿临睡前排空膀胱，并在患儿经常遗尿的钟点前唤醒患儿；较大的儿童可用闹钟唤醒，使其能主动上厕所。小儿遗尿减少时，家长应加以鼓励。

2.一般无需特别饮食，但须注意下午4点以后应尽量少进流质饮食，晚饭菜中减少盐量，少喝水，以减少膀胱尿量。

3.建立合理的生活制度，避免过度疲劳，以免夜间熟睡后不易觉醒。

4.家长应当劝慰儿童，使患儿树立信心，了解遗尿是暂时的功能失调，以免在精神上形成压力。

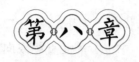

第八章

火龙药灸疗法在神经科的应用

第一节　抑郁症

郁证是由于情绪抑郁、肝气郁结所致，以心情抑郁、情绪不宁、胸部满闷、胁肋胀痛，或易怒易哭，或咽中如有异物梗塞等为主要临床表现的一类病症。

一、病因及发病机制

（一）中医病因病机及分型

1.病因病机　情志内伤是郁证的致病原因。由于情绪抑郁，精神高度紧张，遭受重大创伤，过度忧虑等精神心理因素，导致气机郁滞，脏腑阴阳气血失调，耗伤心脾，使心神失养而发为本病。其病机主要为肝失疏泄，脾失健运，心失所养及脏腑阴阳气血失调。郁证刚开始主要以气滞为主，兼血瘀、火、痰、食积等，多属实证。病久则易由实转虚，虚实夹杂，影响不同的脏腑、损耗相关脏腑的气血阴阳，从而形成心、脾、肝、肾虚实的不同病变情况。

2.证候分型

（1）肝郁气滞：精神抑郁，情绪不宁，胸部满闷，胁肋胀痛，痛无定处，脘闷嗳气，不思饮食，大便不调；苔薄腻，脉弦。

（2）气郁化火：性情急躁易怒，胸胁胀满，口苦而干，或头痛，目赤耳鸣，或嘈杂吞酸，大便秘结；舌质红，苔黄，脉弦数。

（3）痰气郁结：精神抑郁，胸部闷塞，胁肋胀满，咽中如有物梗塞，吞之不下，咯之不出；苔白腻，脉弦滑。

（4）心神失养：精神恍惚，心神不宁，多疑易惊，悲忧善哭，喜怒无常，或时时欠伸，或手舞足蹈，骂詈喊叫等；舌质淡，脉弦。

（5）心脾两虚：多思善疑，头晕神疲，心悸胆怯，失眠健忘，纳差，面色不华；舌质淡，苔薄白，脉细。

（6）心肾阴虚：情绪不宁，心悸，健忘，失眠，多梦，五心烦热，盗汗，口咽干燥；舌红少津，脉细数。

（二）西医病因及发病机制

1.病因

西医精神病学中的某些精神障碍可参照中医学中的郁证进行治疗。迄今，抑郁症的病因并不非常清楚，但可以肯定的是，生物、心理与社会环境诸多方面的因素参与了抑郁症的发病过程。生物学因素主要涉及遗传、神经生化、神经内分泌、神经再生等方面。与抑郁症关系密切的心理学易患素质是病前性格特征，如抑郁气质。成年期遭遇应激性的生活事件，是导致出现具有临床意义抑郁发作的重要触发条件。然而，以上因素并不是单独起作用，强调遗传与环境或应激因素之间的交互作用，以及这种交互作用的出现时点在抑郁症发生过程中所具有重要的影响。

2.发病机制

现在大部研究认为，遗传因素是抑郁症的发病原因之一，而具有该遗传特性的患者在一定的社会心理环境等因素下会促使本病的发生。可能与NE及5-HT在脑区的绝对或相对缺乏以及影响下丘脑–垂体–肾上腺轴等神经内分泌传导系统的功能有关。

二、诊断与鉴别诊断

（一）诊断标准

1.以情绪抑郁不畅，过度思虑忧伤，胸胁胀满疼痛不适，或易怒易哭，或咽中如有异物梗塞感为主症。

2.发病人群以青中年女性为主，无其他疾病的症状与体征。

3.大多数患者有忧愁、焦虑、悲哀、情绪激动等不良情绪的病史，患者病情经常反复发作。

（二）鉴别诊断

本病需和虚火喉痹、噎膈、癫证、痴呆等疾病进行鉴别。

三、临床表现

（一）症状

1.大多数患者发病比较缓慢，发病前会有长期情志不畅或过度忧虑的时期。

2.气机郁结所引起的症状，可见精神萎靡不振、情绪不安、胸胁部时有胀满疼痛等不适，为郁证的证型所共有的症状，是郁证的基本证候特征。

（二）体征

1.郁证所表现的胸胁部胀满疼痛，范围比较广泛，患者尚不能指出确切部位，一般多以胁肋部为主；以胸闷胀满为常见表现，且持续时间较长，疼痛症状表现不明显。

2.临床中郁证的基本症状，其程度会随情绪的起伏而变化。

四、治疗

（一）火龙药灸治疗（验案治疗）

陈××，女，29岁，2017年6月2日初诊。

主诉：精神恍惚、悲伤哭泣1月余。

现病史：患者2月前产后情志失调，渐至奶水不足，精神恍惚、心神不定、多疑善惊、悲伤哭泣，时时欠伸或太息，纳谷不香，二便如常，舌质淡红而瘦，苔薄白，脉弦细。

诊断：产后抑郁症（肝阴不足型）。

治法：养心安神，滋补肝阴。

（1）灸疗部位：督脉、背部、阳性反应区。

（2）药液处方：扶阳胜郁方。组成：桑寄生、杜仲各100g，半夏、黄芩、黄连、干姜各60g，柴胡、香附、炙甘草各40g。

（3）操作方法：充分暴露灸疗部位，选取心俞、膈俞、膏肓俞、肝俞、脾俞、肾俞等腧穴拔罐，并用干毛巾覆盖保暖，拔罐时间为10分钟；起罐后，予灸疗部位铺火龙药巾，然后用一块干毛巾遮盖其上，并再覆盖两块湿毛巾；在湿毛巾上均匀喷洒火龙药液，喷洒的火龙药液范围不超出湿毛巾覆盖的范围；用打火机顺经点火，同时施术者手持一块湿毛巾站立在患者一侧，随时准备扑火，当患者自我感觉灼热时即扑灭，反复操作5次，时间为20分钟；治疗结束后取下毛巾及药巾，询问患者感觉并嘱咐患者注意保暖、谨防着凉。

（4）操作间隔：每日或隔日治疗1次，5次为1个疗程。

（5）疗效及随访：经1个疗程治疗症状明显好转，治疗2个疗程各种症状消失，嘱其规律作息，避免劳累，放松心情，随访3个月，情绪良好。

（二）其他常用疗法

根据临床需要，可与下列疗法联合使用。

1.中药内服

（1）肝郁气滞型

治法：疏肝解郁、理气畅中。

方药：柴胡疏肝散加减。

组成：柴胡15g、枳壳15g、川芎10g、香附10g、陈皮10g、芍药10g、甘草8g。

（2）气郁化火型

治法：疏肝解郁、清肝泻火。

方药：丹栀逍遥散加减。

组成：柴胡15g、薄荷10g、当归10g、白芍10g、白术10g、茯苓10g、甘草8g、生姜8g、牡丹皮10g、栀子10g。

（3）痰气郁结型

治法：行气开郁、化痰散结。

方药：半夏厚朴汤加减。

组成：半夏15g、茯苓15g、生姜10g、厚朴10g、紫苏10g。

（4）心神失养型

治法：甘润缓急、养心安神。

方药：甘麦大枣汤加减。

组成：小麦15g、甘草8g、大枣8g。

（5）心脾两虚型

治法：健脾养心、补益气血。

方药：归脾汤加减。

组成：党参15g、白术15g、甘草10g、黄芪10g、当归10g、龙眼肉10g、酸枣仁10g、远志10g、茯苓10g、木香10g。

（6）心肾阴虚型

治法：滋养心肾。

方药：天王补心丹合六味地黄丸加减。

组成：天冬15g、麦冬15g、玄参10g、怀山药10g、山茱萸10g、茯苓10g、五味子10g、当归10g、柏子仁10g、酸枣仁10g、远志10g、丹参10g、牡丹皮10g。

2.针刺疗法

取穴：神门、大陵、内关、期门、心俞、合谷、太冲。

配穴：肝气郁结可加支沟、阴陵泉；气郁化火加行间、内庭、支沟；痰气郁结加天突、列缺、照海等。

方法：取上述穴位，消毒后将针刺入，行提插捻转手法使之得气，得气后留针10~20分钟，之后将针取出即可。

3.穴位埋线疗法

取穴：期门、心俞、肝俞、脾俞。

方法：无菌操作，要一穴一棉签、一穴多棉签消毒，然后一穴一针头埋线，将人体可吸收的羊肠线放在专用的埋线器内，刺入穴位之后推进针芯，使羊肠线留在穴位内，退出针套，然后将针芯退出皮面。

4.耳针疗法

取穴：神门、心、内分泌、枕、脑点、肝、脾、肾、皮质下。

方法：每次取3~5穴，用毫针浅刺或加电针，两耳同时针刺，用强刺激手法，每次留针20分钟，隔日1次，也可用埋针法或王不留行籽贴压，两耳交替进行，每日按压2~3次，3~5天更换1次。

5.电针疗法

取穴：足三里、内关、太冲、三阴交。

方法：每次取2~3穴，通电20分钟左右，每日治疗1次。

6.穴位注射疗法

取穴：风池、心俞、脾俞、足三里。

方法：取上述穴位，每穴注入丹参注射液0.3~0.5ml，每日或隔日治疗1次。

7.艾灸疗法

温和灸：选择气海、中脘、神阙行温和灸。

隔姜灸：印堂、百会、神阙、涌泉行隔姜灸，每穴艾灸30~40分钟，连续艾灸10天，中间停3~4天，再施灸。

8.药物治疗

本病的西医治疗主要使用抗焦虑、抗抑郁及调整自主神经功能紊乱的药物。目前临床上较广泛使用的抗焦虑药物主要为苯二氮卓类药物，如地西泮类、唑仑类等。抗抑郁药物主要为三环类、四环类抗抑郁药，如丙米嗪、阿米替林，以及选择性5-羟色胺再摄取抑制剂如舍曲林等。除药物治疗，主要还有心理治疗。

五、按语

1.郁证的病因是情志内伤。其病机主要为肝失疏泄、脾失健运、心失所养及脏腑阴阳气血失调。应指导患者正确对待各种事物，避免忧思郁虑。

2.做好心理疏导，使患者能正确认识和对待疾病，增强治愈疾病的信心。

第二节　痿证

痿证是一种难治性的慢性病，是以肢体软弱无力，以因日久不能随意运动而形成的废用性肌肉萎缩为主要临床特征，多发于下肢，又被称为"痿躄"。"痿"是指机体痿弱不用，"躄"是指下肢软弱无力，不能步履之意。《内经》将痿证分为弛缓和拘挛两种类型。本病常见于西医学的运动神经系统或肌肉损害所引起的瘫痪以及多发性神经炎、脊髓炎、进行性肌萎缩、重症肌无力、肌营养不良、癔病性瘫痪，和表现为软瘫的中枢神经系统感染的后遗症。

一、病因及发病机制

（一）中医病因病机及分型

1.病因病机

（1）感受温毒：温热毒邪内侵，或病后余邪未尽，低热不解；或温病高热持续不退，皆令内热燔灼，伤津耗气，肺热叶焦，津伤失布，不能润泽五脏，五体失养而痿弱不用。

（2）湿热浸淫：久处湿地或涉水淋雨，感受外来湿邪，湿热浸淫经脉，营卫运行受阻，或郁遏生热，或痰热内停，蕴湿积热，或浸淫筋脉，气血运行不畅，致筋脉失于濡养而致痿。

（3）饮食毒物所伤：素体脾胃虚弱或饮食失节，劳倦思虑过度，或久病致虚，中气受损，脾胃受纳、运化、输布精微功能失常，气血津液生化之源不足，无以濡养五脏，以致筋骨肌肉失养；脾胃虚弱，不能运化水湿，聚湿成痰，痰湿内停，客于经脉；或饮食失节，过食肥甘，嗜酒辛辣，损伤脾胃，运化失职，湿热内生，均可致痿。此外，服用或接触毒性药物，损伤气血经脉，经气运行不利，脉道失畅，亦可致痿。

（4）久病房劳：先天不足，或久病体虚，或房劳太过，伤及肝肾，精损难复；或劳逸太过而伤肾，耗损阴精，肾水亏虚，筋脉失于灌溉濡养。

（5）跌仆瘀阻：跌打损伤，瘀血阻络，新血不生，经气运行不利，脑失神明之用，发为痿证；或产后恶露未尽，瘀血流注于腰膝，以致于气血瘀阻不畅，脉道不利，四肢失于濡养滋养。

其病变部位在筋脉肌肉，但根于五脏虚损。肺主皮毛，脾主肌肉，肝主筋，肾主骨，心主血脉，故五脏病变，皆能致痿，上述各种致病因素，耗伤五脏精气，致使精血津液亏损。而五脏受损，功能失调，生化乏源，又加重了精血津液的不足，筋脉肌肉因之失养而弛纵，不能束骨而利关节，以致肌肉软弱无力，消瘦枯萎，而发为痿证。痿证病变累及五脏，且常相互传变。一般而言，本病以热证、虚证为多，虚实夹杂者亦不少见。临证常表现为因实致虚、因虚致实和虚实错杂的复杂病机。

2.证候分型

（1）肺热津伤：发病急，病起发热，或热后突然肢体软弱无力，心烦口渴，咳呛少痰，咽喉不利，小便短赤，大便秘结；舌红苔黄，脉细数。

（2）湿热浸淫：起病缓慢，逐渐出现四肢困重，继而手足无力，大多见于下肢，肢体困重麻木，胸脘痞闷，大便黏浊，小便赤涩；舌黄厚腻，脉滑数而濡。

（3）脾胃气虚：起病缓慢，四肢软弱无力逐渐加重，渐致缓纵不收，肌肉枯萎，瘦削伴见神疲乏力，食少便溏，面目虚浮无华；舌淡胖，脉沉细或沉弱。

（4）脉络瘀阻：症见四肢软弱无力，或麻木不仁，筋脉抽掣，四肢脉络青涩，甚者萎枯不用；舌紫唇青，或舌见瘀斑，脉涩滞。

（5）肝肾亏损：症见一侧或双侧下肢感觉障碍，或感觉消失，渐致下肢痿废不用，腰脊痠软，头晕耳鸣，遗精滑泄，或月经不调；舌淡红少苔，脉沉细数。

（二）西医病因及发病机制

西医学的多发性肌炎、感染性多发性神经根炎、运动神经元病、重症肌无力、肌营养不良等符合本病的证候特征者，可参考本节内容进行辨证论治。

1.多发性肌炎　以四肢近端肌肉肌痛、肌无力、肌萎缩为主要表现，多累及四肢近端及颈部肌群，还常累及多种脏器甚至伴发肿瘤。伴有血清肌酸激酶升高，肌电图、肌活检皆有特征性改变。

2.感染性多发性神经根炎　发病前常有上呼吸道感染或消化道感染如发热、腹泻等，1~2周后四肢呈不同程度的对称性下运动神经元性瘫痪，并常从双下肢开始，呈上升性累及双上肢。脑脊液在发病后1~2周出现蛋白–细胞分离现象。

3.重症肌无力　人体任何部位的随意肌都可以受到乙酰胆碱抗体的侵犯而出现肌无力和易疲劳现象，以晨轻暮重、休息轻活动重为突出表现。电生理检查具有诊断价值。

4.肌营养不良　本病为缓慢进展的肌肉萎缩、肌无力及不同程度的运动障碍，为原发于肌肉组织的遗传性疾病。血清肌酸激酶水平明显升高，肌电图提示肌源性损害。

5.运动神经元病　多隐匿起病，表现为缓慢进展的上下肢运动神经元性瘫痪、肌肉萎缩和肌束震颤，有腱反射亢进和病理反射，多无根性疼痛和感觉障碍，在下运动神经元病损区，肌电图呈现神经原性肌萎缩。

二、诊断与鉴别诊断

（一）诊断标准

1.肢体弛缓不收，软弱无力，日久不能随意运动甚则肌肉萎缩、瘫痪。

2.部分患者可有眼睑下垂、抬头乏力，甚则影响呼吸、吞咽、排尿等。

3.常有久居湿地、涉水淋雨史，或有药物史、家族史。

（二）鉴别诊断

痿证须与痹证相鉴别，因痹证后期，由于肢体关节疼痛，不能运动，肢体长期废用，亦有类似痿证之瘦削枯萎者。但痿证肢体关节一般不痛，痹证则均有疼痛，其病因病机有异，治法也各不相同，二者不能混淆。

三、临床表现

（一）症状

痿证是指肢体筋脉弛缓，软弱无力，日久不能随意运动而致肌肉萎缩的一种病症。病位在肺则初期症见发热，咳嗽，咽痛，或在发热之后出现肢体软弱不用；病位在脾胃则见四肢痿软，食少便溏，面浮，下肢微肿，纳呆腹胀；病位在肝肾则下肢痿软无力明显，甚则不能站立，腰脊酸软，头晕耳鸣，遗精阳痿，月经不调，咽干目眩。

（二）体征

神经系统检查：肌力降低、肌肉萎缩。必要时查肌电图、肌肉活检与酶学检查等。

四、治疗

（一）火龙药灸疗法（验案举例）

张××，女，57岁。2020年4月02日初诊。

主诉：双眼睑下垂2年，加重5天。

现病史：患者于2016年无明显诱因出现双眼睑下垂，伴视物模糊，吞咽困难，饮水呛咳，劳累后加重，当地医院诊断为眼肌型重症肌无力，经治疗症状好转后出院。5天前双眼睑上抬无力再次出现，症状加重，睁眼困难，视物模糊，吞咽困难，饮水呛咳，口苦，有异味，表情淡漠，纳差、眠差，小便黄，大便调，舌红苔黄腻，脉滑数。

诊断：痿证（湿热蕴脾型）。

治法：火龙药灸。

（1）灸疗部位：督脉、背部、阳性反应区。

（2）药液处方：清热利湿运脾方。组成：苍术50g、黄柏100g、龟甲100g、草薢100g、知母100g、茯苓100g、白术100g、山药100g、白扁豆75g、莲子50g、薏苡仁50g、砂仁50g、桔梗50g、甘草100g。

（3）操作方法：充分暴露灸疗部位，选取胃俞、脾俞、肾俞、肝俞、膏肓俞等腧穴拔罐，并用干毛巾覆盖保暖，拔罐时间为10分钟；起罐后，予灸疗部位铺火龙药巾，然后用一块干毛巾遮盖其上，并再覆盖两块湿毛巾；在湿毛巾上均匀喷洒火龙药液，喷洒的火龙药液范围不超出湿毛巾覆盖的范围；用打火机逆经络循行方向点火，同时施术者手持一块湿毛巾站立在患者一侧，随时准备扑火，当患者自我感觉灼热时即扑灭，反复操作3次，时间为12分钟；治疗结束后取下毛巾及药巾，询问患者感觉并嘱咐患者注意保暖、谨防着凉。

（4）操作间隔：每日或隔日治疗1次，8次为1个疗程。

（5）疗效及随访：经治疗1个疗程症状明显好转，治疗2个疗程症状疾病消失，嘱其健康规律饮食，勿食油甘厚腻，适当锻炼，随访3个月，病情稳定。

（二）其他常用疗法

根据临床需要，可与下列疗法联合使用。

1.中药内服

（1）肺热津伤型

治法：清热润燥，养阴生津。

方药：清燥救肺汤加减。

组成：桑叶9g、石膏15g、甘草3g、党参9g、胡麻仁9g、阿胶6g、麦冬9g、杏仁6g、枇杷叶6g。

（2）湿热浸淫型

治法：清热利湿，通利经脉。

方药：加味二妙散加减。

组成：苍术50g、黄柏100g、龟甲100g、草薢100g、知母100g。

（3）脾胃气虚型

治法：补中益气，健脾升清。

方药：参苓白术散加减。

组成：人参100g、茯苓100g、白术（炒）100g、山药100g、白扁豆（炒）75g、莲子50g、薏苡仁（炒）50g、砂仁50g、桔梗50g、甘草100g。

（4）脉络瘀阻型

治法：益气养营，活血化瘀。

方药：圣愈汤合补阳还五汤加减。

组成：生地黄9g、熟地黄9g、人参9g、当归身15g、黄芪120g、当归尾6g、赤芍45g、地龙30g、川芎12g、桃仁3g、红花3g。

（5）肝肾亏损型

治法：补益肝肾，滋阴清热。

方药：虎潜丸加减。

组成：黄柏250g、龟甲120g、知母60g、熟地黄60g、陈皮60g、白芍60g、锁阳45g、虎骨30g、干姜15g。

2.针刺疗法

取穴：上肢取肩髃、曲池、合谷、颈胸夹脊。下肢取髀关、足三里、阳陵泉、三阴交、腰夹脊。

方法：上肢肌肉萎缩行手阳明经排刺，下肢肌肉萎缩行足阳明经排刺，其余穴常规针刺。

3.艾灸疗法

取穴：百会、肾俞、涌泉。

方法：百会位居巅顶，诸阳之会，灸之升阳举陷、温补诸阳；肾俞位居人位，灸之温肾助阳；涌泉灸之滋阴补阳、阴中求阳。

4.穴位注射疗法

取穴：手三里、曲池、三阴交、阳陵泉、足三里、髀关。

方法：穴位注入维生素B_1、B_{12}注射液，每穴0.5~1ml，隔日治疗1次，10次为1个疗程。

5.埋线疗法

取穴：肩髃、臂臑、曲池、手三里、髀关、伏兔、足三里、阳陵泉。

方法：用羊肠线埋于上述穴位，每次选2~3穴。

五、按语

1.痿证的预后与感邪轻重和正气强弱有关。感邪轻、起病急、正气强者，经数周或数月治疗可获痊愈。若病情迁延，出现呼吸、吞咽困难，则属痿证重症，预后极差，危及生命。

2.避居湿地，防御外邪侵袭，有助于痿证的预防和康复。

3.提倡患者进行适当锻炼并注意精神饮食调养。

第三节　帕金森综合征

帕金森综合征属中医"颤证"范畴，又被称为"振掉""震颤""颤振"，是因脑髓失充，筋脉失养，而发生的以头部或肢体不能自主控制的震颤摇动等为临床特征的疾病。轻证尚能坚持工作、生活自理，只存在一定程度的头摇或手足轻颤，重证头部振摇大动，甚至有痉挛扭转样动作，两手及上下肢颤动不止，或兼有项强、四肢拘急，生活不能自理。

一、病因及发病机制

（一）中医病因病机及分型

1.病因病机

（1）年老体虚：中年之后，脾胃渐损，肝肾亏虚，精气暗衰，筋脉失养；或禀赋不足，肾精虚损，脏气失调；或罹患沉疴，久病体弱，脏腑功能紊乱，气血阴阳不足，筋脉失养，虚风内动。

（2）情志过极：情志失调，郁怒忧思太过，脏腑气机失于调畅。郁怒伤肝，肝气郁结不畅，气滞而血瘀，筋脉失养；或肝郁化火生风，风阳暴张，窜经入络，扰动筋脉；若思虑太过，损伤心脾，则气血化源不足，筋脉失养；或因脾虚不运，津液失于输布，而聚湿生痰，痰浊流窜经络，扰动筋脉。

（3）饮食不节：恣食膏粱厚味或嗜酒成癖，损伤脾胃，聚湿生痰，痰浊阻滞经络而动风；或滋生内热，痰热互结，壅阻经脉而动风；或因饥饱无常，过食生冷，损伤脾胃，气血生化乏源，致使筋脉失养而发为颤证。

（4）劳逸失当：行役劳苦，动作不休，使肌肉筋膜损伤疲极；或房事劳欲太过，肝肾亏虚，阴血暗损，虚风内动；或贪逸少动，使气缓脾滞而气血日减，筋脉失于调畅而不得保持自主，发为颤证。

颤证病在筋脉，与肝、肾、脾等脏关系密切。病初源于肝，日久累及脾肾。本病的基本病机为肝风内动，筋脉失养。临床上包括肝阳化风、血虚生风、阴虚风动、瘀血生风、痰热动风等不同证型。病理因素多源于风、火、痰、瘀、虚。本虚标实为其病理性质，主要由于气血阴阳亏虚，尤其是阴津精血亏虚；风、火、痰、瘀为其标。标本之间密切联系，风、火、痰、瘀可因虚而生，诸邪又进一步耗伤阴津气血。风、火、痰、瘀之间也相互联系，甚至也可以互相转化，如阴虚、气虚可转为阳虚，气滞、痰湿也可化热等。颤证日久肝肾亏虚，气血无力运行，血液流动缓慢，停留成瘀，会产生肢体僵硬、痉挛疼痛、行动迟滞发力等特征。

2.证候分型

（1）风阳内动：肢体颤动粗大，程度较重，不能自制，头晕耳鸣，面赤烦躁，易激动，心情紧张时颤动加重，伴有肢体麻木，口苦而干，语言迟缓不清，流涎，小便赤，大便干；舌质红，苔黄，脉弦滑数。

（2）痰热风动：头摇不止，肢麻震颤，重则手不能持物，头晕目眩，胸脘痞闷，口苦口黏，甚则口吐痰涎；舌体胖大，有齿痕，舌质红，舌苔黄腻，脉弦滑数。

（3）气血亏虚：头摇肢颤，面色㿠白，表情淡漠，神疲乏力，动则气短，心悸健忘，眩晕，纳呆，舌体胖大；舌质淡红，舌苔薄白滑，脉沉濡无力或沉细弱。

（4）髓海不足：头摇肢颤，持物不稳，腰膝酸软，失眠心烦，头晕，耳鸣，善忘，或神呆痴傻；舌质红，舌苔薄白，或红绛无苔，脉象细数。

（5）阳气虚衰：头摇肢颤，筋脉拘挛，畏寒肢冷，四肢麻木，心悸懒言，动则气短，自汗，小便清长或自遗，大便溏；舌质淡，舌苔薄白，脉沉迟无力。

（二）西医病因及发病机制

帕金森综合征目前尚未明确其确切病因，现在普遍认同的观点为与遗传因素、环境因素、年龄老化、特定人群等存在相关性。发病机制尚不清楚，病理机制可能是由于各种因素导致的中脑黑质区域大量多巴胺能神经元坏死、丢失，导致神经元细胞调节的运动功能被破坏，以致人体出现运动迟缓、震颤、肢体僵硬等椎体外系的症状。

二、诊断与鉴别诊断

（一）诊断标准

1.于中老年发病，病因不明，病史中无脑炎、中毒、脑血管病、颅脑外伤及服用易致锥体外系症状药物史等。

2.呈隐匿发病，病程长，缓慢进展。

3.至少要具备静止性震颤、运动迟缓、肌强直和姿势步态异常4个典型症状和体征中的2个。

4.是否存在不支持诊断帕金森综合征的不典型症状和体征，如锥体束征、失用性步态障碍、小脑症状、意向性震颤、凝视麻痹、严重的自主神经功能障碍、明显的痴呆伴有轻度的锥体外系症状等，并为CT或MRI检查所证实。

5.脑脊液中高香草酸减少，对确诊早期帕金森综合征及帕金森综合征与特发性震颤、药物性帕金森综合征鉴别是有帮助的。

（二）鉴别诊断

本病需和同样出现肢体震颤症状的特发性震颤、肝豆状核变性等疾病进行鉴别。

三、临床表现

（一）症状

1.头部及肢体颤抖、摇动、不能自制，甚者颤动不止，四肢强急。

2.常伴动作笨拙，活动减少，多汗流涎，语言缓慢不清，烦躁不寐，神志呆滞等症状。

3.多发生于中老年人，一般起病隐匿，逐渐加重，不能自行缓解。部分患者发病与情志有关，或继发于脑部病变。

（二）体征

1.静止性震颤　常为首发症状，多始于一侧上肢远端，静止时出现或者明显，随意运动时减轻或者停止，紧张时加剧，入睡后消失。体检时令患者一侧肢体运动，如握拳或者松拳，可使另一侧肢体震颤更加明显，该试验有助于发现早期的轻微震颤。

2.肌强直　肌强直是指被动运动关节时，可出现阻力增加。查体可见患者因四肢、躯干、颈部肌肉强直而出现特殊的屈曲体位，表现为头部前倾，躯干俯屈，上肢肘关节屈曲，腕关节伸直，前臂内收，下肢髋关节及膝关节均略微弯曲。

3.运动迟缓　运动迟缓是指随意动作减少，动作缓慢、笨拙。体检时可见患者面容呆板，双眼凝视，瞬目减少，呈现"面具脸"，口部、咽部、腭肌运动障碍，语速变慢，语调低沉。做快速重复性动作时，如拇指、食指的对指时，可表现为运动速度和幅度进行性降低。

4.姿势步态障碍　姿势步态障碍是指平衡功能减退、姿势反射消失引起的姿势步态不稳，易摔跤。体检时，让患者走路，可见患侧下肢拖曳，上肢摆臂幅度减少或者消失，启动、转弯或跨越障碍时，步态障碍尤为明显。自坐位、卧位起身困难，迈步后以极小的步伐越走越快，不能及时止步，也就是所谓的慌张步态。

四、治疗

（一）火龙药灸疗法（验案举例）

郝××，男性，68岁。2020年3月19日初诊。

主诉：左手颤抖3年余。

现病史：患者于3年前无明显诱因出现左手颤抖，于当地医院就诊，诊断为帕金森病。经治疗效果不佳，具体治疗不详。刻下：左手颤抖无力，持物不稳，动作迟缓，时有走路摔倒，反应迟钝，健忘，畏寒，面色白，口干，纳寐可，小便次数多，夜尿多，大便干。舌淡胖，边有齿痕，苔薄白，脉沉细，尺弱。

诊断：颤证（阳虚水泛证）。

治法：火龙药灸。

（1）灸疗部位：背部、督脉、阳性反应区。

（2）药液处方：温阳利水止颤方。组成：生白芍18g、阿胶9g、生龟甲12g、干地黄18g、麻仁6g、五味子6g、生牡蛎12g、麦冬18g、炙甘草2g、鸡子黄2个、鳖甲12g。

（3）操作方法：充分暴露灸疗部位，选取命门、肾俞、志室、大肠俞、脾俞、肝俞等腧穴拔罐，并用干毛巾覆盖保暖，拔罐时间为10分钟；起罐后，予灸疗部位铺火龙药巾，然后用一块干毛巾遮盖其上，并再覆盖两块湿毛巾；在湿毛巾上均匀喷洒火龙药液，喷洒的火龙药液范围不超出湿毛巾覆盖的范围；用打火机逆经络循行方向点火，同时施术者手持一块湿毛巾站立在患者一侧，随时准备扑火，当患者自我感觉灼热时即扑灭，反复操作5次，时间为20分钟；治疗结束后取下毛巾及药巾，询问患者感觉并嘱咐患者注意保暖、谨防着凉。

（4）操作间隔：每日或隔日治疗1次，10次为1个疗程。

（5）疗效及随访：经治疗1个疗程症状明显好转，颤抖程度减轻，次数明显减少，治疗2个疗程颤抖症状消失，嘱其按时服药，注意保暖，适当活动。随访4个月，病情稳定。

（二）其他常用疗法

根据临床需要，可与下列疗法联合使用。

1.中药内服

（1）风阳内动

治法：镇肝息风，舒筋止颤。

方药：天麻钩藤饮合镇肝息风汤加减。

组成：天麻9g、钩藤12g、石决明18g、栀子9g、黄芩9g、川牛膝12g、杜仲9g、益母草9g、桑寄生9g、夜交藤9g、朱茯神9g，白芍、怀牛膝、代赭石、龙骨、牡蛎、天冬、五味子、龟甲、玄参、麦芽各30g，甘草10g、蜈蚣3条。

（2）痰热风动

治法：清热化痰，平肝息风。

方药：导痰汤合羚角钩藤汤加减。

组成：半夏120g、天南星30g、枳实30g、橘红30g、赤茯苓30g、羚羊角4.5g、霜桑叶6g、川贝12g、生地15g、钩藤9g、菊花9g、茯神9g、白芍9g、生甘草3g，淡竹茹15g。

（3）气血亏虚

治法：益气养血，濡养筋脉。

方药：人参养荣汤。

组成：黄芪、当归、桂心、甘草（炙）、橘皮、白术、人参各30g，白芍3g、熟地黄9g、五味子4g、茯苓4g，远志15g。

（4）髓海不足

治法：填精补髓，育阴息风。

方药：龟鹿二仙膏合大定风珠加减。

组成：龟甲250g、鹿角250g、党参50g、枸杞子90g、白芍18g、阿胶9g、龟甲12g、干地黄18g、麻仁6g、五味子6g、生牡蛎12g、麦冬18g、炙甘草12g、鸡子黄2个、鳖甲12g。

（5）阳气虚衰

治法：补肾助阳，温煦筋脉。

方药：地黄饮子。

组成：生白芍18g、阿胶9g、生龟甲12g、干地黄18g、麻仁6g、五味子6g、生牡蛎12g、麦冬18g、炙甘草2g、鸡子黄2个、鳖甲12g。

2. 针刺疗法

取穴：神庭、百会、四神聪、印堂、太阳、头维、角孙、风池、合谷、曲池、手三里、外关、后溪。

配穴：风阳内动加太冲、阳陵泉；痰湿内蕴加丰隆、中脘；气血亏虚加气海、血海、足三里；髓海不足加期门、三阴交、肝俞、肾俞；阳气虚衰加气海、关元、命门、足三里。

方法：常规针刺，每天1次，每周6次。1个月为1个疗程。

3. 头针疗法

取穴：顶颞前斜线。

方法：一般斜刺进针，进针深度为0.5~1寸，进针后捻转3~5分钟，留针

5分钟，再捻转、再留针，反复3次，即可出针。

4.电针疗法

取穴：百会、悬厘。

方法：进针后稍捻转，得气后连接电极，刺激强度以患者感觉适宜为宜，通电20~30分钟。

5.药物治疗

（1）复方左旋多巴（左旋多巴/苄丝肼、卡比多巴/左旋多巴）：是治疗帕金森病最基本、最有效的药物，对强直、少动、震颤等症状均有良好疗效，适用于晚发型患者，或伴智能减退的早发型患者。

（2）多巴胺受体（DR）激动剂：适用于早发型患者疾病初期。在疾病早期推荐多巴胺和多巴胺受体激动剂小剂量联合使用。DR激动剂的不良反应有体位性低血压、脚踝水肿和精神异常（幻觉、食欲亢进、性欲亢进等）。

（3）儿茶酚–O–甲基转移酶（COMT）抑制剂：在疾病早期首选恩他卡朋双多巴片以改善症状，在疾病中晚期添加COMT抑制剂可进一步改善症状。恩他卡朋必须与复方左旋多巴同服，单用无效。其药物不良反应有腹泻、头痛、多汗、口干、转氨酶升高、腹痛、尿色变黄等。

（4）单胺氧化酶B型（MAO–B）抑制剂：适用于早发型或者治疗初期的帕金森病患者。

（5）抗胆碱能药：主要适用于有震颤症状的患者，长期应用可能会导致认知功能下降。

（6）金刚烷胺：适用于有少动、强直、震颤的帕金森病患者，并对改善异动症有帮助。肾功能不全、癫痫、严重胃溃疡、肝病患者慎用，哺乳期妇女禁用。

五、按语

1.本病症状顽固，尚无根治方法。针灸可以改善症状，减少西药用量及其副作用。

2.轻症应进行耐心训练和调节生活习惯，合理安排生活和工作；重症要注意生活护理，防止发生跌倒等异常情况。

第四节　失眠

失眠，中医又称不寐，是以入睡较为困难，或睡眠时间减少，或睡眠质量不佳，容易惊醒，症状严重时彻夜不眠为主要症状的病症。

一、病因及发病机制

（一）中医病因病机及分型

1.病因病机　本病多由于情志、饮食或气血失常等导致，上述病因会造成五脏气血亏虚，进而出现心失所养。或者五脏偏盛导致心神不安。本病病位在心，多与肝、胆、脾、胃、肾相关。本病虚证常因心脾两虚，心虚胆怯，阴虚火旺，导致心神失养而发病。不寐实证常因心火旺盛，肝郁化火，痰热扰心，引起心神不安而发病。

2.证候分型

（1）肝火扰心：不寐多梦，甚则彻夜不眠，急躁易怒，伴头晕头胀，目赤耳鸣，口干而苦，不思饮食，便秘溲赤；舌红苔黄，脉弦而数。

（2）痰热扰心：心烦不寐，胸闷脘痞，泛恶嗳气，伴头重，目眩；舌偏红，苔黄腻，脉滑数。

（3）心脾两虚：不易入睡，多梦易醒，心悸健忘，神疲食少，伴头晕目眩，面色少华，四肢倦怠，腹胀便溏；舌淡苔薄，脉细无力。

（4）心肾不交：心烦不寐，入睡困难，心悸多梦，伴头晕耳鸣，腰膝酸软，潮热盗汗，五心烦躁，咽干少津，男子遗精，女子月经不调；舌红少苔，脉细数。

（5）心胆气虚：虚烦不寐，胆怯心悸，触事易惊，终日惕惕，伴气短自汗，倦怠乏力；舌淡，脉弦细。

（二）西医病因及发病机制

1.病因

（1）环境因素：睡眠环境的突然更换，不适应新环境。

（2）个体因素：不良的睡前习惯，例如睡前喝茶、咖啡、吸烟等。

（3）躯体因素：各种疾病均可造成不同程度的失眠。

（4）精神因素：睡前过度兴奋、忧虑，导致心神不宁，难以入睡。

（5）药物因素：安眠药戒断反应。

2.发病机制　目前尚未有被广泛接受的病理机制和假说，研究较多的有"过度觉醒假说"和"3P假说"。"过度觉醒假说"认为失眠是一种过度觉醒障碍，患者皮质和皮质下某些脑区存在结构、功能和代谢异常，这些脑区主要包括杏仁核、海马、扣带回、岛叶、额叶、顶叶，体现在躯体、情感、认知水平上，并且不仅仅表现为夜间睡眠的缺失，还表现为持续24小时的个体高觉醒状态。"3P假说"的"3P"是指易感因素、促发因素、持续因素，假定三个因素累积超过了发病所需要的临界值将会导致失眠的发生和维持。该假说用来解释失眠的发生、发展和持续的认知行为学改变，也是目前广泛应用的认知行为治疗的理论基础。其他的还有刺激控制假说、认知假说和快速眼动睡眠不稳定假说等。

二、诊断及鉴别诊断

（一）诊断标准

1.病情较轻者，入睡困难或睡而易醒，夜醒后再次入睡困难，持续3周以上，病情严重者会出现彻夜难眠。

2.多伴头痛头昏、心悸健忘、神疲乏力、心神不宁、夜寐梦多等。

3.系统检查和实验室检查后，没有发现导致睡眠障碍的器质性病变。

（二）鉴别诊断

1.一过性失眠　在日常生活中常见，可因一时性情志不舒、居住环境改变，或因饮浓茶、咖啡和服用药物等引起。一般有明显诱因，且病程不长。一过性失眠不属病态，一般不需任何治疗，可通过身体自然调节而复常。

2.生理性少寐　多见于老年人，虽少寐早醒，但无明显痛苦或不适，属生理现象。

三、临床表现

（一）症状

不寐是以入睡较为困难，或睡眠时间减少，或睡眠质量不佳，容易惊醒，症状严重时彻夜不眠为主要症状的病症。其中睡眠时间减少的患者常出现入睡困难，夜睡易醒，醒后再次入睡困难，甚则彻夜不寐等症状。睡眠质量不高的患者多表现为多次夜醒，夜梦频繁，睡醒后神疲乏力，头晕头痛、心悸健忘。需要注意的是，因为个体不同，不同人对睡眠的时间与质量的需求不尽相同，因此不寐的诊断不但需参考睡眠的时间和质量，还要参考睡醒后能否消除疲劳、恢复体力，进行综合判断。

（二）体征

烦躁不宁、头胀、健忘、耳鸣、纳呆等。

四、治疗

（一）火龙药灸疗法（验案治疗）

杨××，男，60岁，2015年6月30日初诊。

主诉：入睡困难、夜睡时长不足3小时。

现病史：患者退休后，无明显诱因出现入睡困难、夜睡时长不足，睡后晨起神疲乏力，3个月前上述症状呈进行性加重。患者自感胃脘部发凉，小便清长、次数增多，夜间尤甚，因起夜频繁造成入睡困难，曾间断服用安眠类药物，疗效不佳。刻下：入睡困难、夜睡时长不足（每日约2h），睡后晨起神疲乏力，精神不振，面色萎黄，饮食一般，大便质稀，小便清长，次数增多，夜间尤甚。

诊断：不寐（心脾两虚型）。

治法：火龙药灸。

（1）灸疗部位：背部、督脉。

（2）药液处方：养心健脾安神方。组成：生黄芪40g、党参24g、白术10g、当归10g、茯苓10g、远志10g、炒酸枣仁15g、木香6g、刘寄奴12g、炒五灵脂12g、熟蒲黄12g、焦艾叶10g、山楂炭30g、焦杜仲10g。

（3）操作方法：充分暴露灸疗部位，选取心俞、脾俞、肺俞、膈俞、膏肓俞、肝俞、肾俞等腧穴拔罐，并用干毛巾覆盖保暖，拔罐时间为10分钟；起罐后，先予灸疗部位铺火龙药巾，然后在其上遮盖一块干毛巾，并再覆盖两块湿毛巾；在湿毛巾上喷洒火龙药液，需喷洒均匀，喷洒的火龙药液范围不超出湿毛巾覆盖的范围；用打火机顺经点火，同时施术者手持一块湿毛巾站立在患者一侧，随时准备扑火，当患者自我感觉灼热时即扑灭，反复操作5次，时间为20分钟；治疗结束后取下毛巾及药巾，询问患者感觉并嘱咐患者注意保暖、谨防着凉。

（4）操作间隔：每日或隔日治疗1次，10次为1个疗程。

（5）疗效及随访：经1个疗程治疗症状明显好转，入睡情况改善，睡眠时间明显延长，治疗2个疗程症状基本失，嘱其规律作息，避免太过劳累及熬夜，适当活动，随访4个月，睡眠状况稳定。

（二）其他常用疗法

根据临床需要，可与下列疗法联合使用。

1.中药内服

（1）肝火扰心

治法：疏肝泻热，上扰心神。

方药：龙胆泻肝汤。

组成：龙胆草（酒炒）6g、黄芩（酒炒）9g、山栀子（酒炒）9g、泽泻12g、木通9g、车前子9g、当归（酒炒）8g、生地黄20g、柴胡10g、生甘草6g。

（2）痰热扰心

治法：清热化痰，和中安神。

方药：黄连温胆汤。

组成：黄连6g、竹茹12g、枳实6g、半夏6g、陈皮6g、甘草3g、生姜6g、茯苓10g。

（3）心脾两虚

治法：补益心脾，养血安神。

方药：归脾汤。

组成：白术15g、当归15g、白茯苓15g、黄芪（炒）15g、龙眼肉15g、远志15g、酸枣仁（炒）15g、人参15g、木香5g、甘草（炙）3g。

（4）心肾不交

治法：滋阴降火，交通心肾。

方药：六味地黄丸合交泰丸加减。

组成：熟地黄15g、山萸肉15g、牡丹皮15g、山药15g、茯苓15g、泽泻15g、黄连6g、肉挂6g。

（5）心胆气虚

治法：益气镇惊，安神定志。

方药：安神定志丸合酸枣仁汤加减。

组成：茯苓、茯神、人参、远志各30克，石菖蒲、龙骨各15克，酸枣仁（炒）15g、甘草3g，知母、茯苓、川芎各6g。

2.针刺疗法

主穴：照海、申脉、神门、三阴交、安眠、四神聪。

配穴：肝火扰心配行间；痰热扰心配丰隆、劳宫；心脾两虚配心俞、脾俞；心肾不交配心俞、肾俞；心胆气虚配心俞、胆俞。

操作：泻申脉，补照海；背俞穴注意针刺的方向、角度和深度；余穴常规针刺。

3.耳针疗法

取穴：心、肾、肝、脾、胆、神门、皮质下、交感。

操作：毫针刺法或耳穴贴压法。

4.皮肤针疗法

取穴：印堂、百会、安眠、心俞、肝俞、脾俞、肾俞。

操作：叩刺至局部皮肤潮红为度。

五、按语

本病与情志因素有着密切的关系，若能重视精神调摄和讲究睡眠卫生，对本病具有积极的预防意义。平时应保持乐观向上的态度，使心情愉快，消除恐惧及顾虑，不过度奢望，避免情绪太过波动。同时加强体育锻炼，睡前不喝浓茶、咖啡，不饮烟酒，养成良好的生活习惯，居住环境避免或消除噪音。

第五节　多汗

多汗属中医"自汗""盗汗"范畴，是指汗液外泄失常为主要临床表现的疾病亦称之为汗证。不因外界缓解因素的影响，而白昼时时汗出，动辄益甚者，称为自汗；寐中汗出，醒来自止者，称为盗汗，亦称为寝汗。

一、病因及发病机制

（一）中医病因病机及分型

1.病因病机　汗为心之液，由精微物质所化，不可过泄。引起自汗、盗汗的病因病机主要有以下五个方面。

（1）素体禀赋不足，病后体虚，或久病咳喘，耗伤肺气，肺与皮毛互为表里，肺气不足之人，人体肌表腠理疏松，表虚不固，腠理开而致汗自出。

（2）由于体内阴阳平衡失调，或素体表虚之人外感风邪，导致肌体营卫不和，卫外失司，最终导致汗自出。

（3）忧思过度，耗伤心血，或者血证之后，血虚失于濡养，导致心血亏虚。因汗为心之液，血不养心，故表现为汗液自行排出体外，可分为自汗、盗汗两大类。

（4）过度劳累，亡血失精，或邪热损耗人体津液，以致阴精亏虚，虚火上炎，阴津被扰，固摄失司，导致盗汗或自汗。

（5）由于情志不畅，肝郁气滞，肝火亢盛，或嗜食辛辣刺激性食物，或素体湿热偏盛，以致肝火或湿热内盛，邪热郁蒸，津液外泄而致汗出增多。

2.证候分型

（1）肺卫不固：汗出恶风，稍劳汗出尤甚，或表现半身，某一局部出汗，易于感冒，体倦乏力，周身酸困，面色㿠白少华；苔薄白，脉细弱。

（2）心血不足：自汗或盗汗，心悸少寐，神疲气短，面色不华；舌质淡，脉细。

（3）阴虚火旺：夜寐盗汗，五心烦热，或兼午后潮热，两颧色红，口渴；舌红少苔，脉细。

（4）邪热郁蒸：蒸蒸汗出，汗黏，汗液易使衣服黄染，面赤烘热，烦躁，口苦，小便色黄；舌苔薄黄，脉象弦数。

（二）西医病因与发病机制

西医学认为本病与交感神经异常兴奋、汗腺功能异常亢进有关。

二、诊断与鉴别诊断

（一）诊断标准

1.不因外界环境影响，以头面、颈胸，或四肢、全身出汗为主要临床表现。自汗表现为白天时常汗出，动则更甚。盗汗表现为夜间睡梦中汗出，醒后即止。

2.患者会有具体的病因而出现汗证。

（二）鉴别诊断

1.**脱汗** 脱汗表现为大汗淋漓，汗出如珠，常同时出现声低息微，精神疲惫，四肢厥冷，脉微欲绝或散大无力，多在疾病危重时出现，为病势危急的征象，故脱汗又称为绝汗。

2.**战汗** 战汗主要出现于急性热病过程中，表现为突然恶寒战栗，全身汗出，发热，口渴，烦躁不安，为邪正交争的征象。若汗出之后，热退脉静，气息调畅，为正气拒邪，病趋好转之象。

3.**黄汗** 汗出色黄，染衣着色，常伴见口中黏苦，渴不欲饮，小便不利，苔黄腻，脉弦滑等湿热内郁之症。

三、临床表现

（一）症状

自汗表现为白天时常汗出，动则更甚，常伴有气虚的症状，如气短懒言、乏力、困倦；盗汗表现为夜间睡梦中汗出，醒后即止，常伴有阴虚内热的症状。

（二）体征

查血沉、抗"O"、血糖、胸部影像学、痰涂片等检查有助于诊断本病，但同时不排除其他疾病所导致的汗证，例如嗜铬细胞瘤也会表现全身汗出，在临床检查中要注意鉴别诊断。

四、治疗

（一）火龙药灸疗法（验案举例）

赵××，女，28岁，2017年2月15日初诊。

主诉：自汗1年余。

现病史：患者1年前无明显诱因出现自汗，活动后加重，自行服用感冒药后好转。1年来患者反复出现自汗，稍劳尤甚，易于感冒，体倦乏力，面色少华，脉细弱，苔白。

诊断：自汗（肺卫不固型）。

治法：火龙药灸。

（1）灸疗部位：背部、督脉。

（2）药液处方：固表止汗方。组成：党参12g、黄芪15g、防风15g、白术15g、桂枝12g、甘草5g、生姜8g。

（3）操作方法：充分暴露灸疗部位，选取心俞、厥阴俞、肺俞、膏肓俞、膈俞、脾俞肾俞等腧穴拔罐，并用干毛巾覆盖保暖，拔罐时间为10分钟；起罐后，予灸疗部位铺火龙药巾，然后用一块干毛巾遮盖其上，并再覆盖两块湿毛巾；在湿毛巾上均匀喷洒火龙药液，喷洒的火龙药液范围不超出湿毛巾覆盖的范围；用打火机顺经点火，同时施术者手持一块湿毛巾站立在患者一侧，随时准备扑火，当患者自我感觉灼热时即扑灭，反复操作5次，时间为20分钟；治疗结束后取下毛巾及药巾，询问患者感觉并嘱咐患者注意保暖、谨防着凉。

（4）操作间隔：每日或隔日治疗1次，3次为1个疗程。

（5）疗效及随访：经1个疗程治疗症状好转，出汗明显减少，面色红润，治疗2个疗程症状消失，一般活动已不出汗，嘱其避免劳累，注意保暖，适当活动。随访3个月，病情稳定。

（二）其他常用疗法

根据临床需要与下列疗法联合使用。

1.中药内服

（1）肺卫不固证

治法：益气固表。

方药：玉屏风散加味。汗出多者，酌加麻黄根、浮小麦、糯稻根、煅龙骨、煅牡蛎以固表敛汗；气虚甚者，加党参、黄精、炙甘草益气固摄；兼有阴虚者，加麦冬、五味子养阴敛汗；兼血虚者，加熟地黄、当归、白芍以养血敛汗。

（2）营卫不和证

治法：调和营卫。

方药：桂枝汤加味。汗出多者，酌加煅龙骨、煅牡蛎固涩敛汗；兼气虚者加黄芪益气固表；兼阳虚者，加附子温阳敛汗；如半身或局部出汗者，可配合甘麦大枣汤。

（3）心血不足证

治法：补血养心。

方药：归脾汤加减。汗出多者，加五味子、浮小麦、牡蛎收涩敛汗；血虚甚者、加熟黄、制首乌、枸杞子补益精血；兼心胸不适，舌质紫暗或有瘀点、瘀斑者，酌加丹参、川芎、红花、降香等理气活血，疏通经络。

（4）阴虚火旺证

治法：滋阴降火。

方药：当归六黄汤加减。汗出多者，加浮小麦、糯稻根、牡蛎固涩敛汗；骨蒸潮热者，加知母、地骨皮、青蒿、龟甲、鳖甲以滋阴除蒸；以阴虚为主而火热不甚者，可改用麦味地黄丸补益肺肾，滋阴清热。

（5）邪热郁蒸证

治法：清肝泄热，化湿和营。

方药：龙胆泻肝汤加减。里热较甚，小便短赤者，加茵陈清解郁热；热势减退，可改用茵陈五苓散清热利湿；湿热内蕴而热势不甚者，亦可改用四妙丸清热除湿；如大便秘结，潮热汗出，脉沉实者，可用调胃承气汤通腑泄热。

2.针刺疗法

取穴：自汗选气海、关元、厥阴俞、肾俞、足三里、三阴交；盗汗选膈俞、厥阴俞、气海、关元、肾俞、命门、三阴交、太溪。

操作：毫针常规针刺。

3.皮内针疗法

取穴：尺泽、复溜。

操作：消毒后埋皮内针，皮内针针刺方向与经络循行路线垂直，胶布固定。

4.耳穴贴压疗法

取穴：气虚自汗取肺、交感、肾、三焦、肾上腺；阴虚盗汗取肺、交感、肾、肾上腺、心、内分泌。

操作：以上诸穴均用耳穴贴压法，每日按压3~5次，3日换1次。

5.中药足浴疗法

药方：淫羊藿、补骨脂、黄芪、茯苓、黑豆、浮小麦等。

操作：先用武火煮沸，再用文火煮至1500ml，先用蒸气蒸双脚，同时双脚不停搓擦，待水温降至50℃再浸泡。

6.艾灸疗法

取穴：合谷、复溜、尺泽、膈俞、阴郄。

操作：每次选择3穴，每穴灸10分钟。

五、按语

多汗患者不时应注意生活调护。

1.保持皮肤的清洁。

2.忌寒凉食物，寒冷食物会刺激肠胃。

3.忌油炸及辛辣刺激性食物，如辣椒、洋葱、生蒜、胡椒粉等。

4.适当的多吃一些新鲜的蔬菜水果，多吃一些富含蛋白质和维生素的食物。

5.平时注意多休息，多自我放松，注意避免受冷热刺激，避免熬夜及劳累，避免情绪变化太大。

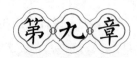

第九章

火龙药灸疗法在其他科的应用

第一节 痰饮

痰饮是指体内水液输布、运化失常，停积于某些部位的一类病证，有广义和狭义之分。广义痰饮包括痰饮、悬饮、溢饮、支饮四类，是诸饮的总称。饮停胃肠则为狭义的痰饮；饮流胁下则为悬饮；饮溢肢体则为溢饮；饮留胸肺则为支饮。本病临床表现变化复杂，西医学中的慢性支气管炎、支气管哮喘、慢性阻塞性肺病、渗出性胸膜炎、心力衰竭、肾源性水肿等疾病可参考痰饮论治。

一、病因及发病机制

（一）中医病因病机及分型

1.病因病机　正常生理情况下，水液的吸收、输布、排泄，主要依靠三焦通路的气化功能及肺、脾、肾三脏通调水道的功能。三焦主全身的气化，是运行体内津液的通道，气化则水行。若三焦气化失司，阳气虚衰，水液停滞，导致水液停积而成为痰饮。常见病因有：因气候寒冷，或淋雨涉水、身处湿地，寒凉邪气侵袭人体肌表，困遏肌表阳气，致使肺气通调水道失司、脾失运化功能，水湿停聚于体内，积而成饮；或因饮食过量、恣食生冷、寒凉之物，或天气炎热运动后饮酒、过食辛辣等刺激性食物，体内冷热互结，中阳被遏，脾司健运，湿从中生，水液停滞于体内而为痰饮；又或是过度劳倦、房事不节，或久病体虚，损及脾肾阳气，水液失于运化，亦可停而成饮。在《圣济总录·痰饮统论》曰："三焦者，水谷之道路，气之所终始也。三焦调适，气脉平匀，则能宣通水液，行入于经，化而为血，灌溉周身。若三焦气涩，脉道壅闭，则水饮停滞，不得宣行，聚成痰饮。"因此痰饮的病机主要为中阳素虚，复加外感寒湿，或为饮食、劳欲所伤，致使三焦气化失常，肺、脾、肾通调、转输、蒸化无权，阳虚阴盛，津液停聚而成痰饮。肺、脾、肾三脏之中，脾脏为主要脏腑。脾运失司，因脾阳虚衰，则上不能输精以养心肺，水谷运化失司，反为痰饮而上逆于肺；下不能助肾以制水，水寒凉之气反伤肾阳。由此必致水液内停中焦，流溢各处，波及五脏。其流溢停留的部位不同，分别演变成痰饮、悬饮、溢饮或支饮。

2.证候分型

1.痰饮

（1）脾阳虚弱：胸胁支满，心下痞闷，胃中有振水音，脘腹喜温畏冷，泛吐清水痰涎，饮入易吐，口渴不欲饮水，头晕目眩，心悸气短，食少，大便或溏，形体逐渐消瘦；舌苔白滑，脉弦细而滑。

（2）饮留胃肠：心下坚满或痛，自利，利后反快，虽利，心下续坚满，或水走肠间，沥沥有声，腹满，便秘，口舌干燥；舌苔腻，色白或黄，脉沉弦或伏。

2.悬饮

（1）邪犯胸肺：寒热往来，身热起伏，汗少，或发热不恶寒，有汗而热不解，咳嗽，痰少，气急，胸胁刺痛，呼吸、转侧疼痛加重，心下痞硬，干呕，口苦；舌苔薄白或黄，脉弦数。

（2）饮停胸胁：胸胁疼痛，咳唾引痛，痛势较前减轻，而呼吸困难加重，咳逆气喘，息促不能平卧，或仅能偏卧于停饮的一侧，病侧肋间胀满，甚则可见病侧胸廓隆起；舌苔白，脉沉弦或弦滑。

（3）络气不和：胸胁疼痛，如灼如刺，胸闷不舒，呼吸不畅，或有闷咳，甚则迁延，经久不已，阴雨更甚，可见病侧胸廓变形；舌苔薄，质暗，脉弦。

（4）阴虚内热：咳呛时作，咯吐少量黏痰，口干咽燥，或午后潮热，颧红，心烦，手足心热，盗汗，或伴胸胁闷痛，病久不复，形体消瘦；舌质偏红，少苔，脉细数。

3.溢饮

表寒里饮：身体沉重而疼痛，甚则肢体水肿，恶寒，无汗，或有咳喘，痰多白沫，胸闷，干呕，口不渴；苔白，脉弦紧。

4.支饮

（1）寒饮伏肺：咳逆喘满不得卧，痰吐白沫量多，经久不愈，天冷受寒加重，甚则引起面浮跗肿。或平素伏而不作，遇寒即发，发则寒热，背痛，腰痛，目泣自出，身体阵阵瞤动；舌苔白滑或白腻，脉弦紧。

（2）脾肾阳虚：喘促动则为甚，心悸，气短，或咳而气怯，痰多，食少，胸闷，怯寒肢冷，神疲，少腹拘急不仁，脐下动悸，小便不利，足跗水肿，或吐涎沫而头目昏眩；舌体胖大，质淡，苔白润或腻，脉沉细而滑。

（二）西医病因及发病机制

1.病因 中医痰饮包含范围较广，西医中支气管炎、哮喘、心包积液、腹腔积液、慢性胃炎、心衰等病可参照本病治疗。其病因为生物和非生物因素。

（1）病毒感染是最常见的病因之一，少部分患者可有细菌感染的情况。年龄、免疫等因素可能影响支气管炎发病或急性加重，支原体或衣原体感染亦可导致支气管炎。

（2）非生物因素包括季节变化、冷空气、粉尘、刺激性气体（或颗粒）、烟雾的吸入等，均可导致支气管黏膜的损伤和炎症反应。

2.发生机制 痰饮在西医学中也有广义和狭义之分。

（1）狭义之痰仅指肺部、呼吸道、口腔分泌物，广义之痰实质主要有两种观点：一是认为其可能与脂肪利用障碍、血糖代谢及能量代谢障碍有关，尤其是与脂肪代谢障碍有密切关系。另一种观点是指痰饮的实质可能由于脑血流量降低及动脉硬化，由于血管硬化，管腔狭窄，加上血流变异常，血流缓慢，造成组织器官供血不足而缺血，代谢产物堆积。

（2）广义之痰的机制在外是由于脂肪、糖类等高热量食物摄入过多，引起体内脂肪堆积；在内是由于肝脏、胰腺功能紊乱及下丘脑-垂体-靶腺功能失调导致脂质代谢障碍。

二、诊断与鉴别诊断

（一）诊断标准

1.痰饮 心下满闷，呕吐清水痰涎，胃肠沥沥有声，形体昔肥今瘦，属饮停胃肠。

2.悬饮 胸胁饱满，咳唾引痛，喘促不能平卧，或有肺结核病史，属饮流胁下。

3.溢饮 身体疼痛而沉重，甚则肢体水肿，汗当出而不出，或伴咳喘，属饮溢肢体。

4.支饮 咳逆倚息，短气不得平卧，其形如肿，属饮邪支撑胸肺。

（二）鉴别诊断

首先要辨清痰、饮、水、湿四种病理产物；其次悬饮与胸痹、溢饮与风水、支饮与肺胀、哮喘相鉴别。痰饮的辨证，首先辨别四饮：①就停留部位而言，痰饮为饮在胃肠；悬饮为饮在胸胁；溢饮为饮流四肢；支饮为饮在胸肺。②就主症而言，痰饮多存在肠鸣沥沥有声，呕吐、腹满、吐清涎，饮食不振等；悬饮以胸胁不适，咳嗽引起胸胁疼痛，难以平卧为特点；溢饮以四肢疼痛为主；支饮主要症状为咳逆倚息，短气不得卧。

三、临床表现

（一）症状

痰饮的病证特点：痰饮形成之后，由于停滞的部位不同，临床表现亦不一样，阻滞于经脉，可影响气血运行和经络的生理功能。停滞于脏腑，则可影响脏腑的功能和气机升降。

痰的病证特点：痰滞在肺，可见喘咳咯痰；痰阻于心，心血不畅，而见胸闷心悸；痰迷心窍，则可见神昏，痴呆；痰火扰心，则发为癫狂；痰停于胃，胃失和降，可见恶心，呕吐，胃脘痞满；痰在经络筋骨，则可致瘰疬痰核，肢体麻木，或半身不遂，或成阴疽流注等；痰浊上犯于头，可见眩晕，昏冒；痰气凝结咽喉，则可出现咽中梗阻，吞之不下，吐之不出之病症。

饮的病证特点：饮在肠间，则肠鸣沥沥有声；饮在胸胁，则胸胁胀满，咳唾引痛；饮在胸膈，则胸闷，咳喘，不能平卧，其形如肿；饮溢肌肤，则见肌肤水肿，无汗，身体疼重。

（二）体征

1.依据胸部X线及CT检查有助于慢性支气管炎、支气管哮喘、渗出性胸膜炎的诊断；胃镜检查可明确慢性胃炎的诊断。

2.有心衰临床表现者，颈静脉压或肺毛细血管楔压（PCWP）增高，有助于右心衰或左心衰的诊断。

3.尿常规、肾功能等检查有助于肾炎等疾病的诊断。

四、治疗

（一）火龙药灸疗法（验案举例）

李××，女，37岁，2016年10月28日初诊。

主诉：下肢浮肿1周，伴心慌气短、难以平卧1天。

现病史：患者20年前曾有膝关节疼痛及发热病史，曾诊断为风湿性心脏病。近2年经常在疲劳后出现心慌，休息后可缓解，未予重视，平素畏寒怕冷，胃纳欠佳，多食易饱胀，神疲乏力，耳鸣腰酸。近1周来，发现小便量少，下肢浮肿。今晨起床后突觉心慌、胸闷、气喘、难于平卧，休息后不能缓解，面色苍白，肌肤潮湿，口唇紫绀，苔薄白，脉细弱，脉律不齐。

诊断：支饮（脾肾阳虚型）。

治法：火龙药灸。

（1）灸疗部位：背部、督脉、阳性反应区。

（2）药液处方：温肾利水方。组成：桂枝15g、附子15g、黄芪12g、怀山药12g、白术12g、炙甘草10g、紫苏子10g、干姜9g、款冬花9g、钟乳石9g、沉香9g、补骨脂9g、山萸肉9g。

（3）操作方法：充分暴露灸疗部位，选取脾俞、肾俞、胃俞、志室、大肠俞、腰俞等腧穴拔罐，并用干毛巾覆盖保暖，拔罐时间为10分钟；起罐后，予灸疗部位铺火龙药巾，然后用一块干毛巾遮盖其上，并再覆盖两块湿毛巾；在湿毛巾上均匀喷洒火龙药液，喷洒的火龙药液范围不超出湿毛巾覆盖的范围；用打火机顺经点火，同时施术者手持一块湿毛巾站立在患者一侧，随时准备扑火，当患者自我感觉灼热时即扑灭，反复操作5次，时间为20分钟；治疗结束后取下毛巾及药巾，询问患者感觉并嘱咐患者注意保暖、谨防着凉。

（4）操作间隔：每日或隔日治疗1次，6次为1个疗程。

（5）疗效及随访：经1个疗程治疗后心慌、胸闷、气喘明显好转，下肢凹陷减轻，治疗2个疗程心慌、胸闷、气喘消失，下肢已无凹陷，嘱其规律作息，避免劳累，适量健康饮食，注意保暖，适当活动，随访3个月，病情稳定。

（二）其他常用疗法

根据临床需要，可与下列疗法联合使用。

1. 中药内服

（1）痰饮

1）脾阳虚弱

治法：温脾化饮。

方药：苓桂术甘汤合小半夏加茯苓汤加减。

组成：茯苓15g、桂枝15g、甘草9g、白术10g、半夏9g、生姜9g。

2）饮留胃肠

治法：攻下逐饮。

方药：甘遂半夏汤加减。

组成：半夏15g、甘遂15g、白芍12g、蜂蜜9g。

（2）悬饮

1）邪犯胸肺

治法：和解宣利。

方药：柴枳半夏汤加减。

组成：柴胡15g、黄芩15g、瓜蒌12g、半夏12g、枳壳12g、青皮12g、赤芍9g、桔梗9g、杏仁9g。

2）饮停胸胁

治法：泻肺祛饮。

方药：椒目瓜蒌汤合十枣汤或控涎丹加减。

组成：甘遂15g、大戟15g、芫花15g、葶苈子10g、桑白皮10g、瓜蒌皮10g、杏仁12g、枳壳12g、椒目12g、茯苓12g、猪苓12g、泽泻12g、冬瓜皮9g、车前子9g。

3）络气不和

治法：理气和络。

方药：香附旋覆花汤加减。

组成：旋覆花15g、香附15g、紫苏子12g、柴胡12g、枳壳12g、郁金

12g、延胡索10g、当归10g、赤芍10g、沉香9g。

4）阴虚内热

治法：滋阴清热。

方药：沙参麦冬汤合泻白散加减。

组成：沙参15g、麦冬15g、玉竹12g、白芍12g、天花粉12g、桑白皮10g、桑叶10g、地骨皮9g、甘草9g。

（3）溢饮

表寒里饮

治法：发表化饮。

方药：小青龙汤加减。

组成：麻黄15g、桂枝15g、半夏12g、干姜9g、细辛10g、五味子10g、芍药10g、炙甘草9g。

（4）支饮

1）寒饮伏肺

治法：宣肺化饮。

方药：小青龙汤加减。

组成：麻黄15g、桂枝15g、半夏12g、干姜9g、细辛10g、五味子10g、芍药10g、炙甘草9g。

2）脾肾阳虚

治法：温脾补肾，以化水饮。

方药：金匮肾气丸合苓桂术甘汤加减。

组成：桂枝15g、附子15g、黄芪12g、怀山药12g、白术12g、炙甘草10g、紫苏子10g、干姜9g、款冬花9g、钟乳石9g、沉香9g、补骨脂9g、山萸肉9g。

2.针刺疗法

取穴：丰隆、中脘、巨阙、足三里。

方法：取上述穴位，消毒后将针刺入，行提插捻转手法使之得气，得气后留针10~20分钟，之后将针取出即可。

3.艾灸疗法

（1）温和灸

取中脘、关元、足三里、丰隆等穴。灸至穴位暖和、微微发红为度，每次艾灸10~15分钟，每天1次。

（2）隔姜灸神阙

每次灸15~20分钟，隔日1次，每月灸10次。

五、按语

凡有痰饮者，平时应注意避免风寒湿冷，注意保暖，饮食宜清淡，戒烟酒，宜劳逸结合，以防复发。①生活饮食调理：饮食搭配要合理，不可暴饮暴食，加强运动，避风寒，预防呼吸系统疾病。②调节血压、血脂：低脂饮食，依病情规律服用降脂、降压药。③改善脑循环：改善脑供血，增加血压循环。

第二节　糖尿病

糖尿病，中医称为消渴病，以多尿、多饮、多食、乏力、消瘦，或尿有甜味为主要临床表现。消渴是一种发病率高、病程长，其并发症可严重危及人类身体健康，近年来发病率逐渐增高。

一、病因及发病机制

（一）中医病因病机及分型

1.病因病机　早在《灵枢·五变》提出："五脏皆柔弱者，善病消瘅。"表明先天禀赋不足可能是消渴病发生的重要原因。阴虚体质较容易引起疾病的发生；患者长期过食油腻辛辣刺激性食物，长期吸烟、喝酒，损伤脾胃功能，致脾胃运化功能失司，内生湿热，化燥伤津，发为消渴。在《素问·奇病论》中："此肥美之所发也，此人必数食甘美而多肥也，肥者令人内热，甘者令人中满，故其气上溢，转为消渴。"长期的精神高度紧张或刺激，如怒伤肝脏，肝郁气滞，或劳心竭虑，过度脑力活动等，日久可化火，火热在体内烧灼肺胃津液而发为消渴。在《临证指南医案·三消》就曾指出："心境愁郁，内火自燃，乃消症大病。"过度劳累、房事过度，肾精损耗严重，虚火内生，则火因水竭益烈，水因火烈而益干，终致肾虚肺燥胃热，发为消渴。正如《外台秘要·消中消渴肾消亏》中所指出的："房劳过度，致令肾气虚耗，下焦生热，热则肾燥，肾燥则渴。"

消渴的病机是阴津亏损，燥热偏盛。以阴虚为本，燥热为标，两者互为因果。消渴病变涉及脏腑主要在肺、胃、肾，尤以肾为关键。三脏之间相互影响、相互作用。肺主气为，水之上源，通调水道，散布津液。如果肺受燥热损伤，则津液不能散布而直接趋向膀胱，随小便排出体外，故见尿频；肺不布津，不能宣散，则口渴多饮。在《医学纲目·消瘅门》就有："盖肺藏气，肺无病则气能管摄津液之精微，而津液之精微者，收养筋骨血脉，余者为溲。肺病则津液无气管摄，而精微者亦随溲下。"胃为水谷之海，主腐熟水谷之功能，脾为后天之本，主运化水谷和输布津液，为胃行其津液。脾胃受燥热所伤，胃火亢盛，脾阴匮乏，则表现出口渴多饮，多食善饥的症状；脾气虚则转输水谷精微的功能下降，则水谷精微向下进入膀胱，则见小便味甘，水谷精微不能濡养人体四肢肌肉，表现为形体日渐消瘦。肾为先天之本，主藏精，孕育真阴真阳。肾阴亏虚则虚火内生，上灼心肺则见出烦渴多饮；中灼脾胃则见胃热亢盛、消谷善饥；肾失濡养，固摄失司，则水谷精微直接进入膀胱，排出体外，故尿多味甜。

2.证候分型

（1）上消：肺热津伤，表现为烦渴多饮，口干舌燥，尿频量多；舌尖红，苔薄黄，脉洪数。

（2）中消：胃热炽盛，表现为多食易饥，口渴，尿多，形体消瘦，大便干燥；苔黄，脉滑实有力。或为气阴两虚，表现为口渴引饮，精神不振，四肢乏力，体瘦，舌质淡红，苔白而干，脉弱。

（3）下消：肾阴亏虚，表现为尿频量多，混浊如脂膏，或尿甜，腰膝酸软，乏力，头晕耳鸣，口干唇燥，皮肤干燥、瘙痒；舌红苔白，脉细数。或为阴阳两虚，表现为小便频数，混浊如膏，甚至饮一溲一，面容憔悴，耳轮干枯，腰膝酸软，四肢欠温，畏寒肢冷，阳痿或月经不调；舌苔淡白而干，脉沉细无力。

（二）西医病因及发病机制

1.遗传因素 糖尿病存在明显的遗传异质性，1/4~1/2的患者有糖尿病家族史。临床上至少有60种的遗传综合征可伴有糖尿病。1型糖尿病有多个DNA位点参与发病，其中与HLA抗原基因中的DQ位点多态性关系最为密切。

在2型糖尿病中已发现多种明确的基因突变，如胰岛素基因、胰岛素受体基因、葡萄糖激酶基因、线粒体基因等。

2.环境因素 患者饮食不节制，运动量少而导致肥胖。肥胖是2型糖尿病最主要的个人、社会因素，在某种程度上最容易导致发病的因素。1型糖尿病患者则存在免疫系统疾患，因某些病毒如柯萨奇病毒，风疹病毒，腮腺病毒等感染后导致自身免疫反应，破坏胰岛素 β 细胞从而导致糖尿病。

二、诊断与鉴别诊断

（一）诊断标准

1.临床表现以口渴多饮、多食易饥、尿频、形体消瘦或尿有甜味为主，为典型的糖尿病症状。

2.典型的糖尿病症状并随机血糖≥11.1mmol/L。

3.口服葡萄糖耐量试验2小时血糖（OGTT）≥11.1mmol/L（餐后2小时）。

4.空腹血糖（FPG）≥7.0mmol/L（空腹血糖定义为8小时内无热量摄入）。

5.糖化血红蛋白A1c≥6.5%。

单独符合1条，均可作为诊断依据或标准（每种检查必须重复1次以确诊）。

（二）鉴别诊断

1.口渴症 口渴症是指口渴喜饮水的临床表现，多出现在其他疾病的发生过程中，尤以外感时邪、热病多见。该类口渴症多作为伴随症状而出现，通常不伴多饮、多食、多尿、四肢瘦弱等表现。

2.甲状腺功能亢进 该甲状腺功能亢进，是由于甲状腺合成释放过多的甲状腺激素，造成机体代谢亢进和交感神经兴奋，属中医瘿病中的气郁化火、阴虚火旺一证，是以情绪不宁，善食易饥，形体消瘦，心悸，眼突，颈部一侧或两侧肿大为主要临床表现。多食易饥、消瘦，类似消渴，但其主要表现为眼突，颈前长有肿物，可与消渴病相鉴别，且不会出现消渴病小便次数增多等症。

三、临床表现

（一）症状

消渴起病缓慢，病程较长。本病以多尿、多饮、多食、倦怠乏力，形体消瘦，或尿有甜味为特征。消渴的多尿，有的患者表现为排尿次数增多，尿量增加，有的患者表现为夜间小便次数增多。多饮，主要表现为饮水量及饮水次数明显较以前增多。多食易饥，是指患者食量较之前增多，并且患者常见四肢肌肉乏力，精神萎靡不振，日久则形体消瘦。现代的消渴患者大多表现为身形肥胖，体态臃肿。

（二）体征

查空腹、餐后2小时血糖，尿比重，口服葡萄糖耐量试验、糖化血红蛋白等，有助于确定诊断。必要时查尿酮体，血尿素氮，肌酐，二氧化碳结合力及血钾、钠、钙、氯化物等。

四、治疗

（一）火龙药灸疗法（验案举例）

李××，女，37岁，2016年10月28日初诊。

主诉：下肢浮肿1周，伴心慌气短、难以平卧1天。

现病史：患者20年前曾有膝关节疼痛及发热病史，曾诊断为风湿性心脏病。近2年经常在疲劳后出现心慌，休息后可缓解，未予重视，平素畏寒怕冷，胃纳欠佳，多食易饱胀，神疲乏力，耳鸣腰酸。近1周来，发现小便量少，下肢浮肿。今晨起床后突觉心慌、胸闷、气喘、难于平卧，休息后不能缓解，面色苍白，肌肤潮湿，口唇紫绀，苔薄白，脉细弱，脉律不齐。

诊断：支饮（脾肾阳虚型）。

治法：火龙药灸。

（1）灸疗部位：背部、督脉、阳性反应区。

（2）药液处方：温肾利水方。组成：桂枝15g、附子15g、黄芪12g、怀山药12g、白术12g、炙甘草10g、紫苏子10g、干姜9g、款冬花9g、钟乳石9g、沉香9g、补骨脂9g、山萸肉9g。

（3）操作方法：充分暴露灸疗部位，选取脾俞、肾俞、胃俞、志室、大肠俞、腰俞等腧穴拔罐，并用干毛巾覆盖保暖，拔罐时间为10分钟；起罐后，予灸疗部位铺火龙药巾，然后用一块干毛巾遮盖其上，并再覆盖两块湿毛巾；在湿毛巾上均匀喷洒火龙药液，喷洒的火龙药液范围不超出湿毛巾覆盖的范围；用打火机顺经点火，同时施术者手持一块湿毛巾站立在患者一侧，随时准备扑火，当患者自我感觉灼热时即扑灭，反复操作5次，时间为20分钟；治疗结束后取下毛巾及药巾，询问患者感觉并嘱咐患者注意保暖、谨防着凉。

（4）操作间隔：每日或隔日治疗1次，6次为1个疗程。

（5）疗效及随访：经1个疗程治疗后心慌、胸闷、气喘明显好转，下肢凹陷减轻，治疗2个疗程心慌、胸闷、气喘消失，下肢已无凹陷，嘱其规律作息，避免劳累，适量健康饮食，注意保暖，适当活动，随访3个月，病情稳定。

（二）其他常用疗法

根据临床需要，可与下列疗法联合使用。

1.中药内服

（1）痰饮

1）脾阳虚弱

治法：温脾化饮。

方药：苓桂术甘汤合小半夏加茯苓汤加减。

组成：茯苓15g、桂枝15g、甘草9g、白术10g、半夏9g、生姜9g。

2）饮留胃肠

治法：攻下逐饮。

方药：甘遂半夏汤加减。

组成：半夏15g、甘遂15g、白芍12g、蜂蜜9g。

（2）悬饮

1）邪犯胸肺

治法：和解宣利。

方药：柴枳半夏汤加减。

组成：柴胡15g、黄芩15g、瓜蒌12g、半夏12g、枳壳12g、青皮12g、赤芍9g、桔梗9g、杏仁9g。

2）饮停胸胁

治法：泻肺祛饮。

方药：椒目瓜蒌汤合十枣汤或控涎丹加减。

组成：甘遂15g、大戟15g、芫花15g、葶苈子10g、桑白皮10g、瓜蒌皮10g、杏仁12g、枳壳12g、椒目12g、茯苓12g、猪苓12g、泽泻12g、冬瓜皮9g、车前子9g。

3）络气不和

治法：理气和络。

方药：香附旋覆花汤加减。

组成：旋覆花15g、香附15g、紫苏子12g、柴胡12g、枳壳12g、郁金12g、延胡索10g、当归10g、赤芍10g、沉香9g。

4）阴虚内热

治法：滋阴清热。

方药：沙参麦冬汤合泻白散加减。

组成：沙参15g、麦冬15g、玉竹12g、白芍12g、天花粉12g、桑白皮10g、桑叶10g、地骨皮9g、甘草9g。

（3）溢饮

表寒里饮

治法：发表化饮。

方药：小青龙汤加减。

组成：麻黄15g、桂枝15g、半夏12g、干姜9g、细辛10g、五味子10g、芍药10g、炙甘草9g。

（4）支饮

1）寒饮伏肺

治法：宣肺化饮。

方药：小青龙汤加减。

组成：麻黄15g、桂枝15g、半夏12g、干姜9g、细辛10g、五味子10g、芍药10g、炙甘草9g。

2）脾肾阳虚

治法：温脾补肾，以化水饮。

方药：金匮肾气丸合苓桂术甘汤加减。

组成：桂枝15g、附子15g、黄芪12g、怀山药12g、白术12g、灸甘草10g、紫苏子10g、干姜9g、款冬花9g、钟乳石9g、沉香9g、补骨脂9g、山萸肉9g。

2.针刺疗法

取穴：丰隆、中脘、巨阙、足三里。

方法：取上述穴位，消毒后将针刺入，行提插捻转手法使之得气，得气后留针10~20分钟，之后将针取出即可。

3.艾灸疗法

（1）温和灸

取中脘、关元、足三里、丰隆等穴。灸至穴位暖和、微微发红为度，每次艾灸10~15分钟，每天1次。

（2）隔姜灸神阙

每次灸15~20分钟，隔日1次，每月灸10次。

五、按语

注意生活调摄对本病的治疗具有十分重要的意义。正如《儒门事亲·三消之说当从火断》曰："不减滋味，不戒嗜欲，不节喜怒，病已而复作。能从此三者，消渴亦不足忧矣。"其中，尤其是节制饮食，具有基础治疗的重要作用。在保证机体合理需要的情况下，应限制粮食、油脂的摄入，忌食糖类，饮食宜以适量杂粮为主食，配以蔬菜、豆类、瘦肉、鸡蛋等，定时定量进餐。戒烟酒、浓茶及咖啡等。保持情志平和，养成有规律的生活起居习惯。

第三节　内伤发热

内伤发热是以内伤为病因，脏腑功能失调，气血阴阳失衡所致，以发热为主要临床表现的病症。一般起病缓慢，病程较长，热势程度不一。临床上多表现为低热，或患者自觉发热但体温不高。内伤发热是与外感发热相对应的一类疾病，临床比较多见。

一、病因及发病机制

（一）中医病因病机及分型

1.病因病机

（1）情志失调：由情志不舒，肝失条达，郁久化火而发热；或因情绪易怒，肝火亢盛，以致发热。

（2）饮食劳倦：由于情志、劳倦、外伤等原因导致瘀血停滞于经络，运行不畅，壅遏不通，故而发热。其次由于饮食不节、过度思虑等使脾胃功能受损、运化失司，以致内生湿邪，郁久而化热。同时由于过度劳累，饮食不节，或病程较长，以致正气不足，精气亏虚引起发热，故称为气虚发热。

（3）久病体虚：久病耗伤人体气血，脾为气血生化之源，脾气亏虚，血无所生，或长期慢性贫血，以致血虚失于濡养。血为阴，阴血亏虚，无以敛阳而引起发热，称为血虚发热。素体阴虚，或热病日久，损伤阴液，或误用、过用温燥药品等，导致阴液亏虚，阴衰则阳盛，水不能与火相互制约，阳气偏盛而引起发热。由于外感寒邪日久不愈，或久病气虚，气损及阳，或脾肾阳衰，以致火不归原，阳气外浮而引起发热。

上述内伤发热的病因病机，总体上可分为虚、实两类。由肝经郁热、瘀血阻滞及内湿停聚所致者属实，发病机制为气、血、水等郁久化热。因正气不足、血虚失养、阴精亏虚及阳气虚衰所致者属虚，气属阳，血属阴，此类发热均由阴阳平衡失调所引起，或为阴血不足，阴不制阳，水不济火，阳气亢盛而发热；或因阳气虚衰，阴火内生，阳气外浮而发热。

本病病机复杂，变化多端，可由一种或多种病理因素下共同导致，如气滞血瘀、气阴两虚、气血两虚等证。病程较长则可由实转虚，由轻转重，某一病理因素可随着病情的加重而累积，病情绵延难愈，可损及气、血、阴、阳，兼气虚、血虚、阴虚或阳虚等证候表现，最终以虚实兼夹之证较为多见。

2.证候分型

（1）气虚发热：发热，热势或高或低，常在劳累后发作或加剧，倦怠乏力，气短懒言，自汗，易于感冒，食少便溏；舌质淡，苔薄，脉细弱。

（2）血虚发热：发热，热势多为低热，头晕眼花，体倦乏力，心悸不宁，面白少华，唇甲色淡；舌质淡，脉细弱。

（3）阴虚发热：午后潮热，或夜间发热，不欲近衣，手足心热，烦躁，少寐多梦，盗汗，口干咽燥；舌质红，或有裂纹，苔少甚至无苔，脉细数。

（4）阳虚发热：发热而欲近衣，形寒怯冷，四肢不温，少气懒言，头晕嗜卧，腰膝酸软，纳少便溏，面色㿠白；舌质淡胖，或有齿痕，苔白润，脉沉细无力。

（5）气郁发热：发热多为低热或潮热，热势常随情绪波动而起伏，精神抑郁，胁肋胀满，烦躁易怒，口干而苦，纳食减少；舌红，苔黄，脉弦数。

（6）血瘀发热：午后或夜晚发热，口燥咽干，但不多饮，肢体或躯干有固定痛处或肿块，面色萎黄或晦暗；舌质青紫或有瘀点、瘀斑，脉弦或涩。

（7）痰湿郁热：低热，午后热甚，心内烦热，胸闷脘痞，不思饮食，渴不欲饮，呕恶，大便稀薄或黏滞不爽；舌苔白腻或黄腻，脉濡数。

（二）西医病因及发病机制

西医学认为本病主要由自主神经功能紊乱而影响正常的体温调节。

二、诊断与鉴别诊断

（一）诊断标准

1.内伤发热起病较缓，病程较长，多表现为低热或患者自觉发热而体温正常。

2.患者发热但不恶寒，或虽怯冷但得衣被则冷感即减。

3.患者发热的同时多伴有头晕、神疲乏力、自汗盗汗、脉弱无力等症。

4.患者一般有气、血、阴、阳俱虚，或有反复发热的病史。

（二）鉴别诊断

内伤发热主要应与外感发热相鉴别。外感发热的特点是：因感受六淫邪气而发病，起病较急，病程较短，发热初期大多伴有恶寒，其恶寒得衣被而不减。疾病发作期间患者体温较高，发热的类型随病邪的不同而有所差异。常兼有头身疼痛、鼻塞、流涕、咳嗽、脉浮等症。外感发热由感受外邪，正邪相争所致，属实证者居多。

三、临床表现

（一）症状

内伤发热起病较缓，病程较长，多表现为低热或患者自觉发热而体温正常。患者发热但不恶寒，或虽恶寒但得衣被则减。患者发热的同时多伴有头晕、神疲乏力、自汗盗汗、脉弱无力等症。患者多气、血、阴、阳俱虚，或有反复发热的病史。

（二）体征

结合病原学、血液学、免疫学、内分泌、病理学、影像学等辅助检查。

四、治疗

（一）火龙药灸疗法（验案举例）

卫××，女，43岁，2014年11月3日初诊。

主诉：反复低热1年。

现病史：患者1年前无明显诱因出现反复低热，午后明显，身热不扬，伴胸闷脘痞、形体肥胖、头身困重，纳呆、渴不欲饮、便溏，舌红、苔黄腻，脉濡。曾于外院检查未见明显异常。

诊断：内伤发热（痰湿郁热型）。

治法：火龙药灸。

（1）灸疗部位：背部、督脉。

（2）药液处方：利湿清热方。组成：杏仁15g、滑石18g、白通草6g、白蔻仁6g、竹叶6g、厚朴6g、生薏仁18g、半夏15g。

（3）操作方法：充分暴露灸疗部位，选取脾俞、胃俞、膈俞、肝俞、胆俞等腧穴拔罐，并用干毛巾覆盖保暖，拔罐时间为10分钟；起罐后，予灸疗部位铺火龙药巾，然后用一块干毛巾遮盖其上，并再覆盖两块湿毛巾；在湿毛巾上喷洒火龙药液，喷洒要均匀，喷洒的火龙药液范围不超出湿毛巾覆盖的范围；用打火机沿着与经脉循行相反的方向点火，同时施术者准备好一块湿毛巾立于患者一侧，随时准备扑火，当患者自我感觉灼热时即扑灭，反复操作5次，时间为20分钟；治疗结束后取下毛巾及药巾，询问患者感觉并嘱咐患者注意保暖、谨防着凉。

（4）操作间隔：每日或隔日治疗1次，3次为1个疗程。

（5）疗效及随访：经1个疗程治疗患者发热好转，胸闷脘痞、头身困重等症状明显好转，治疗2个疗程体温已恢复正常，其余症状基本痊愈，嘱合理健康饮食，勿食油甘厚腻之物。随访3个月，病情稳定。

（二）其他常用疗法

根据临床需要，可与下列疗法联合使用。

1.中药内服

（1）气郁发热

治法：疏肝理气，解郁泻热。

方药：丹栀逍遥散加减。

组成：当归10g、白芍12g、白术10g、茯苓15g、银柴胡10g、黄芩10g、香附10g、郁金10g、炒栀子10g、地骨皮15g、牡丹皮10g、鳖甲15g、牡蛎15g、青蒿15g、知母12g、厚朴10g、甘草3g。

（2）血瘀发热

治法：活血化瘀。

方药：血府逐瘀汤加减。

组成：当归9g、生地9g、桃仁12g、红花9g、枳壳6g、赤芍6g、柴胡3g、甘草3g、桔梗4.5g、川芎4.5g、牛膝10g。

（3）湿郁发热

治法：利湿清热。

方药：三仁汤加减。

组成：杏仁15g、飞滑石18g、白通草6g、白蔻仁6g、竹叶6g、厚朴6g、生薏仁18g、半夏15g。

（4）气虚发热

治法：益气健脾，甘温除热。

方药：补中益气汤加减。

组成：黄芪18g、炙甘草9g、人参9g、当归3g、橘皮6g、升麻6g、柴胡6g、白术9g。

（5）血虚发热

治法：益气养血。

方药：归脾汤加减。

组成：炙黄芪15g、党参9g、白术9g、茯神9g、炒枣仁12g、远志9g、桂圆肉g、陈皮5g、丹参6g、菟丝子9g、菊花9g、甘草5g。

（6）阴虚发热

治法：滋阴清热。

方药：清骨散加减。

组成：银柴胡12g、秦艽12g、鳖甲20g、生地黄20g、地骨皮15g、青蒿15g、白薇15g、知母10g、胡黄连10g、甘草6g。

（7）阳虚发热

治法：温补阳气，引火归原。

方药：金匮肾气丸。

组成：地黄128g、薯蓣64g、山茱萸64g、茯苓48g、泽泻48g、丹皮48g、桂枝16g、附子（炮）16g。以上为丸，如梧桐子大。

2.针刺疗法

取穴：大椎、内关、间使、合谷。

配穴：体虚发热者，加关元、气海、足三里、百会；气郁发热者，加期门、行间、太冲；血瘀发热者，加膈俞、三阴交；湿郁发热者，加丰隆、阴陵泉等。

方法：毫针常规刺法。

3.耳针疗法

取穴：交感、神门、肺、脾。

方法：每日1次，每次选2~4穴，毫针轻刺激，留针30分钟。或加用电针或耳穴贴压法。

4.艾灸疗法

取穴：百会、关元、足三里。

方法：每穴每次灸5壮，每天1次。

5.西医治疗

（1）药物治疗：如果体温较高，可给予吲哚美辛、布洛芬以解热镇痛，可给予谷维素调节自主神经功能。没有明确的感染征象，不建议使用抗生素治疗。

（2）日常调护：如果体温不高，建议注意休息，物理降温，禁烟戒酒，避免辛辣刺激的食物，适当进行体育锻炼。

（3）心理治疗：转移患者的注意力，避免对体温的过度专注。

五、按语

1.内伤发热者应注意休息，发热体温高者应卧床。部分长期低热的患者，在体力许可的情况下，可作适当户外活动。

2.病情危重，卧床不起，吞咽呛咳，呼吸困难者，要常翻身拍背，鼓励患者排痰，可防止痰湿壅肺而发生褥疮。

3.要保持乐观情绪，饮食宜进清淡、富有营养而又易于消化之品。由于内伤发热的患者常卫表不固而自汗，故应注意保暖、避风，防止感受外邪。

第四节　慢性疲劳综合征

慢性疲劳综合征属中医"虚劳"范畴，虚劳又称虚损，是以脏腑亏损、气血阴阳虚衰，久虚不复成劳为主要病机，以五脏虚损为主要临床表现的多种慢性虚弱证候的总称。

一、病因及发病机制

（一）中医病因病机及分型

1.病因病机　多种病理因素相互影响可导致虚劳的发生。《理虚元鉴·虚症有六因》曰"有先天之因，有后天之因，有痘疹及病后之因，有外感之因，有境遇之因，有医药之因"。提出虚劳的病因是由多种因素相互影响的。虚劳为虚损、病损等因素之间相互影响，相互作用共同形成，其基本病机主要以气、血、阴、阳的受损。病变部位主要在五脏，尤以脾肾两脏为主。五脏之间的气血阴阳相互影响，若其中一个脏腑出现亏虚，必会连及其他脏腑。若病情迁延不愈，会使得疾病进一步加重，病情逐步变得复杂，最终演变为虚劳。虚劳的病因病机主要有以下五个方面。

（1）虚劳的不同证型，都与先天禀赋不足，体质虚弱密切相关。如果父母体弱多病，或胎孕失养，孕育不足，生育过多，喂养不当，均可导致禀赋不足。先天不足、体质虚弱之体，易患疾病，在患病后身体不易恢复，使脏腑气血阴阳亏虚日甚，而成为虚劳。

（2）患者曾患重病，邪气亢盛，正气逐渐虚衰，人体气血阴阳亏虚；或久病缠绵难愈，耗伤人体正气；或患者大病后没有调养，身体状态难以恢复到阴平阳秘，均可演变为虚劳。

（3）患者在患病后失治、误治，或用药过于峻猛，使得人体正气损伤。如果药物太过于苦寒，则易损伤脾胃，使阳气虚衰；若应用攻伐药物，使得阴气、阳气受损，逐渐转变为虚劳。

（4）患者过度劳心劳神、过度劳动或思虑过度、过喜过悲，耗伤阴血，心失所养，气血两虚，日久则成虚劳；若房事不节，生育过多，容易导致肾精亏虚，日久损伤阴阳，发生虚劳。

（5）患者饮食不节、过饥过饱，偏嗜油腻、辛辣刺激性食物，均会导致脾胃受损，不能运化水谷津液，使得气血生化乏源，脏腑四肢肌肉骨骼失于濡养，日久形成虚劳。

2.证候分型

（1）气虚证：气虚是气血阴阳亏虚中最常见的一类，其中尤以肺、脾气虚为多，而心、肾气虚亦不少见。主要证候有面色㿠白或萎黄，气短懒言，语声低微，头昏神疲，肢体无力；舌苔淡白，脉细软弱。

（2）血虚证：以心、肝血虚为多，脾血虚常与心血虚并见。主要证候有面色淡黄或淡白无华，唇、舌、指甲色淡，头晕目花，肌肤枯糙；舌质淡红，苔少，脉细。

（3）阴虚证：五脏均见阴虚，但以肺、肝、肾为主。主要证候有面颧红赤，唇红，低热潮热，手足心热，虚烦不安，盗汗，口干；舌质光红少津，脉细数无力。

（4）阳虚证：阳虚常由气虚进一步发展而成，以心、脾、肾的阳虚为多见。主要证候有面色苍白或晦暗，怕冷，手足不温，出冷汗，精神疲倦，气息微弱，或有水肿，下肢为甚；舌质胖嫩，边有齿印，苔淡白而润，脉细微、沉迟或虚大。

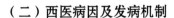

（二）西医病因及发病机制

本病的发生与长期过度劳累（包括脑力和体力，即劳神、劳力）、饮食生活不规律、工作压力及心理压力过大等精神环境因素，以及应激造成的神经、内分泌、免疫、消化、循环、运动等多系统的功能紊乱密切。

二、诊断与鉴别诊断

（一）诊断标准

1.严重虚弱性疲劳，持续至少6个月。

2.无明显引起疲劳的内科或精神科疾病，如恶性肿瘤、神经肌肉类疾病等。

3.辅助诊断标准：要求至少有以下症状中的8种，即广泛的头痛、肌肉痛、关节痛、咽喉痛、颈部或腋窝淋巴结疼痛、肌肉无力、精神神经症状、睡眠障碍、突然发生的疲劳等。

4.脏腑气血阴阳亏虚，多出现症候群，临床可见身形消瘦，面色萎靡，纳差，汗多，脉无力等表现。

（二）中医鉴别诊断

（1）肺痨：肺痨是由于人体正气亏虚而被痨虫侵袭所致，主要病位在肺，具有强烈的传染性。以阴虚火旺为其病机特点，并以咳嗽、咯痰、咯血、潮热、盗汗、消瘦为主要临床表现，以养阴清热、补肺杀虫为主要治疗原则。

（2）内科其他疾病中的虚证：虽然二者在临床表现及药物用药方面有相似，但也是有本质区别的，主要鉴别点：①虚劳病是以精气亏虚为主要病机，而内科疾病的虚证是指除主证以外的次要表现症状。例如眩晕中的气血亏虚证，是以头晕、站立不稳，天旋地转为主要临床表现，兼有面色苍白，气短懒言，舌淡，苔白，脉弱等症状；水肿中的脾阳不振证，是以水肿为主要临床表现，伴有脘腹胀闷，便溏，纳差，神疲乏力，四肢倦怠等症状。②虚劳病程一般较长，病势绵延难愈。而内科疾病中的虚证在经过临床治疗后，病情迅速缓解，恢复到阴平阳秘的状态。

三、临床表现

（一）症状

虚劳的发生多因先天禀赋不足、后天失养，或者患者久病耗损精气，精气亏虚，病程长，症状可呈逐渐加重的趋势，短期不易康复。

虚劳以脏腑功能减退、气血阴阳亏损所致的虚弱、不足证候为其特征，在虚劳共有的症状基础上，由于虚损性质的不同而有气、血、阴、阳虚损之分。气虚损者主要表现为面色萎黄、神疲体倦、气短懒言，语声低微，自汗、脉细；血虚损者主要表现为面色不华、心悸怔忡、失眠、记忆力减退、唇甲淡白、头晕眼花，脉细；阴虚损者主要表现为面色潮红、口干舌燥、视物模糊、五心烦热、盗汗，舌红苔少、脉细数；阳虚损者主要表现为面色苍白、精神疲倦、手足不温、水肿，舌质淡胖、有齿印、脉沉细。

（二）体征

1.低热，口温小于38℃，肛温小于38.6℃。

2.咽部充血，但无明确的扁桃体炎症。

3.可触及小于2cm的颈部肿大淋巴结或有压痛。

4.未发现其他引起疲劳的疾病体征。

四、治疗

（一）火龙药灸疗法（验案举例）

林××，女，35岁，2016年12月3日初诊。

主诉：反复神疲乏力1年。

现病史：患者1年前无明显诱因出现神疲乏力，少气懒言，面色萎黄，食少，大便稀溏，每遇受寒或饮食不慎而加重，形体肥胖，舌淡、苔白，脉弱。

诊断：虚劳（脾阳虚型）。

治法：火龙药灸。

（1）灸疗部位：背部、督脉。

（2）药液处方：温阳补脾方。组成：白术9g、附子6g、干姜6g、茯苓9g、厚朴6g、人参6g、炙甘草3g、白芍4.5g、当归6g。

（3）操作方法：充分暴露灸疗部位，选取脾俞、胃俞、肺俞、风门、膏肓俞、肝俞、肾俞等腧穴拔罐，并用干毛巾覆盖保暖，拔罐时间为10分钟；起罐后，予灸疗部位铺火龙药巾，然后用一块干毛巾遮盖其上，并再覆盖两块湿毛巾；在湿毛巾上喷洒火龙药液，尽量喷洒均匀，喷洒的火龙药液范围不超出湿毛巾覆盖的范围；用打火机顺着经脉循行点火，同时施术者手持一块湿毛巾站立在患者一侧，随时准备扑火，当患者自我感觉灼热时即扑灭，反复操作5次，时间为20分钟；治疗结束后取下毛巾及药巾，询问患者感觉并嘱咐患者注意保暖、谨防着凉。

（4）操作间隔：每日或隔日治疗1次，10次为1个疗程。

（5）疗效及随访：经1个疗程治疗患者体重减轻，神疲乏力、少气懒言、面色萎黄等症状明显好转，食欲改善，治疗2个疗程症状基本消失，嘱其嘱患者切勿烦躁、焦虑及过度操劳。随访6个月，病情稳定。

（二）其他常用疗法

根据临床需要，可与下列疗法联合使用。

1.中药内服

（1）气虚证

1）肺气虚

治法：补益肺气。

方药：补肺汤加减。

组成：人参5g、黄芪9g、熟地9g、五味子9g、桑白皮6g、紫菀6g。

2）心气虚

治法：益气养心。

方药：七福饮加减。

组成：人参6g、熟地黄9g、当归9g、白术（炒）5g、炙甘草3g、枣仁6g、制远志5g。

3）脾气虚

治法：健脾益气。

方药：加味四君子汤加减。

组成：人参6g、白术6g、茯苓4.5g、炙甘草3g、干姜4.5g、白芍4.5g、当归6g。

4）肾气虚

治法：益气补肾。

方药：大补元煎加减。

组成：人参6g、山药30g、熟地9g、杜仲60g、山茱萸3g、枸杞9g、炙甘草3g。

（2）血虚证

1）心血虚

治法：养血宁心。

方药：养心汤加减。

组成：生黄芪30g、麦冬10g、酸枣仁20g、人参20g、柏子仁10g、茯神15g、川芎15g、远志（制）12g、当归20g、五味子9g、生姜3片。

2）肝血虚

治法：补血养肝。

方药：四物汤加减。

组成：当归9g、川芎6g、白芍9g、熟地12g。

（3）阴虚证

1）肺阴虚

治法：养阴润肺。

方药：沙参麦冬汤加减。

组成：沙参9g、麦冬9g、玉竹6g、甘草3g、生扁豆4.5g、桑叶4.5g、天花粉4.5g。

2）心阴虚

治法：滋阴养心。

方药：天王补心丹加减。

组成：丹参25g、当归50g、石菖蒲25g、党参25g、茯苓25g、五味子50g、麦冬50g、天冬50g、地黄200g、玄参25g、远志（制）25g、酸枣仁（炒）50g、柏子仁50g、桔梗25g、甘草25g、朱砂3g。

3）脾胃阴虚

治法：养阴和胃。

方药：益胃汤加减。

组成：沙参9g、麦冬15g、冰糖3g、细生地15g、玉竹4.5g。

4）肝阴虚

治法：滋养肝阴。

方药：补肝汤加减。

组成：当归10g、白芍10g、熟地10g、川芎6g、炙甘草6g、木瓜6g、酸枣仁6g。

5）肾阴虚

治法：滋补肾阴。

方药：左归丸加减。

组成：熟地25g、山药12g、枸杞子12g、山茱萸肉12g、川牛膝9g、菟丝子12g、鹿胶12g、龟胶12g。

（4）阳虚证

1）心阳虚

治法：益气温阳。

方药：保元煎加减。

组成：党参20g、炙黄芪20g、肉桂5g、炙甘草5g、枸杞子15g、炒当归12g、制大黄10g、薏苡仁15g。

2）脾阳虚

治法：温中健脾。

方药：附子理中汤加减。

组成：白术9g、附子6g、干姜6g、茯苓9g、厚朴6g。

3）肾阳虚

治法：温补肾阳。

方药：右归丸。

组成：熟地25g、山药12g、山茱萸9g、枸杞12g、鹿角胶12g、菟丝子12g、杜仲12g、当归9g、肉桂6g、制附子6g。

2.针刺疗法

主穴：百会、印堂、神门、太溪、太冲、三阴交、足三里。

配穴：伴失眠者可加安眠及内关；头晕、注意力不集中者可加四神聪及悬钟等。

方法：常规毫针针刺或用皮肤针循督脉及足太阳膀胱经第一、二侧线叩刺，以皮肤潮红为度。

3.艾灸疗法

取穴：膏肓、足三里、关元、气海、身柱。

方法：艾条灸，灸至皮肤温热为度，每日灸1~2次。

4.西医治疗

（1）药物治疗：药物治疗效果有限，通常应用止痛药以缓解头痛及其他疼痛。抗抑郁药对调节神经、促进睡眠有所帮助。

（2）适量运动：适量增加少量运动对本病有所帮助。

（3）认知行为治疗：使患者正确认识和了解该疾病，形成积极、肯定的态度，及时得到有效治疗。

五、按语

1.避风寒：防止外邪入侵。

2.调饮食：宜营养丰富，易消化饮食，忌生冷滋腻、辛辣烟酒。

3.慎起居，适劳逸：根据实际情况，适当户外锻炼，动静结合。

4.舒情志，少烦忧：情志舒畅、乐观，树立生活信心，有利于疾病康复。

第五节　肥胖

肥胖是指因饮食不节，缺乏运动锻炼等多种原因导致进食热量大于身体日常所消耗的热量，造成体内脂肪过多，体重较前进一步增加，伴或不伴有头晕、少气懒言等症状的一类疾病。

一、病因及发病机制

（一）中医病因病机及分型

1.病因病机　肥胖多因年老体弱、过食肥甘、缺乏运动、情志所伤、先天禀赋等，导致湿浊痰瘀内聚，留着不行，形成肥胖。

（1）年老体弱：肥胖的发生与年龄有关。中年以后，人体的生理功能由盛转衰，脾的运化功能减退，又过食肥甘，运化不及，聚湿生痰，痰湿壅结；或肾阳虚衰，不能化气行水，酿生水湿痰浊，故而肥胖。

（2）饮食不节：暴饮暴食之人，常胃热偏盛，腐化水谷功能亢旺。大量摄入肥甘厚味，久则致脾之运化功能受损。进一步发展，则导致多余水谷不能化为精微，遂变生膏脂，随郁气之流窜而停于筋膜腔隙，形成肥胖。

（3）劳逸失调：《素问·宣明五气》有"久卧伤气，久坐伤肉"之说。伤气则气虚，伤肉则脾虚，脾气虚弱，运化失司，水谷精微不能输布，水湿内停，形成肥胖。

（4）先天禀赋：阳热体质，胃热偏盛，食欲亢进，食量过大，脾运不及，可致膏脂痰湿堆积，形成肥胖。

（5）情志所伤：七情内伤，脏腑气机失调，水谷运化失司，水湿内停，痰湿聚积，亦成肥胖。

2.证候分型

（1）胃热火郁：肥胖多食，消谷善饥，可有大便不爽，甚或干结，尿黄，或有口干口苦，喜饮水；舌质红，苔黄，脉数。

（2）痰湿内盛：形体肥胖，身体沉重，肢体困倦，脘痞胸满，可伴头晕，口干而不欲饮，大便黏滞不爽，嗜食肥甘醇酒，喜卧懒动；舌质淡胖或大，苔白腻或白滑，脉滑。

（3）气郁血瘀：肥胖懒动，喜太息，胸闷胁满，面晦唇暗，肢端色泽不鲜，甚或青紫，可伴便干，失眠，男子性欲下降甚至阳痿，女性月经不调、量少甚或闭经，经血色暗或有血块；舌质暗或有瘀斑瘀点；舌苔薄，脉弦或涩。

（4）脾虚不运：肥胖臃肿，神疲乏力，身体困重，脘腹痞闷，或有四肢轻度水肿，晨轻暮重，劳累后更为明显，饮食如常或偏少，既往多有暴饮暴食史，小便不利，大便溏或便秘；舌质淡胖，边有齿印，苔薄白或白腻，脉濡细。

（5）脾肾阳虚：形体肥胖，易于疲劳，可见四肢不温，甚或四肢厥冷，喜食热饮，小便清长；舌淡胖，舌苔薄白，脉沉细。

（二）西医病因及发病机制

1.病因　肥胖是一组异质性疾病，病因未明，被认为是包括遗传和环境因素在内的多种因素相互作用的结果。脂肪的积聚总是由于摄入的能量超过消耗的能量，即无论多食或消耗减少，或两者兼有，均可引起肥胖，但这一能量平衡紊乱的原因尚未阐明，肥胖者这些因素与正常人的微小差别在统计学上未能显示，但长期持续下去则可能使脂肪逐渐积聚而形成肥胖。

2.发病机制

（1）肥胖有家族聚集倾向，但遗传基础未明，也不能排除共同饮食、活动习惯的影响。某些肥胖症状以遗传因素在发病原因上占主要地位，如一些经典的遗传综合征，Laurence-Moon-Biedl综合征和Prader-Willi综合征等，均伴有肥胖症状。近来又发现了数种单基因突变引起的肥胖，分别是瘦素基因（OB）、瘦素受体基因、阿片-促黑素细胞皮质素原（POMC）基因、激素原转换酶-1（PC-1）基因、黑皮质素受体4（MC4R）基因和过氧化物酶体增殖物激活受体-γ（PPAR-γ）基因。但上述类型的肥胖极为罕见，绝大多数肥胖是复杂的多基因系统与环境因素综合作用的结果。

（2）环境因素主要是饮食和体力活动。坐位生活方式、体育运动少、体力活动不足使能量消耗减少；饮食习惯不良，如进食多、喜甜食或油腻食物使摄入能量增多。饮食结构也有一定影响，在超生理所需热量的等热卡食物中，脂肪比糖类更易引起脂肪积聚。文化因素则通过饮食习惯和生活方式而影响肥胖的发生。此外，胎儿期母体营养不良、蛋白质缺乏，或出生时低体重婴儿，在成年期饮食结构发生变化时，也容易发生肥胖。

（3）遗传和环境因素引起脂肪积聚的原因尚未明确，较为普遍接受的是"节俭基因假说"。节俭基因指参与"节俭"的各个基因的基因型组合，它使人类在食物短缺的情况下能有效利用食物能源而生存下来，但在食物供应极为丰富的社会环境下却引起（腹型）肥胖和胰岛素抵抗。潜在的节俭基因（腹型肥胖易感基因）包括β3-肾上腺素能受体基因、激素敏感性脂肪酶基因、PPARγ基因、PC-1基因、胰岛素受体底物-1（IRS-1）基因、糖原合成酶基因等，这些基因异常的相对影响尚不明确。

二、诊断与鉴别诊断

（一）诊断标准

1.标准体重：成人标准体重（kg）= ［身高（cm）–100］×0.9（女性为 ×0.85），体重超过标准体重的10%~19%为超重，体重超过标准体重的20%~30%为轻度肥胖，体重超过标准体重的30%~50%为重度肥胖。

2.体重指数（BMI）：BMI=体重/身高的平方（kg/m²）。正常BMI应在18.5~24.9kg/m²，BMI ≥ 25kg/m²为超重，BMI ≥ 25~29.9kg/m²为肥胖前期，BMI ≥ 30~34.9kg/m²为一度肥胖（中度），BMI ≥ 35~39.9kg/m²为二度肥胖（重度），BMI ≥ 40.0kg/m²为三度肥胖（严重），但应该注意有些BMI增高的患者不是脂肪增多，而是肌肉或者其他组织增多。

3.腰臀比（WHR）：WHR=腰围/臀围，成人正常WHR为男性<0.90，女性<0.85，超过此值为中央性肥胖，低于此值为周围性肥胖。

（二）鉴别诊断

主要与继发性肥胖相鉴别，如库欣综合征、原发性甲状腺功能减退症、下丘脑性肥胖、多囊卵巢综合征等，有相应的原发病的临床表现和实验室检查特征。药物引起的肥胖有服用抗精神病药、糖皮质激素等病史。

对肥胖的并发症及伴随疾病也须进行相应检查，如糖尿病或糖耐量异常、血脂异常、高血压、冠心病、痛风、胆石症、睡眠呼吸暂停以及代谢综合征等，应予以诊断以便给予相应治疗。

三、临床表现

（一）症状

肥胖可见于任何年龄，以女性较多见。多有进食过多和（或）运动不足史，常有肥胖家族史。轻度肥胖多无症状。中重度肥胖可引起气急、关节痛、肌肉酸痛、体力活动减少以及焦虑、忧郁等。临床上肥胖、血脂异常、脂肪肝、高血压、冠心病、糖耐量异常或糖尿病等疾病常同时发生，并伴有高胰岛素血症，即代谢综合征。

（二）体征

肥胖还可伴随或并发阻塞性睡眠呼吸暂停、胆囊疾病、高尿酸血症和痛风、骨关节病、静脉血栓、生育功能受损，并可造成某些癌肿（乳腺癌、子宫内膜癌、前列腺癌、结肠和直肠癌等）发病率增高等，且会导致麻醉或手术并发症增高。肥胖可能参与上述疾病的发病，至少是其诱因和危险因素，或与上述疾病有共同的发病基础。肥胖及其一系列慢性伴随病、并发症严重影响患者健康、正常生活及工作能力和寿命。严重肥胖患者精神方面承受巨大压力，常存在自我感觉不良及社会关系不佳，受教育及就业困难。

四、治疗

（一）火龙药灸疗法（验案举例）

李××，女，41岁，2016年5月20日初诊。

主诉：肥胖7年，伴头晕3月余。

现病史：患者7年前因工作原因多食少动而致肥胖，平素不喜运动、喜食油腻甜食，3个多月前患者无明显原因出现头部昏沉、神疲、肢体困重，动则更甚，偶有胸闷、口黏、纳食可，大便不爽。面色晦暗，左手关脉弦，右寸浮，舌淡苔白。

诊断：肥胖（痰湿中阻型）。

治法：火龙药灸。

（1）灸疗部位：背部、督脉、特定区域。

（2）药液处方：化痰利湿消脂方。组成：制半夏6g、橘红3g、薏苡仁3g、枳壳（麸炒）3g、胆南星3g、白术12g、茯苓12g、桂枝12g、甘草12g。

（3）操作方法：充分暴露灸疗部位，选取脾俞、胃俞、膏肓俞、肝俞、胆俞、肾俞、志室等腧穴拔罐，并用干毛巾覆盖保暖，拔罐时间为10分钟；起罐后，予灸疗部位铺火龙药巾，然后用一块干毛巾遮盖其上，并再覆盖两块湿毛巾；在湿毛巾上均匀喷洒火龙药液，喷洒的火龙药液范围不超出湿毛巾覆盖的范围；用打火机逆经络循行方向点火，同时施术者手持一块湿毛巾站立在患者一侧，随时准备扑火，当患者自我感觉灼热时即扑灭，反复操作3次，时间为20分钟；治疗结束后取下毛巾及药巾，询问患者感觉并嘱咐患者注意保暖、谨防着凉。

（4）操作间隔：每日或隔日治疗1次，10次为1个疗程。

（5）疗效及随访：经1个疗程治疗患者体重下降，其他不适症状明显改善，身体状态较初诊时明显好转，治疗2个疗程体重继续下降，其他不适症状基本消失，嘱其禁食夜宵，每天规律运动1~2小时，控制饮食，规律作息，保证充足睡眠。随访3个月，体重稳定下降，未反弹。

（二）其他常用疗法

根据临床需要，可与下列疗法联合使用。

1.中药内服

（1）胃热火郁

治法：清胃泻火，佐以消导。

方药：白虎汤合小承气汤。若消谷善饥较重，口苦、嘈杂，加黄连；若口干多饮较重，加天花粉、葛根；若热盛耗气，症见疲乏、少力，加太子参，甚者可用西洋参。

（2）痰湿内盛

治法：化痰利湿，理气消脂。

方药：导痰汤合四苓散。

组成：若湿邪偏盛，加苍术、薏苡仁、赤小豆、防己、车前子；痰湿化热，可酌加竹茹、浙贝、黄芩、黄连、瓜蒌仁等；痰湿郁久，壅阻气机，可酌加当归、赤芍、川芎、桃仁、红花、丹参、泽兰等。

（3）气郁血瘀

治法：理气解郁，活血化瘀。

方药：血府逐瘀汤。若舌苔偏黄，可加栀子、知母；兼见便干难排者，加三棱、莪术、大黄；若兼失眠，加夜交藤、合欢皮；阳痿者，加水蛭、淫羊藿；月经稀少，加月季花、泽兰、益母草。

（4）脾虚不运

治法：健脾益气，渗利水湿。

方药：参苓白术散合防己黄芪汤。若身体困重明显，加佩兰、广藿香；若浮肿明显，加泽泻、猪苓；若兼脘腹痞闷，加半夏，或合用平胃散。

（5）脾肾阳虚

治法：补益脾肾，温阳化气。

方药：真武汤合苓桂术甘汤。若嗜热食而恶冷饮者，加炮姜；若气虚明显，乏力困倦者，加太子参、黄芪；若兼肢厥者，加干姜。

2.针刺疗法

取穴：中脘、气海、天枢、水道、水分、足三里、丰隆。

方法：毫针常规针刺法。

3.耳针疗法

取穴：坐骨、肾上腺、臀、神门、腰椎。

方法：每次选择3~5个穴位进行治疗，先用0.5寸的毫针针刺耳穴，不要刺透对侧皮肤。然后捻转行针数秒钟，并留针20~30分钟，留针过程中每5分钟需要行针1次，1天1次或2天1次，10次为1个疗程。也可用耳穴贴压疗法。

五、按语

治疗的两个主要环节是减少热量摄取及增加热量消耗。强调以行为、饮食、运动为主的综合治疗，必要时辅以药物或手术治疗。继发性肥胖应针对病因进行治疗，各种并发症及伴随病应给予相应处理。

结合患者实际情况制定合理减肥目标极为重要，体重过分和（或）迅速下降而不能维持往往易使患者失去信心。一般认为，肥胖患者体重减轻5%~10%，就能明显改善各种与肥胖相关的心血管疾病危险因素以及并发症。

第六节　癌症

以脏腑组织出现异常肿块为主要症状的疾病称之为癌症。临床中常见到肿块逐渐变大，肿块表面高低不一，质硬，伴疼痛，发热，纳差，神疲乏力，形体消瘦等症状。

一、病因及发病机制

（一）中医病因病机及分型

1.病因病机 肿块的出现常常因为气滞、痰凝、湿滞、瘀血、毒聚等病理因素及病理产物聚集，迁延不散则逐渐演变为肿块。本病患者多体虚，且本病易耗伤人体正气，因此中晚期的患者常常会转变为气血不足、阴阳俱虚等证。

（1）情志抑郁，食欲不振，外邪侵袭，加之痰浊、瘀血等多种病理产物都可能造成气滞。因为气机不畅，气血运行受阻，从而导致病变处胀满、疼痛。

（2）情志抑郁，饮食失常，外邪侵袭，不慎摔伤，和久病正虚等原因都会造成血瘀。因为血脉不通，不通则痛，或者瘀而发热，久瘀成积。本病以积块为其主要症状表现。

（3）因为外感或内伤等因素，造成肺不布散津液，脾不运化转输津液，肾不温煦蒸化水液，进而造成痰浊内生，并因病变部位的不同也会出现各种各样的临床表现。

（4）因为外感或者内伤等因素，造成肺、脾、肾功能受限，水液代谢失常，从而造成津液聚集而成水湿。本病的水湿主要困于脾胃，会出现食欲不佳，纳呆便溏，腹胀等主要症状。

（5）因为外感热邪，或者内生痰凝、湿滞、瘀血等病理产物，使得气机受阻，郁久生热，或者内外合病，终成热毒，故发热，热盛迫血妄行，故出血，痰、湿、血受阻，故变为肿块。

（6）主要因为饮食失调，水谷精微亏损，气血生化乏源；或者因为久病重病，老年体弱和疲劳过度等，造成脏腑功能衰退，气的化生亏少。因为正气不足，气的推动、固摄、温煦、卫外等作用就受到影响，从而出现神疲乏力，精神不振，自汗等症。

（7）多因失血过多，脾胃亏损，营养不足，疾病迁延不愈和血液生化乏源等原因导致。因为营血不足，脏腑经络失于濡养，从而出现头晕目眩，神疲倦怠，面色萎黄，唇甲不荣等症状。

（8）因为燥邪伤阴，或者久病伤肾阴致病。因为阴精亏耗，脏腑经络失于濡养，因此表现口干舌燥，皮肤干燥等症状，阴偏虚则阳偏亢，所以表现出五心烦热，潮热盗汗等一派阴虚之象。

（9）气虚常常日久演变为阳虚。因为阳气亏损，失于温煦，临床常见神疲倦怠，声低气短，形寒肢冷等一派虚寒之象。

2.证候分型

（1）气郁痰瘀：胸膈痞闷，脘腹胀满，或胀痛不适，或隐痛或刺痛，善太息，神疲乏力，纳呆食少，便溏或呕血、黑便，或咳嗽咳痰，痰质稠黏，痰白或黄白相兼；舌苔薄腻，质暗隐紫，脉弦或细涩。

（2）热毒炽盛：局部肿块灼热疼痛，发热，伴口咽干燥，心烦寐差，或热势壮盛，久稽不退，咳嗽无痰或少痰，或痰中带血，甚则咳血不止，胸痛或腰酸背痛，小便短赤，大便秘结或便溏泄泻；舌质红，舌苔黄腻或薄黄少津，脉细数或弦细数。

（3）湿热郁毒：时有发热，恶心，胸闷，口干口苦，心烦易怒，胁痛或腹部阵痛，身黄，目黄，尿黄，便中带血或黏液脓血便，里急后重，或大便干稀不调，肛门灼热；舌质红，苔黄腻，脉弦滑或滑数。

（4）瘀毒内阻：面色晦暗，或肌肤甲错，胸痛或腰腹疼痛，痛有定处，如锥如刺，痰中带血或尿血，血色暗红，口唇紫暗；舌质暗或有瘀点、瘀斑，苔薄或薄白，脉涩或细弦或细涩。

（5）气阴两虚：神疲乏力，口咽干燥，盗汗，头晕耳鸣，视物昏花，五心烦热，腰膝酸软，纳差，大便秘结或溏泄；舌质淡红，少苔，脉细或细数。

（6）气血双亏：形体消瘦，面色无华，唇甲色淡，气短乏力，动辄尤甚，伴头昏心悸，目眩眼花，动则多汗，口干舌燥，纳呆食少；舌质红或淡，脉细或细弱。

（二）西医病因及发病机制

1.病因　肿瘤的发病原因比较复杂，涉及多方面因素，一方面有外部因素的作用，但另一面人体的内在因素对肿瘤的发生和发展也具有重要影响，包括免疫缺陷、内分泌失调、遗传因素等。此外，各种肿瘤的发病率与年龄、性别、地域性有一定的关系，如中老年人群比青年人群发病率高；胃癌、肝癌多见于男性；我国北方地区食管癌多见，南方鼻咽癌多见。

（1）外在因素

长期慢性刺激：某些致癌因子加上长期慢性刺激是造成癌变的重要因素。例如长期吃过热、过硬食物及饮酒、吸烟等与食管癌、肺癌的发生有关；由于包皮垢的慢性刺激，易致阴茎癌；生长在易受摩擦部位的黑痣，经过长期反复刺激或摩擦可能发生癌变。

长期接触化学致癌物质：常见的有环碳氢化合物（如甲氨基偶氮苯）、亚硝胺化合物等，可致癌变、突变和畸形。

生物致癌因素：血吸虫可引起结肠癌。华支睾吸虫可引起胆管癌。某些肿瘤与病毒有关，如鼻咽癌、白血病、肉瘤的癌细胞中发现有病毒颗粒，但病毒在癌肿病因学上的作用有待进一步研究。

（2）内在因素

神经功能紊乱：精神刺激、过度紧张或抑郁等多种精神创伤与癌肿的发生密切相关。

内分泌失调：激素对某些内分泌器官如甲状腺、副性腺器官（前列腺、子宫、乳腺）肿瘤的发生、发展有密切关系。

免疫缺陷：先天或后天免疫缺陷者易发生恶性肿瘤。如胸腺发育不完全而淋巴细胞缺少时，可发生淋巴瘤。先天性丙种球蛋白缺乏者淋巴细胞性白血病发生率较高，器官移植后长期使用免疫抑制剂者肿瘤发生率较高。

遗传因素：少数肿瘤发病有一定的家族聚集性。例如结肠息肉癌变，以及乳腺癌、肝癌、胃癌、视网膜母细胞瘤、子宫颈癌等。

胚胎残留因素：少数肿瘤的发生与胚胎残留组织有关。某些残留组织细胞在体内可能呈暂时静止状态，但在某些因素作用下可以发展成为肿瘤，如畸胎瘤、表皮样囊肿、鳃源性囊肿与瘘等。

2.恶性肿瘤的扩散方式

（1）直接蔓延：肿瘤由原发部位侵入邻近的组织及器官，也称浸润生长。例如乳腺癌穿透肌肉和胸壁而侵入胸膜。

（2）淋巴道转移：肿瘤细胞侵入淋巴管，随淋巴液流到某些区域淋巴结，继续生长繁殖，形成淋巴转移癌，也有少数呈"跳跃式"，即不经区域淋巴结而转移至第二、三站淋巴结。最后经胸导管或大淋巴管进入静脉和血液循环，发生血道转移。

（3）血道转移：肿瘤细胞进入静脉血流，随血液循环转移至远处器官，常见的是肺、胃、肝、脑等，继发恶性肿瘤。

（4）种植性转移：内脏器官肿瘤侵犯浆膜表面时，肿瘤细胞脱落，附于他处浆膜上而发展为种植性癌，例如胃癌的癌细胞可种植在膀胱直肠窝。

二、诊断与鉴别诊断

恶性肿瘤的早期诊断和早期治疗是提高疗效的关键。正确的诊断来自全面地询问病史，详细的体格检查，必要的实验室检查以及其他特殊检查，并将所获得的资料进行综合分析，以期作出早期及正确的诊断。

（一）诊断标准

1.病史 全面细致地询问病史，包括肿瘤家族史、致癌物质接触史等。要高度重视癌症患者警报信号，对某些进行性症状如肿块、疼痛、出血、发热、消瘦、咯血、黄疸、贫血、食欲减退等应深入询问，并结合年龄，病程来全面考虑。癌多发生在中年以上者，肉瘤发病年龄较轻。

2.体格检查 应进行系统的全身检查，特别是心、肺、肝、肾等重要器官的功能，然后结合病史进行重点系统的详细检查。对肿瘤的局部检查应注意以下几方面：①肿瘤大小、数量、形态、质地、表面光滑程度、有无压痛、活动度、与周围组织器官的关系等；②肿瘤所在部位器官的功能，对邻近器官有无压迫、阻塞及出血等；③区域淋巴检查，特别是颈部、腋下和腹股沟等部位；④常见的远处转移部位的检查，如肺、肝、骨骼、脑、盆底等部位。

3.实验室检查 血、尿、胃液、粪便、骨髓等检查都可作为不同肿瘤的辅助诊断方法。如多数恶性肿瘤可出现贫血；消化道肿瘤由于癌灶溃疡出血而导致粪便潜血阳性；胃癌可有胃液游离酸缺乏；癌发生骨转移时可有血钙水平增高；绒毛膜上皮癌患者可有妊娠试验阳性；多发性骨髓瘤患者的血浆球蛋白水平增高，尿液检查本－周（Bence-Jones）蛋白定性试验阳性反应。

酶学检查也应用于临床，肝癌患者可出现血清碱性磷酸酶和 $\gamma-$ 谷氨酰转肽酶水平升高，酸性磷酸酶水平升高往往提示前列腺癌。

4.肿瘤标志物检测 由于发现了某些胚胎抗原与肿瘤的关系，有些肿瘤可用极其简单的方法获得特异性很高的诊断效果。如原发性肝癌、卵巢癌、睾丸胚胎癌，患者血中可出现甲胎蛋白（AFP）水平增高；癌胚抗原（CEA）对于结肠癌、胰腺癌等肿瘤的诊断有一定参考价值；测定绒毛膜促性腺激素的水平可作为绒毛膜上皮癌和恶性葡萄胎的诊断依据；EB病毒抗体可作为鼻咽癌早期诊断较特异的方法。

5.X线检查 可以帮助定位，了解肿瘤范围、性质和与邻近器官的关系，有助于进一步明确诊断。要根据病情选用适宜的检查方法。如肺、骨及关节肿瘤可用平片检查、上消化道肿瘤可作钡餐检查，结肠肿瘤用钡剂灌肠检查，泌尿系统和胆道肿瘤用碘剂造影检查，腹膜后肿瘤用腹膜后充气造影等。

6.内镜检查 内镜检查是诊断肿瘤的重要方法，可直接观察空腔脏器内肿瘤的位置及表面病变情况，还可以通过内镜钳取活组织作检查。常用的内镜有支气管镜、食管镜、胃十二指肠镜、膀胱镜、结肠镜和胆道镜等。

7.超声波检查 B型超声波检查对于确定肿瘤的部位、性质、范围有较大的诊断价值，常用于肝、胆、胰、肾、膀胱、前列腺、子宫和卵巢等肿瘤的诊断和定位，对于鉴定囊肿与实质性肿块有特殊价值。

8.计算机体层成像（CT） 可以显示出软组织肿块，对脑、肝、胆、胰、肾、肾上腺、盆腔、膀胱等部位的肿瘤均可显示。

9.磁共振成像（MRI） 可以直接横断面、冠状面、矢状面及斜面成像，对神经系统及软组织图像显示更为清晰。

10.放射性核素检查 通过测定某些组织对放射性核素的吸收情况，对诊断肿瘤起到一定的帮助。

11.正电子发射型计算机断层（PET） 以正电子核素标记为示踪剂，通过正电子产生的γ光子，重建出示踪剂在体内的断层图像，对脑肿瘤、结肠癌、肺癌等诊断率可高达90%。

12.肿瘤细胞学检查 用穿刺细胞或脱落细胞诊断肿瘤的方法简单易行，对于食管癌、胃癌、宫颈癌、乳腺癌以及其他体表肿瘤的早期诊断有帮助，适用于普查。宫颈刮片诊断子宫颈癌的阳性率高达90%；食管拉网脱落细胞检查诊断食管癌阳性率可达95%；痰液脱落细胞检查已成为肺癌的常规检查方法。

13.病理组织学检查 有穿刺活检、切取（或钳取）活检等方法，对决定肿瘤的定性诊断及病理类型仍是目前准确性最高的方法，适用于一切用其他方法不能决定肿瘤性质或已怀疑呈恶性变的良性肿瘤。但此方法有可能促进癌肿扩散，所以采取组织与手术时间的间期宜尽量缩短，或在手术中作冰冻切片检查。

14.基因诊断 核酸中碱基排列具有极严格的特异序列，基因诊断即利用此特征根据有无特定序列，以确定是否有肿瘤或癌变的特定基因，从而作出诊断。

肿瘤的发生是体细胞中基因改变积累的结果。癌症是多基因、多步骤发展的疾病，包括：①癌基因的激活、过度表达；②抑癌基因的突变、丢失；③微卫星不稳定，出现核苷酸异常的串联重复（1~6个碱基重复序列）；④错配修复基因突变，该组修复DNA损伤的基因一旦发生突变，导致细胞遗传不稳定或致肿瘤易感性。

（二）鉴别诊断

不同类型的癌症其病变部位也不尽相同，脑瘤在脑，肺癌在肺，大肠癌在肠，肾癌在肾，膀胱癌在膀胱，临床症状有所不同。如脑癌主要以头痛、呕吐、视物模糊、运动障碍、人格障碍等为主症。肺癌以顽固性干咳或反复咳血性痰，或出现不明原因的顽固性胸痛、气急、发热，或伴消瘦、乏力等。大肠癌以排便习惯及粪便性状改变，腹痛，肛门坠痛，里急后重，甚至腹内结块，消瘦为主要临床表现。肾癌以血尿、腰痛、肿块、消瘦乏力等为主要临床表现。膀胱癌以血尿、尿频、尿急、尿痛、排尿困难、发热消瘦、恶病质等为主要临床表现。

三、临床表现

（一）症状

取决于肿瘤性质、发生组织、所在部位及发生程度，一般早期多无明显症状。

（二）体征

局部表现：肿块（常为浅表肿瘤的第一症状，性质不同，硬度及活动度不同）、疼痛（局部刺痛、跳痛、灼痛、隐痛或呈放射性、痉挛性绞痛，晚期常难以忍受）、溃疡（恶性者常呈菜花样或肿块表面溃疡，可有恶臭及血性分泌物）、出血（肿瘤部位不同，出血表现不一）、梗阻（梗阻部位及程度不同，表现各异）、浸润及转移症状（区域淋巴结肿大，骨转移，肺、肝、胃等转移症状）。

全身表现：恶性肿瘤早期多无明显症状，或仅有非特异性症状，晚期一般出现全身症状（如严重贫血、消瘦、黄疸等）。

四、治疗

（一）火龙药灸疗法（验案举例）

陈××，女，63岁，2018年3月4日初诊。

主诉：胃癌伴呕血5月余。

现病史：患者5月前确诊为胃癌，病情逐渐加重，伴胃痛、呕血、黑便。3月前自觉胃痛较前加重，餐后尤其明显，伴呕血、黑便。起病以来，精神萎靡，食欲不振，体重较前减轻约15斤，舌淡苔薄白，脉沉弱。

诊断：胃癌（气血两亏型）。

治法：火龙药灸。

（1）灸疗部位：督脉、背部、阳性反应区。

（2）药液处方：益气养血抗癌方。组成：党参80g、白术80g、茯苓80g、炙甘草40g、当归120g、川芎40g、白芍80g、熟地黄120g、炙黄芪80g、肉桂20g。

（3）操作方法：充分暴露灸疗部位，选取膏肓、大椎、肺俞、脾俞等腧穴拔罐，并用干毛巾覆盖保暖，拔罐时间为10分钟；起罐后，予灸疗部位铺火龙药巾，然后用一块干毛巾遮盖其上，并再覆盖两块湿毛巾；在湿毛巾上喷洒火龙药液，需喷洒均匀，喷洒的火龙药液范围不超出湿毛巾覆盖的范围；用打火机顺经点火，同时施术者手持一块湿毛巾站立在患者一侧，随时准备扑火，当患者自我感觉灼热时即扑灭，反复操作5次，时间为20分钟；治疗结束后取下毛巾及药巾，询问患者感觉并嘱咐患者注意保暖、谨防着凉。

（4）操作间隔：每日或隔日治疗1次，15次为1个疗程。

（5）疗效及随访：经治疗1个疗程胃痛较前明显缓解，呕血、黑便次数减少，精神好转，治疗2个疗程无明显胃痛不适，精神可，嘱其合理健康规律饮食，定期复查，不适随诊，随访1年，病情稳定。

（二）其他常用法

根据临需要，可与下列疗法联合使用。

1.中药内服

（1）气郁痰瘀

治法：行气解郁，化痰祛瘀。

方药：越鞠丸合化积丸。若以气郁为主者，加柴胡、白芍、郁金、枳壳、八月札；痰湿重者，合用六君子汤加石菖蒲、白芥子、紫苏子、竹茹、全瓜蒌；如疼痛较明显者，加郁金、延胡索、五灵脂、石见穿；肿块明显者，加鳖甲、炮山甲、海藻、浙贝、土鳖虫。

（2）热毒炽盛

治法：清热凉血，解毒散结。

方药：犀角地黄汤合犀黄丸。若口咽干燥、干咳者，加沙参、天花粉、玄参、芦根、知母；咯血、呕血或尿血，加小蓟、蒲黄、三七粉、白及、白茅根、仙鹤草、茜草根；腑气不通，加生大黄、桃仁、瓜蒌、芒硝。

（3）湿热郁毒

治法：清热利湿，解毒散结。

方药：龙胆泻肝汤合五味消毒饮。如腹痛较重者，加香附、郁金、延胡索；大便脓血黏液、泻下臭秽者，加白头翁、败酱草、苦参、马齿苋；身目发黄，口干、口苦、尿黄、便秘者，合用茵陈蒿汤加金钱草、田基黄、白花蛇舌草。

（4）瘀毒内阻

治法：活血化瘀，理气散结。

方药：血府逐瘀汤。若伴发热者，加牡丹皮、丹参、白薇；胸痛明显者，加延胡索、郁金；口干舌燥者，加沙参、天花粉、玄参、知母；纳少、乏力、气短者，加黄芪、党参、白术。

（5）气阴两虚

治法：益气养阴，扶正抗癌。

方药：生脉地黄汤。如阴虚明显者，加北沙参、天冬、石斛、炙鳖甲；气虚明显者，加生黄芪、太子参、白术、仙鹤草；口渴明显者，加芦根、天花粉、知母；咳痰不利、痰少而黏者，加浙贝、百部、杏仁；五心烦热、潮热盗汗者，加知母、黄柏、地骨皮、煅龙骨、煅牡蛎；下利清谷、腰酸膝冷，用四神丸。

（6）气血双亏

治法：益气养血，扶正抗癌。

方药：十全大补丸。如血虚明显者，加阿胶、鸡血藤；纳呆食少者，加砂仁、薏苡仁、山楂、神曲、炒麦芽、炒谷芽；下利清谷、腰酸膝冷者，加补骨脂、肉豆蔻、吴茱萸、五味子。

2.艾灸疗法

（1）温和灸：选中脘、关元、膏肓、足三里等穴，每穴灸3~5壮。

（2）直接灸：取大椎、肺俞、脾俞，小艾炷直接灸。

（3）隔姜灸：关元、足三里（双侧）、脾俞（双侧）隔姜灸，每周3次，每次20分钟。

五、按语

癌症是多种恶性肿瘤的统称，在脏腑阴阳气血津液失调的基础上，外感内伤，虚实相因，渐积而成。病机以本虚标实为特点。癌症的诊断强调中西医互参。治疗原则强调针对不同的病变阶段扶正祛邪，攻补兼施。扶正主要包括补气、养血、滋阴、温阳等法；祛邪主要采用理气、化湿、化痰、化瘀、解毒（热毒、寒毒）、软坚散结等法。临床应依据病机主次选方用药，并应适当配伍有抗肿瘤作用的中药。癌症的预后较差，强调早期发现、早期诊断、早期治疗，加强对个体化治疗方案的合理选择，采用包括中医药在内的综合疗法，对于提高疗效、减少毒副反应、提高生存质量、延长生存期等具有积极意义。

第七节　脉管炎

血栓闭塞性脉管炎，又被称为Buerger病，俗称脉管炎，主要发生在四肢远端的中、小动静脉，是一种慢性、节段性、周期性发作的血管炎性病变，以青壮年男性多发。

一、病因及发病机制

（一）中医病因病机及分型

1.病因病机 本病属中医"脱疽"的范畴，明代陈实功《外科正宗》曰："凡患此者，多生于手足，故手足乃五脏枝干，疮之初生，形如粟米，头便一点黄疱，其皮犹如煮熟红枣黑色侵漫，相传五指，传遍上至脚面，其疼如汤泼火燃，其形则骨枯筋练，其秽异香难解，其命仙方难活。"中医认为本病是由于素体脾肾亏虚、阳气不足，外因为感受寒湿之邪、跌仆或金石所伤，加上情志内伤、饮食不节、烟毒侵袭等内因，以致经络瘀阻，血脉不通，阳气不能温达四末而发为此病。急性期以实为主，慢性期以虚为主。

2.证候分型

（1）寒湿阻络：患趾（指）喜暖怕冷，麻木，酸胀疼痛，多走则疼痛加剧，稍歇痛减，皮肤苍白，触之发凉，跌阳脉搏动减弱；舌淡，苔白腻，脉沉细。

（2）血脉瘀阻：患趾（指）酸胀疼痛加重，夜难入寐，步履艰难，患趾（指）皮色暗红或紫暗，下垂更甚，皮肤发凉干燥，肌肉萎缩，跌阳脉、太溪脉搏动消失；舌暗红或有瘀斑，苔薄白，脉弦涩。

（3）湿热毒盛：患肢剧痛，日轻夜重，局部肿胀，皮肤紫暗，浸淫蔓延，溃破腐烂，肉色不鲜，身热口干，便秘溲赤；舌红，苔黄腻，脉弦数。

（4）热毒伤阴：皮肤干燥，汗毛脱落，趾（指）甲增厚变形，肌肉萎缩，趾（指）干性坏疽，口干欲饮，便秘溲赤；舌红，苔黄，脉弦细数。

（5）气阴两虚：病程日久，坏死组织脱落后疮面久不愈合，肉芽暗红或淡而不鲜，倦怠乏力，口渴不欲饮，面色无华，形体消瘦，五心烦热；舌淡尖红，少苔，脉细无力。

（二）西医病因及发病机制

1.病因 病因主要有吸烟、遗传、激素紊乱、感染、营养不良，寒冷、潮湿、外伤以及自身免疫功能紊乱等。

2.发病机制 西医对血栓闭塞性脉管炎的发病机制尚不明确，目前主要认为是"神经–炎性反应"，即炎性反应使神经作用失调，出现血管痉挛，加速炎性产物聚集，以致血管闭塞。

二、诊断与鉴别诊断

血栓闭塞性脉管炎的诊断要参考临床症状、体征和影像学检查进行全方面的判断。

（一）诊断标准

1.多见于45岁以下的青壮年男性，尤其有长期大量吸烟史者。

2.下肢远端缺血存在：跛行，静息痛、缺血性溃疡或坏疽，经非侵入性血管检查可证实。

3.排除明确的自身免疫性疾病，血液高凝状态，糖尿病等相关血管硬化性病变和腘血管陷迫综合征。

4.排除有近端来源的栓子。

5.症状/非症状肢体的临床表现与动脉造影表现一致。

6.舌苔和脉象：①舌象，舌质多见淡紫、青紫、可见瘀点（斑），苔白润或见舌质红或绛，苔黄或黄腻或舌质淡，苔薄白等；②脉象可见弦紧、沉涩或弦数、滑数、弱或细无力等；肢体远端动脉（跌阳脉）减弱或消失。

（二）鉴别诊断

本病需和动脉硬化闭塞症、糖尿病足、雷诺综合征等疾病进行鉴别。①轻症可单用中药或西药治疗，重症应中西医结合治疗，对于部分发病较急的患者应及时采取手术和中西医结合治疗；②治疗主要是改善肢体血液循环，缓解疼痛，挽救肢体，防止严重并发症的出现；③肢体动脉彩色多普勒超声、计算机扫描血管三维成像（CTA）、数字减影血管造影（DSA）等影像学检查及血脂、血糖等实验室检查有助于鉴别诊断。

三、临床表现

（一）症状

血栓闭塞性脉管炎好发于青壮年，以20~40岁男性多见。多发于寒冷季节或常在寒冷季节加重，常先一侧下肢发病，继而累及对侧，少数患者可累及上肢。患者多有受寒、受潮湿、嗜烟、外伤等病史。本病病程较长，易复发。根据疾病的发展过程，临床一般可分为三期。

1.第一期（局部缺血期） 患肢发凉、怕冷、麻木不适和轻度疼痛，间歇性跛行，冬季症状加重。有的患者（约占40%）足部和小腿反复发作游走性血栓性浅静脉炎。患肢足背动脉和胫后动脉搏动减弱或消失。

2.第二期（营养障碍期） 跛行距离明显缩短，并出现静息痛，夜间疼痛剧烈，患者常抱足而坐，终夜难眠。出现营养障碍征，严重者可出现缺血性神经炎。肢端有触电样或针刺样疼痛以及感觉障碍，皮肤呈潮红、紫红或青紫色，患肢动脉搏动消失。

3.第三期（坏死期） 由于缺血严重，肢端出现干性或湿性坏疽。常先从足踇趾或小趾开始，向上蔓延，逐渐延及各趾及足背，甚至超过踝关节。坏疽组织脱落则产生溃疡，然后再发生新的坏疽，互为因果。合并感染时，则红肿明显，流脓味臭，剧烈疼痛。感染严重者，可出现大面积湿性坏疽，伴有高热、剧痛、贫血、衰竭等全身毒血症表现。

（二）体征

1.动脉狭窄或堵塞 患肢足背动脉和胫后动脉搏动减弱或消失。

2.营养障碍征 皮肤弹性消失、汗毛减少或脱失，趾甲肥厚、生长缓慢，肌肉萎缩。

3.皮肤感觉异常 患肢肢端有触电样或针刺样疼痛以及感觉障碍。

4.特殊检查 肢体位置试验、泛红试验呈现阳性。

四、治疗

（一）火龙药灸疗法（验案举例）

潘××，男，40岁。2020年4月1日初诊。

主诉：左足溃疡伴疼痛2月余，加重2天。

现病史：患者2月前无明显诱因突觉双下肢发凉、麻木、疼痛，夜间及遇寒湿加重，得温则减，影响睡眠。2天前左足第3趾溃疡，变为紫黑色，流稀脓液，剧痛难忍。刻下：双下肢及足部疼痛、冰冷，步行呈间歇性跛行，可行走距离约100米，左足第3趾溃疡，疼痛剧烈，夜间加重，难以入睡。乏力，怕冷，易汗出，纳可，寐差，小便清长，大便正常。查体：双足背动脉、胫后动脉搏动消失。面色晦暗，舌淡暗，边有瘀点，苔薄白，脉沉细涩。

诊断：脉管炎（阳虚寒凝夹瘀型）。

治法：火龙药灸。

（1）灸疗部位：背部、督脉、阳性反应区。

（2）药液处方：温阳通脉方。组成：干姜、肉桂、当归各100g，蜀椒200g、熟地30g、白芥子6g、鹿角胶9g、肉桂3g、麻黄2g、姜炭2g、生甘草3g。

（3）操作方法：充分暴露灸疗部位，选取脾俞、肾俞、肝俞，L3~S1夹脊穴等腧穴拔罐，并用干毛巾覆盖保暖，拔罐时间为10分钟；起罐后，予灸疗部位铺火龙药巾，然后用一块干毛巾遮盖其上，并再覆盖两块湿毛巾；在湿毛巾上喷洒火龙药液，喷洒要均匀，喷洒的火龙药液范围不超出湿毛巾覆盖的范围；用打火机顺经点火，同时施术者手持一块湿毛巾站立在患者一侧，随时准备扑火，当患者自我感觉灼热时即扑灭，反复操作5次，时间为20分钟；治疗结束后取下毛巾及药巾，询问患者感觉并嘱咐患者注意保暖、谨防着凉。

（4）操作间隔：每日或隔日治疗1次，12次为1个疗程。

（5）疗效及随访：经1个疗程治疗下肢麻木疼痛减轻，皮肤稍温，足背动脉微弱，治疗2个疗程下肢疼痛基本消失，患处皮肤温度如常，足背动脉恢复，嘱其戒烟戒酒，注意患肢保暖，适当活动。随访5个月，病情稳定。

（二）其他常用疗法

根据临床需要，可与下列疗法联合使用。

1.中药内服

（1）寒湿阻络

治法：温阳散寒，活血通络。

方药：阳和汤加减。常用药物有熟地黄、麻黄、鹿角胶、白芥子、肉桂、生甘草、炮姜炭；阳虚甚者，可加制附子、肉桂。

（2）血脉瘀阻

治法：活血化瘀，通络止痛。

方药：桃红四物汤加减。可加活血破瘀、通络止痛效果较强的药物如当归、赤芍、延胡索、牛膝、制乳香、制没药、蜈蚣、全蝎、土鳖虫等。

（3）湿热毒盛

治法：清热利湿，解毒活血。

方药：四妙勇安汤加减。水肿明显者，加冬瓜皮、猪苓、防已;痛剧者，加全蝎、蜈蚣、土鳖虫。

（4）热毒伤阴

治法：清热解毒，养阴活血。

方药：顾步汤加减。可配伍石斛、当归、牛膝、紫花地丁、太子参、金银花、蒲公英、野菊花等。

（5）气阴两虚

治法：益气养阴。

方药：鳖甲汤加减。常用药物有人参、生地黄、赤芍、炙甘草、桑白皮、鳖甲、茯苓、地骨皮、柴胡等。

2.针刺疗法

取穴：患侧阳陵泉、足三里、昆仑穴，L3~S1夹脊穴。

方法：患侧阳陵泉、足三里、昆仑穴，直刺，平补平泻进行治疗。双侧L3~S1夹脊穴，先常规针刺，再接电针，予以疏密波20分钟，日一次，连续治疗20天。

3.穴位注射疗法

取穴：肾俞、阳陵泉。

方法：采用复方丹参注射液于肾俞、阳陵泉行穴位注射，每穴注射4 ml，2天1次，5次为1个疗程，休息5天后，再进行第2个疗程。

4.艾灸疗法

取穴：三阴交、悬钟、血海、梁丘、阴陵泉、阳陵泉。

方法：每穴灸5~10分钟，日1次，15天为1个疗程，连续治疗2个疗程。

五、按语

1.注意戒烟，并远离吸烟环境，少食辛辣炙烤及醇酒之品。

2.冬季户外工作时注意保暖，鞋袜宜宽大舒适，每天用温水泡洗双足，避免足部的外伤或感染。

第八节　风湿病

风湿性疾病是以关节痛、畏风寒为主症的一组极其常见的临床症候群。

风湿病是风湿性疾病的简称，泛指影响骨、关节、肌肉及其周围软组织，如滑囊、肌腱、筋膜、血管、神经等一大组疾病。相当于中医学之痹证。痹症有寒痹、热痹之分，是关节、肌肉等出现疼痛、活动受限为主要症状的病症，与风寒湿热之邪密切相关。

一、病因及发病机制

（一）中医病因病机及分型

1.病因病机

（1）外因：风寒湿邪和风湿热邪侵袭人体。

（2）内因：素体虚弱或劳逸不当以致正气不足。本病是因感受风寒湿热之邪，滞留于关节、肌肉，经脉闭阻、气血运行不畅，不通则痛。早期多以邪实为主，此时正气还未伤，为邪气偏胜不同而导致的不同痹病，包括行痹、痛痹、着痹、热痹等；后期以虚为主，虚实夹杂，痹证日久邪伤正气，湿聚成痰，气血阻滞日甚，痰瘀互结，可出现皮肤瘀斑、关节肿大、关节结节、活动不利等；日久不愈，复感于邪，邪气由表入里入脏，形成脏腑痹，尤以"心痹"最为常见。

2.证候分型

（1）行痹（风痹）：疼痛游走，痛无定处，时而走窜上肢，时而流注下肢，恶风发热，苔薄白，脉浮。

（2）痛痹（寒痹）：疼痛较剧，痛有定处，刺痛，受寒痛增，受热痛减，痛处不红不热，苔薄白，脉弦紧。

（3）着痹（湿痹）：疼痛酸麻重着，痛处不移，屈伸不利，可有局部肿胀，阴雨天气易发作或加重，苔白腻，脉濡缓。

（4）热痹：关节疼痛，局部灼热红肿，痛不可触，关节活动不利，可累及多个关节，伴有发热恶风，口渴烦闷，苔黄燥，脉滑数。

（二）西医病因及发病机制

风湿病见于多种风湿免疫性疾病，如风湿热、类风湿关节炎、强直性脊柱炎、骨关节炎、银屑病性关节炎、痛风性关节炎、系统性红斑狼疮、干燥综合征、系统性硬化症等。

1.风湿热 发病前1~3周多有溶血性链球菌感染史；出现四肢大关节游

走性红肿热痛，功能受限，常伴有低热、乏力、汗出等。抗链球菌溶血素"O"效价大于500IU/ml，C反应蛋白、血沉增高。

2.**类风湿关节炎**　多发于中年女性，关节肿痛有对称性、多关节、小关节受累的特点，尤以手关节受累多见，伴晨僵，类风湿因子阳性，免疫球蛋白升高，血沉增快，C反应蛋白升高，X线可见骨侵蚀。

3.**强直性脊柱炎**　多发于青少年，有腰、骶、髋关节疼痛，夜间尤甚，伴僵硬感，"4"字试验阳性，骶髂关节行CT、MRI或X线检查时有特征性改变，人白细胞抗原B27（HLA-B27）阳性。

4.**骨关节炎**　多发于中老年人，以负重的可动关节受累为主，如髋、膝、颈椎、腰椎等皆可累及，X线示有退行性改变。

5.**痛风性关节炎**　中老年男性多发，但近年来青壮年发病率逐渐上升。常累及足第1跖趾关节、足背、踝、膝等关节，多呈急性、单关节发作，发作与饮食及寒冷刺激等因素有关，血尿酸升高。

6.**系统性红斑狼疮**　育龄期女性多发，其特点是有多系统损害以及以抗核抗体为代表的自身抗体阳性；关节炎是其常见临床表现，但很少有脱位和畸形，常与皮损、发热和其他内脏损害同时发生，抗核抗体、抗dsDNA抗体、抗Sm抗体多为阳性，补体C3、C4降低，血沉升高。

7.**干燥综合征**　关节痛是常见症状，但关节炎少见，伴见口眼干燥等症，可有猖獗性龋齿或腮腺肿大等表现；多有抗SSA、抗SSB抗体阳性，类风湿因子阳性；眼科检查存在干眼症，角膜染色试验阳性，唇腺病理有灶性淋巴细胞浸润。

8.**风湿性多肌痛**　多见于50岁以上的老年女性，表现为颈、肩胛带及骨盆带肌疼痛和僵硬；血沉和C反应蛋白增高。

9.**风湿症候群**　多见于女性产后，多有关节酸楚、疼痛而无肿胀；实验室检查多正常。

二、诊断与鉴别诊断

（一）诊断标准

1.临床表现为肢体关节、肌肉酸痛，屈伸不利，或疼痛游走不定，甚则关节剧痛、肿大、强硬、变形。

2.发病及病情的轻重常与劳累以及季节、气候的寒冷、潮湿等天气变化有关,某些痹症的发生和加重可与饮食不当有关。

3.本病可发生于任何年龄,但不同年龄的发病与疾病的类型有一定的关系。

(二)鉴别诊断

风湿病应与痿证相鉴别,因两者的病位都在肢体、关节。而痿证一般不伴有疼痛,以肢体痿弱不用、肌肉瘦削为特点,这是两者的主要鉴别点。

三、表现

(一)症状

风湿病是以肢体关节及肌肉酸痛、麻木、重着、屈伸不利,甚或关节肿大灼热等为主要症状的疾病。

(二)体征

1.类风湿性关节炎:晨僵至少持续1个小时,有3个或3个以上的关节受累,手关节(腕关节、掌指关节、近端指间关节)受累≥6周,出现对称性关节炎(≥6周),有类风湿皮下结节,X线片改变,血清类风湿因子阳性。

2.风湿性关节炎:晨僵至少持续1个小时,伴膝关节肿胀或关节积液,皮下结节,血红蛋白沉降率加快,C-反应蛋白升高。

四、治疗

(一)火龙药灸疗法

验案举例:

李××,女,31岁,2016年10月16日初诊。

主诉:四肢关节疼痛4月。

现病史:患者4月前分娩后受风寒而出现四肢关节疼痛、屈伸不利,遇寒痛剧,得热则缓。四肢关节疼痛、微肿,屈伸不利,晨轻夜重,纳寐可,二便调,舌淡,苔白,脉浮缓。

诊断:痹证(风寒湿痹型)。

治法:火龙药灸。

（1）灸疗部位：背部督脉、阳性反应区。

（2）药液处方：风湿痹痛方。组成：防风、桂枝、威灵仙、豨莶草、海风藤、川乌、草乌、寻骨风、淫羊藿、川芎、白芷、白花蛇舌草各50g，木鳖子2g。

（3）操作方法：充分暴露灸疗部位，选取大椎、肺俞、风门、膈俞、至阳、肝俞、肾俞等腧穴拔罐，并用干毛巾覆盖保暖，拔罐时间为10分钟；起罐后，先予灸疗部位铺火龙药巾，然后遮盖一块干毛巾，并再将两块湿毛巾覆盖其上；在湿毛巾上喷洒火龙药液，并喷洒均匀，喷洒的火龙药液范围不超出湿毛巾覆盖的范围；用打火机逆经络循行方向点火，同时施术者手持一块湿毛巾站立在患者一侧，随时准备扑火，当患者自我感觉灼热时即扑灭，反复操作5次，时间为20分钟；治疗结束后取下毛巾及药巾，询问患者感觉并嘱咐患者注意保暖、谨防着凉。

（4）操作间隔：每日或隔日治疗1次，6次为1个疗程。

（5）疗效及随访：经1个疗程治疗后四肢仍有轻微疼痛肿胀感，第2个疗程结束后，患者诉疼痛症状完全消失，活动功能恢复正常，无其他任何不良症状。随访3月，无任何不适感，精神状态良好。

（二）其他常用疗法

根据临床需要，可与下列疗法联合使用。

1.中药内服

（1）行痹（风痹）

治法：祛风通络，散寒除湿。

方药：防风汤加减。

组成：防风30g、甘草30g、当归30g、赤茯苓30g、杏仁30g、桂枝30g、黄芩9g、秦艽9g、葛根9g、麻黄15g。

（2）痛痹（寒痹）

治法：祛风散寒，除湿通络。

方药：乌头汤加减。

组成：麻黄9g、黄芪9g、芍药9g、炙甘草9g、川乌9g。

（3）着痹（湿痹）

治法：除湿通络，祛风散寒。

方药：薏苡仁汤加减。

组成：薏苡仁50g、当归50g、芍药50g、麻黄50g、官桂50g、甘草50g、苍术50g。

（4）热痹

治法：清热通络，祛风除湿。

方药：白虎加桂枝汤合宣痹汤加减。

组成：知母18g、生石膏30~50g、甘草6g、粳米6g、桂枝9g。

2.针刺疗法

（1）风寒湿痹

取穴：肩部取肩髃、肩髎、臑俞；肘部取曲池、天井、尺泽、少海、小海；腕部取阳池、外关、阳溪、腕骨；脊背取大椎、身柱、腰阳关、夹脊；髋部取环跳、居髎、秩边；股部取伏兔、殷门、承扶、风市、阳陵泉；膝部取膝眼、梁丘、阳陵泉、膝阳关；踝部取申脉、照海、昆仑、丘墟。

配穴：行痹加膈俞、血海；痛痹加肾俞、关元；着痹加阴陵泉、足三里。各部位均可加阿是穴。

方法：毫针常规刺法。

（2）风湿热痹

取穴：大椎、曲池、合谷，根据发病部位配合循经分部取穴。

方法：毫针常规刺法。

3.耳针疗法

选穴：相应区压痛点、交感、神门、肾上腺。

方法：毫针刺用强刺激，每日1次，每次留针10~20分钟，10次为1个疗程。亦可在上穴用耳穴贴压或埋藏皮内针治疗，每3~5日更换1次。

4.皮肤针疗法

选穴：关节局部肿胀处或选相应节段的夹脊穴。

方法：用皮肤针叩刺，使叩处少许出血，并加拔火罐，每周1~2次。

5.电针疗法

选穴：曲池、合谷、外关、阳溪、环跳、悬钟、秩边、承扶、风市、犊鼻、梁丘、阳陵泉、膝阳关、申脉、照海。

方法：每次选穴2~4对，进针得气后，接通电针仪，先用密波治疗5分钟，后改为疏密波治疗10~20分钟。每日或隔日治疗1次，10次为1个疗程，疗程间间隔3~5日。

6.穴位注射疗法

选穴：曲池、合谷、外关、环跳、秩边、承扶、犊鼻、阳陵泉、膝阳关。

方法：每次选2~4穴，用当归注射液或威灵仙注射液，每穴注射0.5~1ml。注意勿注入关节腔，每隔1~3日注射1次，10次为1个疗程，每次选穴不宜过多。

五、按语

1.患者应加强生活习惯调摄，如房事有节、饮食有常、劳逸结合、起居作息规律化等。

2.积极参加各种体育运动，以增强体质，提高机体对外邪的抵抗力。

3.本病应注意排除骨结核、肿瘤，以免延误病情。

4.局部注意保暖，避免风寒湿邪侵袭。

火龙药灸操作

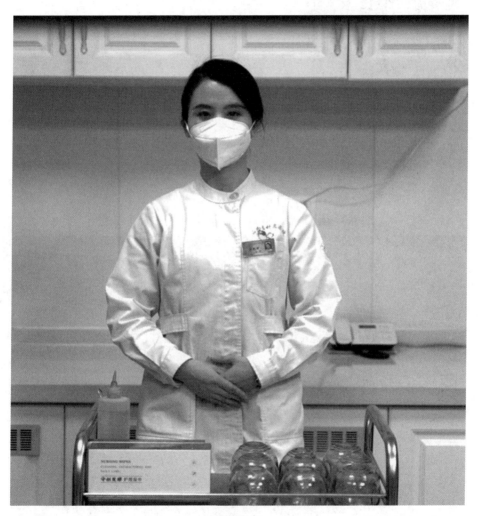

操作准备

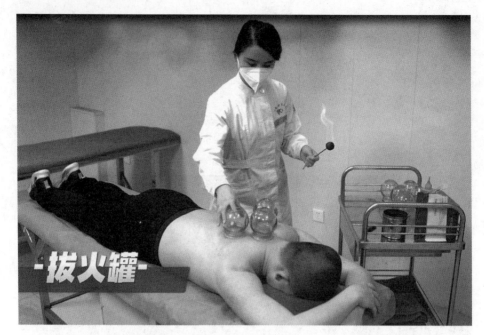

拔火罐

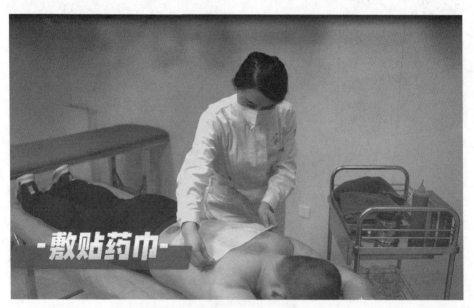

覆盖火龙药巾

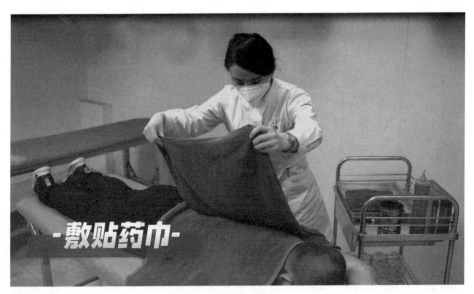

覆盖毛巾

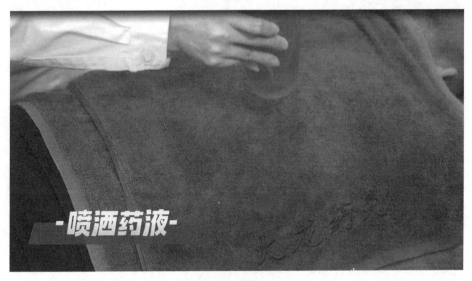

喷洒火龙药液

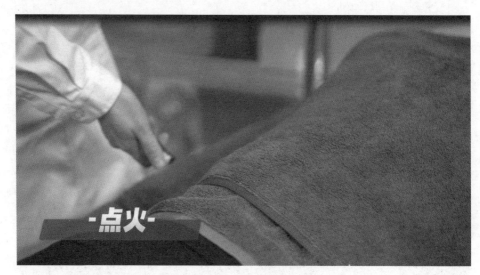

点燃火龙药液

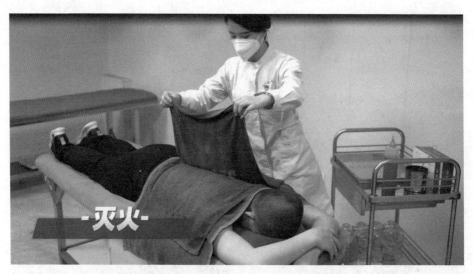

灭火

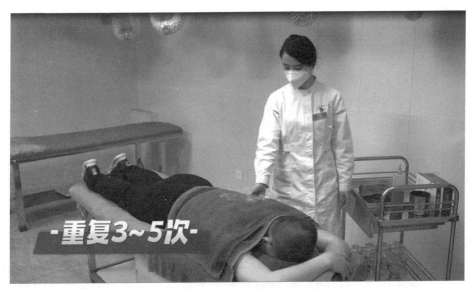

反复施灸

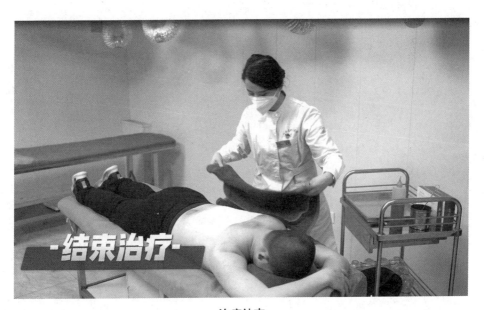

治疗结束

操作视频二维码